Pharmazeutisch-chemisches Praktikum

Herstellung, Prüfung und theoretische Ausarbeitung
pharmazeutisch-chemischer Präparate

Ein Ratgeber
für Apothekerpraktikanten

von

Dr. D. Schenk

Apotheker und Nahrungsmittelchemiker

Zweite
verbesserte und erweiterte Auflage

Mit 49 Abbildungen im Text

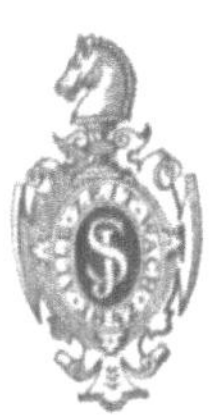

Berlin
Verlag von Julius Springer
1928

Softcover reprint of the hardcover 2nd edition 1928

ISBN 978-3-642-47277-0   ISBN 978-3-642-47696-9 (eBook)
DOI 10.1007/978-3-642-47696-9

Vorwort zur ersten Auflage.

Die in der pharmazeutischen Vorprüfungsordnung ausgesprochene Forderung eines Tagebuches darf wohl ohne Zweifel als eine fruchtbringende bezeichnet werden, da sie der Erkenntnis entspricht, daß man zum Verständnis der Chemie, der wichtigsten pharmazeutischen Hilfswissenschaft, sich nicht nur theoretisch, sondern auch praktisch im Laboratorium beschäftigen muß.

Der junge Pharmazeut soll die leichteren wesentlichen pharmazeutisch-chemischen Präparate selbst einmal herstellen, dabei die Reaktionserscheinungen beobachten und verstehen lernen und sich auch in das Wesen der Untersuchungsmethoden einarbeiten. So lernt er die Zusammensetzung der Präparate, ihre Eigenschaften und Verunreinigungen kennen und wird allgemein mit dem Wesen chemischer Reaktionen und dem Verhalten und den Eigenschaften der in Frage kommenden Elemente und Atomgruppen vertraut gemacht.

Das vorliegende Buch enthält in seinem speziellen Teile eine Auswahl anorganischer und organischer Präparate, die geeignet erscheinen, bei ihrer Bearbeitung die wichtigsten Elemente und ihre chemischen Eigenschaften, die verschiedensten Reaktionsmechanismen und mehrere organische Synthesen kennenzulernen.

Besonderer Wert wurde auf die theoretische Besprechung gelegt, auf die Erklärung und kritische Betrachtung der wichtigsten Eigenschaften der Stoffe und der Reaktionserscheinungen im Lichte unserer heutigen Anschauungen.

In dem dem speziellen Teile vorangeschickten allgemeinen Teile wurden die wesentlichsten chemischen Operationen besprochen, damit der junge Pharmazeut sich auch für die praktische Ausführung Rat holen kann.

Die Maßanalyse, die bei der Gehaltsbestimmung der Präparate eine große Rolle spielt, fand besondere Berücksichtigung.

Ohne Anspruch auf Vollständigkeit zu erheben, bezweckt das Buch, dem jungen Pharmazeuten bei der Bearbeitung der Präparate zur Hand zu gehen, ihn anzuhalten, sich schon beim praktischen Arbeiten möglichst vielseitige theoretische Kenntnisse zu verschaffen, die so bekanntlich leichter ergriffen werden und besser dem Gedächtnis verbleiben, als wenn sie rein theoretisch erworben sind, und ihn schließlich auch zu weiterer wissenschaftlicher Arbeit anzuregen.

So möge das Buch manche Freunde gewinnen.

Krefeld, im Juni 1912.

D. Schenk.

Vorwort zur zweiten Auflage.

Die vorliegende zweite Auflage weist gegenüber der ersten vielfache Änderungen, teils Kürzungen, teils Erweiterungen und Richtigstellungen auf. Sie sind veranlaßt einerseits durch die wissenschaftlichen Fortschritte, andererseits durch das neue Deutsche Arzneibuch 6.

Im speziellen Teil sind einige Präparate fortgefallen, andere neue hinzugetreten.

An dem Charakter des Buches ist dagegen nichts geändert.

Bei der Benennung der chemischen Stoffe wurde den heutigen Bestrebungen hinsichtlich der Nomenklaturgestaltung in gewissem Maße Rechnung getragen. Benennungen, wie Jodkalium, Chlorsilber, an Stelle der wissenschaftlichen Bezeichnungen Kaliumjodid, Silberchlorid wurden möglichst vermieden. Bei Verbindungen der Elemente mit verschiedener Valenz wurde den aus Zweckmäßigkeitsgründen beibehaltenen alten Namen, wie Ferrojodid oder Eisenjodür usw., deren sich auch das Deutsche Arzneibuch noch bedient, vielfach die neuere, jeden Zweifel ausschließende Schreibweise, wie Eisen(II)jodid, beigefügt. Es schien das im Rahmen des grundsätzlichen Zweckes dieses Buches zu liegen, nämlich den Lernenden im Interesse praktischer und theoretischer Vertiefung bereits beim praktischen Arbeiten mit den theoretischen Fragen vertraut zu machen.

Wenn das Buch auch wie bisher sich in erster Linie an die Apothekerpraktikanten richtet, so hat die Erfahrung gezeigt, daß auch Fortgeschrittenere zu dem Buch greifen. So mag es erklärlich sein, wenn es dem einen oder dem anderen scheinen möchte, als ob hier und da über die Ansprüche eines Apothekerpraktikanten hinausgegangen sei.

Möge die zweite Auflage den gewonnenen alten Freunden neue hinzufügen.

Krefeld, im August 1928.

D. Schenk.

Inhaltsverzeichnis.

Allgemeiner Teil.

Seite

1. Filtrieren 1
2. Kolieren 3
3. Fällen, Präzipitieren 3
4. Auswaschen 4
5. Dekantieren 4
6. Lösen von Substanzen, Erhitzen von Substanzen miteinander . 5
7. Kristallisation 5
8. Destillation 8
9. Destillation mit Wasserdampf 14
10. Trocknen von Flüssigkeiten 16
11. Trennung zweier nicht mischbarer Flüssigkeiten 17
12. Ausschütteln 17
13. Aussalzen 18
14. Entfärben 18
15. Sublimation 19
16. Schmelzpunkt 19
17. Erstarrungspunkt 22
18. Siedepunkt 23
19. Spezifisches Gewicht (Dichte) 23

Maßanalyse 30

Spezieller Teil.

1. Aqua chlorata — Chlorwasser 44
2. Liquor Natrii hypochlorosi — Natriumhypochloritlösung . . . 48
3. Sirupus Ferri jodati — Jodeisensirup 51
4. Liquor Kalii acetici — Kaliumazetatlösung 53
5. Alumen — Alaun 59
6. Liquor Kalii arsenicosi — Fowlersche Lösung 63
7. Cuprum sulfuricum — Kupfersulfat 66
8. Calcium phosphoricum — Kalziumphosphat 70
9. Magnesium carbonicum — Basisches Magnesiumkarbonat . . . 75
10. Ammonium chloratum — Ammoniumchlorid; Salmiak 79
11. Liquor Aluminii acetici — Essigsaure Tonerdelösung; Aluminium-
    azetatlösung 82
12. Liquor Plumbi subacetici — Bleiessig 86
13. Sulfur praecipitatum — Gefällter Schwefel; Schwefelmilch . . . 88
14. Kalium sulfuratum — Schwefelleber 91
15. Stibium sulfuratum aurantiacum — Goldschwefel; Antimon-
    pentasulfid 93
16. Zincum sulfuricum — Zinksulfat 96
17. Kalium bromatum — Kaliumbromid 100
18. Ferrum oxydatum cum Saccharo — Ferrum oxydatum sacchara-
    tum — Eisenzucker 106
19. Ferrum carbonicum cum Saccharo — Ferrum carbonicum sac-
    charatum — Zuckerhaltiges Ferrokarbonat 110
20. Liquor Ferri sesquichlorati — Eisenchloridlösung 112

Seite

21. Liquor Ferri oxychlorati dialysati — Dialyisierte Eisenoxyd-
    chloridlösung 117
22. Hydrargyrum oxydatum via humida paratum — Gelbes Queck-
    silberoxyd 121
23. Hydrargyrum praecipitatum album — Weißes Quecksilber-
    präzipitat. 124
24. Hydrargyrum cyanatum — Quecksilberzyanid 126
25. Hydrargyrum bijodatum — Quecksilberjodid 128
26. Hydrargyrum nitricum oxydulatum — Quecksilberoxydul-
    nitrat; Quecksilber(I)nitrat 130
27. Hydrargyrum chloratum via humida paratum — Gefällter
    Kalomel; Quecksilberchlorür; Quecksilber(I)chlorid 133
28. Argentum nitricum — Silbernitrat; Höllenstein 136
29. Bismutum subnitricum — Basisches Wismutnitrat 140
30. Acidum chromicum — Chromsäure 145
31. Aether aceticus — Essigäther; Essigester 148
32. Mixtura sulfurica acida — Hallersches Sauer 151
33. Spiritus Aetheris nitrosi — Versüßter Salpetergeist 152
34. Hexamethylentetraminum — Hexamethylentetramin; Urotropin 154
35. Jodoformium — Jodoform 158
36. Acidum trichloraceticum — Trichloressigsäure 161
37. Tartarus stibiatus — Brechweinstein 165
38. Sapo medicatus — Medizinische Seife 171
39. Emplastrum Lithargyri — Bleipflaster 174
40. Nitrobenzolum — Nitrobenzol 175
41. Anilinum — Anilin 178
42. Acetanilidum — Azetanilid; Antifebrin 180
43. Zincum sulfocarbolicum — Zinksulfophenylat 183
44. Acidum picrinicum — Pikrinsäure 186
45/46. Acidum benzoicum — Benzoesäure und Benzylalkohol . . . 188
47. Bismutum subsalicylicum — Basisches Wismutsalizylat 192
48. Aether bromatus — Äthylbromid 197
49. Camphora monobromata — Bromkampfer 200
50. Acidum camphoricum — Kampfersäure 204
51. Amylum solubile — Lösliche Stärke 208
52. Benzaldehydzyanhydrin — Mandelsäurenitril 211
53. Aqua Amygdalarum amararum — Bittermandelwasser 214
    Atomgewichte der Elemente 217
Sachverzeichnis 218
Namenverzeichnis 223

Allgemeiner Teil.

Chemische Umsetzungen erfolgen gewöhnlich, wenn zwei oder mehr Stoffe aufeinander einwirken. Die Reaktion verläuft nicht immer nach einer Richtung, besonders bei organischen Synthesen laufen neben der Hauptreaktion Nebenreaktionen einher, der gewonnene Stoff ist daher selten rein und bedarf eines Reinigungsprozesses und schließlich einer Prüfung auf Reinheit.

Die hierbei gebräuchlichsten Operationen sollen nacheinander kurz besprochen werden.

1. Filtrieren.

Der Filtration bedient man sich zur Trennung fester Stoffe von flüssigen.

Das Filter rage nie über den Filterrand hinaus, ende vielmehr einige Millimeter unter demselben. Handelt es sich darum, eine Flüssigkeit schnell zu filtrieren, sie von Verunreinigungen usw. zu befreien, so verwendet man ein Faltenfilter (Abb. 1). Will man dagegen einen Niederschlag sammeln, so wählt man ein glattes, anliegendes Filter, ein Sammelfilter (Abb. 2). In letzterem Falle kann die Filtration infolge Saugwirkung beschleunigt werden, wenn man Trichter mit verlängertem Ablaufrohr verwendet, die man unschwer aus gewöhnlichen Trichtern durch Verbindung mit einem Glasrohr mittels Gummischlauchs herstellt. Soll der Niederschlag an der Wasserstrahlluftpumpe abgesaugt werden, wie bei quantitativen Arbeiten, so legt man zuvor einen Konus aus Platin oder in Ermangelung eines solchen ein konisch zusammengefaltetes Stück Pergamentpapier in den Trichter, da

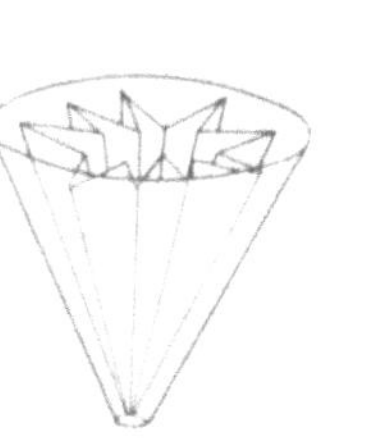

Abb. 1. Abgesprengter Trichter mit Faltenfilter.

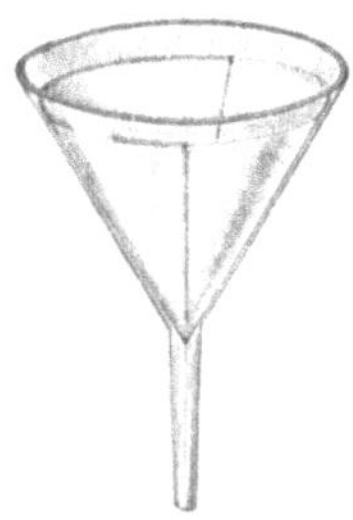

Abb. 2. Trichter mit Sammelfilter.

sonst das Filter reißt. Das Filter muß eng anliegen und durch Falten oder Ausbreiten dem Winkel des Trichters angepaßt werden.

Bei der Trennung der Kristalle von der Mutterlauge bedient man sich am besten stets des Absaugens, bei kleinen Mengen kann man so verfahren, daß man in einen Trichter ein Siebplättchen aus Glas oder Porzellan und darüber eine Doppellage Filtrierpapier legt, deren untere Lage genau die Größe des Plättchens hat, während die obere etwas größer ist (Abb. 3).

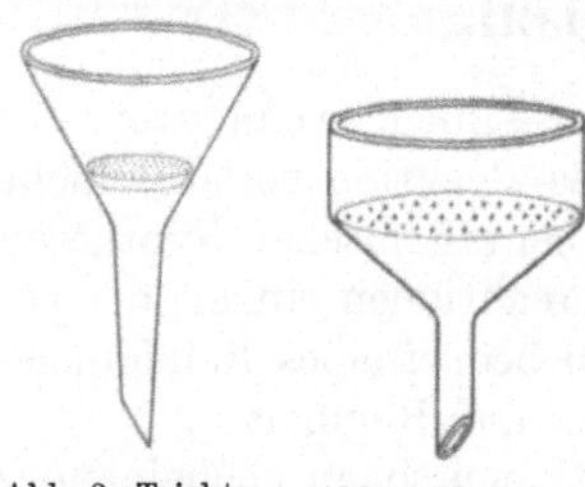

Abb. 3. Trichter mit Siebplättchen.

Abb. 4. Nutsche.

Bei größeren Mengen bedient man sich zweckmäßig der Büchnerschen Trichter oder Nutschen (Abb. 4). Man belegt diese in gleicher Weise mit Filtrierpapier wie die Siebplättchen. Die Trichter oder Nutschen werden mittels eines Gummistopfens mit einer dickwandigen Saugflasche (Abb. 5) verbunden, die mittels Tubus a durch einen dickwandigen Schlauch an die Wasserstrahlluftpumpe angeschlossen wird.

Um das bei wechselndem Wasserdruck oft zu beobachtende Zurücksteigen des Leitungswassers in die Saugflasche zu vermeiden, schaltet man zweckmäßig zwischen Saugflasche und Wasserstrahlluftpumpe eine zweite leere Saugflasche. Es gibt auch Wasserstrahlluftpumpen mit besonderer Ventilvorrichtung, bei denen ein Zurücksteigen des Wassers nicht erfolgt.

Bei jeder dieser Filtrierarten hat man vor dem Filtrieren das Filter mit demselben Lösungsmittel anzufeuchten und eventuell anzusaugen.

Weit besser als die Papierfilter sind die Jenaer Glasfilter, die am zweckmäßigsten in Tiegel- oder Nutschenform mit Hilfe der Saugpumpe Verwendung finden. Sie sind im Gebrauch billiger und sauberer, filtrieren schneller und klarer, ermöglichen ein gründlicheres Auswaschen der Niederschläge und

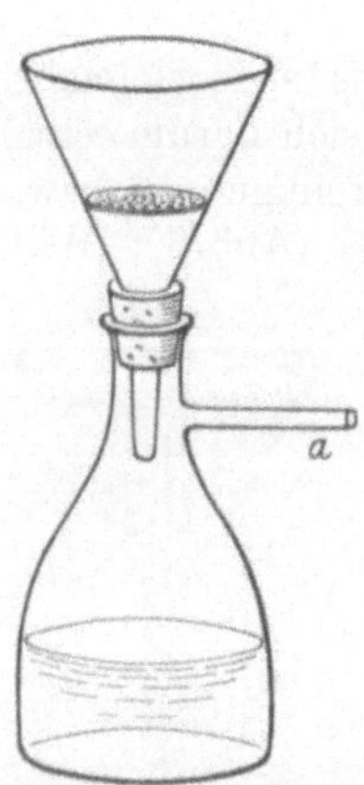

Abb. 5. Saugflasche.

zeigen nicht die Mängel der Papierfilter, wie das beim präparativen Arbeiten zu Verlusten und Verunreinigungen mit Papierfasern führende Anhaften der Niederschläge am Filter und ihre oft schwere Loslösung.

2. Kolieren.

Zu schnellerem Filtrieren bedient man sich vor allem bei größeren Niederschlagsmengen, wenn sie nicht zu feinkörnig sind, vorteilhaft des Filtrier- oder Koliertuches. Man spannt ein viereckiges, gut durchnäßtes Leinentuch durch Befestigen an den vier Nägeln auf einem Kolierrahmen (Abb. 6) aus, setzt letzteren auf eine Schale und bringt dann den Niederschlag auf das Tuch. Soll der Niederschlag dann noch durch Pressen möglichst von Flüssigkeit befreit werden, so faltet man nach völligem Abtropfen das Tuch an den Rändern von allen Seiten zusammen, umbindet mit einer Schnur und preßt den so gebildeten Sack zwischen den Händen oder in einer Presse aus.

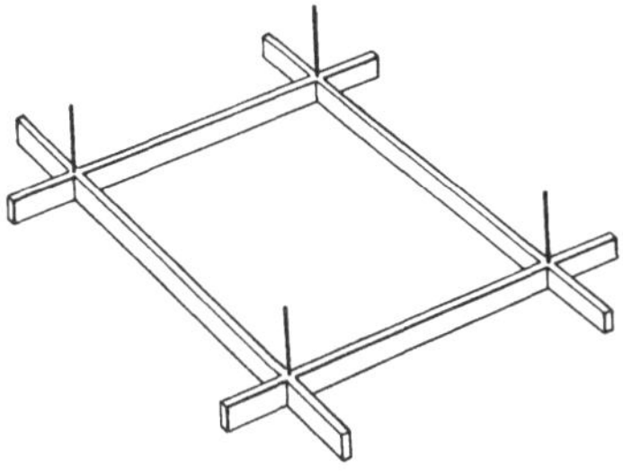

Abb. 6. Kolierrahmen.

3. Fällen, Präzipitieren.

Schwer lösliche chemische Verbindungen können auf dem Wege der Fällung, gewöhnlich durch Vereinigung zweier verschiedener Lösungen, erhalten werden.

Die Fällungserscheinungen erklären sich ohne weiteres nach der Ionentheorie (s. d.). Vornehmlich unsere anorganischen Reaktionen sind Ionenreaktionen, die momentan verlaufen. So sind auch unsere plötzlich eintretenden Fällungserscheinungen Ionenreaktionen. Wir bringen nämlich hierbei durch die Vereinigung der Lösungen bestimmte Kationen und Anionen in einer solchen Menge zusammen, daß das Löslichkeitsprodukt (s. d.) überschritten ist. Die Folge davon ist, daß der Stoff sich abscheidet.

Der Ausfall der Fällung ist u. a. abhängig von der Temperatur, der Verdünnung der Lösungen, der Schnelligkeit der Fällung usw. Soll der Niederschlag möglichst kristallinisch erhalten werden, so wende man verdünnte Lösungen an. Das Mischen der Lösungen erfolge langsam unter ständigem Umrühren. Zuweilen befördert Erhitzen der Lösung das Kristallischwerden des Niederschlages, z. B. bei Fällung des Bariumsulfats aus löslichem schwefelsauren Salz und Bariumnitrat, ferner des Kalziumkarbonats aus löslichem Kalziumsalz und Ammoniumkarbonat. Ferner wird der Niederschlag dichter, wenn man vor dem Filtrieren ca. 24 Stunden absetzen läßt.

Amorphe Niederschläge setzen besser und dichter in salz-
reichen Flüssigkeiten ab, man kann daher die Fällung durch Aussalzen (s. u.) begünstigen.

Einige Niederschläge wie Silberchlorid werden außer durch
Erwärmen durch starkes Schütteln dichter.

Ferner ist es nach dem Massenwirkungsgesetz (s. d.) nicht
gleichgültig, in welcher Reihenfolge man die Lösungen vereinigt,
denn immer wird diejenige Flüssigkeit vorwalten und die Reaktion nach einer bestimmten Richtung leiten, zu der die andere
Flüssigkeit zugefügt wird.

4. Auswaschen.

Um den Niederschlag von der noch anhaftenden Flüssigkeit,
die bei den meisten Fällungen wohl eine Salzlösung darstellt,
gänzlich zu befreien, wäscht man ihn aus, d. h. man sucht die
dem festen Stoffe noch anhaftende Flüssigkeit durch eine andere
zu verdrängen. Waren zur Fällung wässerige Lösungen zur Anwendung gelangt, so wählt man auch als Waschflüssigkeit gewöhnlich Wasser. Man wäscht so lange aus, bis der auszuwaschende
lösliche Stoff ganz oder fast ganz entfernt ist, sich also in der ab-
tropfenden Waschflüssigkeit nicht mehr oder nur noch spurenweise nachweisen läßt. Man wasche nicht auf einmal mit zu
großen Mengen Flüssigkeit aus, es läßt sich mit derselben Menge
Flüssigkeit ein vollkommeneres Auswaschen erzielen, wenn man
häufiger mit kleinen, als nur wenige Male mit größeren Mengen
Flüssigkeit arbeitet. Das Auswaschen selbst geschieht je nach
der Natur und Menge des Stoffes auf dem Filter, der Nutsche,
dem Koliertuch oder zunächst nach nachfolgend beschriebenem
Dekantierverfahren.

5. Dekantieren.

Bei vielen, besonders gelatinösen Niederschlägen empfiehlt
sich, bevor man dieselben auf ein Filter bringt, zum Auswaschen
das Dekantierverfahren. Man läßt den Niederschlag absetzen,
hebert oder filtriert die überstehende klare Flüssigkeit ab, setzt
neue Flüssigkeit unter Aufrühren des Niederschlages zu, entfernt
nach abermaligem, völligem Absetzen die überstehende Flüssigkeit und wiederholt das Verfahren so oft, bis der Niederschlag
fast rein ist. Dann bringt man ihn auf ein Filter, Koliertuch oder
eine Nutsche und führt hier das Auswaschen zu Ende.

6. Lösen von Substanzen, Erhitzen von Substanzen miteinander.

Bei Verwendung eines nicht brennbaren Lösungsmittels kann man das Lösen in einem Becherglase oder besser in einem Kolben vornehmen und direkt auf einem Drahtnetze über offener Flamme erhitzen. Um ein Springen zu vermeiden, hat man die am Boden befindliche Substanz häufiger aufzurühren. Arbeitet man aber mit brennbaren Lösungsmitteln, wie Alkohol — kleine Mengen Alkohol kann man auch auf obige Weise über kleiner Flamme erwärmen, sollte aber Entflammung erfolgen, so decke man ruhig ein feuchtes Tuch darüber —, Benzol oder gar Äther, so nehme man die Erhitzung nur in einem Kolben auf dem Wasserbade vor und versehe den Kolbenhals mit einem Steigrohr oder Rückflußkühler (Abb. 7 und 8).

Des Steigrohres oder Rückflußkühlers bedient man sich auch, wenn Substanzen zu irgendeiner Reaktion nahe ihrem Siedepunkte miteinander erhitzt werden müssen.

Liegt die Erhitzungstemperatur dagegen ziemlich weit unter dem Siedepunkt der niedrigst siedenden der angewandten Substanzen, so kann die Erhitzung je nach Art der Substanzen in einem offenen Kolben, Becherglase oder einer Schale erfolgen.

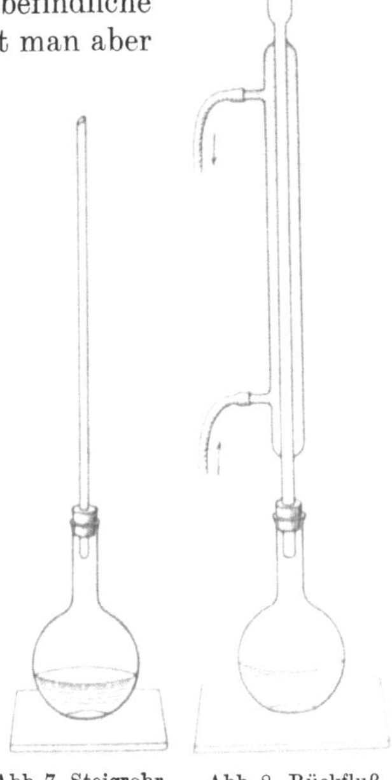

Abb. 7. Steigrohr.　Abb. 8. Rückflußkühler.

7. Kristallisation.

Löst man im festen Aggregatzustande befindliche Stoffe in einem Lösungsmittel, so beobachtet man in der Regel, daß das Lösungsmittel sich hierbei abkühlt. Es wird Wärme für den Lösungsvorgang verbraucht. Einen solchen mit Wärmeabsorption verbundenen Vorgang nennt man auch einen endothermen Vorgang. Es ist ohne weiteres begreiflich, daß durch Zuführung von Wärme, also durch Temperaturerhöhung, endotherme Vorgänge begünstigt werden, daß also die Löslichkeit eines Stoffes mit Temperatursteigerung zunimmt. Eine in der Hitze gesättigte

Lösung ist somit für eine niedere Temperatur übersättigt und wird daher beim Abkühlen den festen Stoff ausscheiden. Der Stoff kristallisiert aus.

Von dieser Eigenschaft macht man Gebrauch vor allem zur Reinigung fester Substanzen, wobei die Verunreinigungen in dem Lösungsmittel, der Mutterlauge, zurückbleiben.

Diesem Kristallisationsverfahren, Kristallisation durch Erkalten, steht gegenüber die Kristallisation durch Verdunsten bei solchen Stoffen, die sich ohne Wärmeabsorption in allen Lösungsmitteln lösen, in der Kälte wie in der Wärme fast gleich löslich und darum nur durch langsames Verdunstenlassen des Lösungsmittels zu erhalten sind.

Die meisten anorganischen Substanzen sind aus Wasser zu kristallisieren, während die organischen auch gewöhnlich organische Lösungsmittel erfordern. Von den letzteren kommen vor allem in Frage: Alkohol, Äther, Benzol, Ligroin usw. oder Mischungen dieser, wie Alkohol und Wasser, Benzol und Ligroin usw.

Beim Lösen der Substanz (s. d.) vermeide man vor allem einen Überschuß an Lösungsmitteln, weil sonst beim Erkalten die Kristallisation wenig quantitativ verläuft. Man nehme zu Anfang nur so viel Lösungsmittel, daß sich die Substanz nicht ganz löst, und füge dann in kleinen Anteilen weiteres Lösungsmittel zu, bis eben alles bei Siedetemperatur in Lösung gegangen ist.

Bei Anwendung einer Mischung zweier Lösungsmittel wählt man solche, von denen das eine die Substanz leicht, das andere dieselbe schwer löst. Z. B. Methylalkohol und Wasser für Bromkampfer (s. d.). Man löst den Bromkampfer in möglichst wenig heißem Methylalkohol, fügt langsam soviel Wasser hinzu, daß die Lösung bei Siedehitze etwas getrübt ist, klärt letztere durch geringen Methylalkoholzusatz eben wieder auf und läßt dann zum Kristallisieren erkalten.

Zur Befreiung von unlöslichen Rückständen, Filterfasern usw. ist die Lösung vor der Kristallisation heiß zu filtrieren. Man benutzt hierzu Faltenfilter, die man zweckmäßig in einen abgesprengten Trichter (Abb. 9) hineinsetzt. (Siehe Abb. 1.) Es wird hierdurch

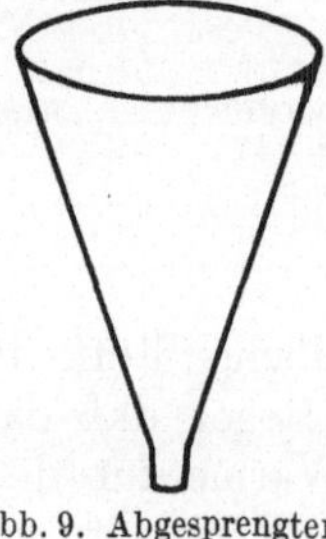

Abb. 9. Abgesprengter Trichter.

die vorzeitige Kristallausscheidung in dem kälteren Teile des Trichterablaufrohres vermieden. Das Filter feuchte man zuvor mit heißem Lösungsmittel an. Bei zu konzentrierten Lösungen kommt es häufiger vor, daß bereits auf dem Filter Kristallisation erfolgt. Man durchstößt dann am besten das Filter, wobei man das Gefäß mit der noch unfiltrierten Lösung unter den Trichter setzt, spült mit heißem Lösungsmittel die ausgeschiedenen Kristalle ab und fügt weiteres Lösungsmittel zu.

Es empfiehlt sich, bei kleineren Mengen die Filtration von Lösungen leicht kristallisierbarer Substanzen im Trockenkasten vorzunehmen, bei größeren Mengen wendet man erfolgreich auch die Heißwassertrichter (Abb. 10) an.

Zuweilen scheiden sich bereits während des Filtrierens im Kristallisationsgefäß Kristalle aus, die meist nicht gut ausgebildet sind. Es empfiehlt sich, nach beendeter Filtration durch Erwärmen die Kristalle wieder in Lösung zu bringen, bevor man das Gefäß zur Seite stellt.

Als Kristallisationsgefäß wählt man bei Kristallisationen durch Erkalten, vor allem bei Substanzen, die man analysenrein erhalten will, vorteilhaft ein Becherglas, das ungefähr

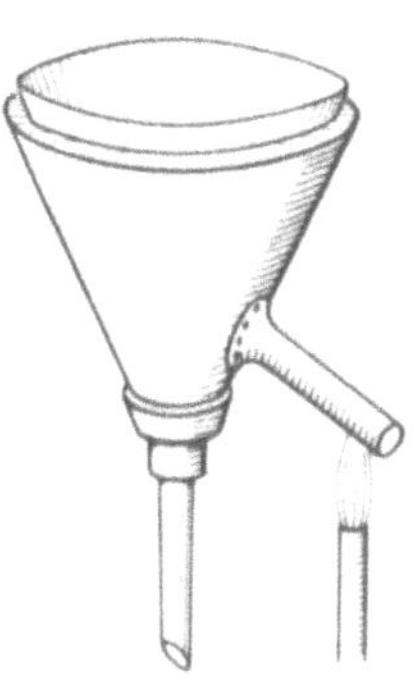

Abb. 10. Heißwassertrichter.

zur Hälfte mit der Lösung angefüllt sein soll. Man überdeckt das Becherglas zunächst mit Filtrierpapier und darüber mit einem Uhrglase. Es wird dadurch vermieden, daß das verdampfende Lösungsmittel sich an der kalten Glasbedeckung verdichtet und durch Heruntertropfen die Kristallisation stört.

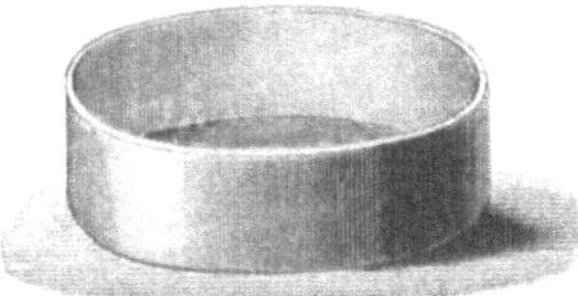

Abb. 11. Flache Kristallisierschale.

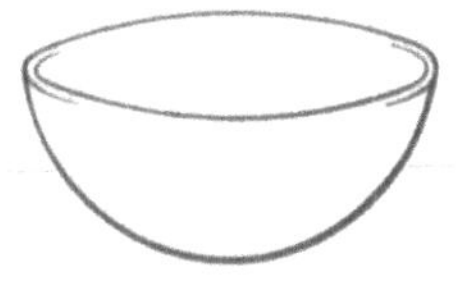

Abb. 12. Runde Kristallisierschale.

Für Kristallisationen durch langsames Verdunsten benutzt man Kristallisierschalen (Abb. 11 und 12). Die Substanz wird in derselben Weise wie oben in möglichst wenig Lösungsmittel, eventuell unter Erwärmen, gelöst und nach dem Filtrieren bei gleichmäßiger Wärme im Trockenschranke oder auch im evakuierten Exsikkator dem Eindunsten überlassen. Man überdeckt die Schale mit einer Glasplatte derart, daß noch Zwischenraum genug zum Verdunsten bleibt. Das Verdunsten darf natürlich nicht bis zur völligen Trockne geschehen, die Verunreinigungen sollen in der Mutterlauge verbleiben.

Zur Trennung von der Mutterlauge werden die auf die eine oder andere Weise erhaltenen Kristalle je nach der Menge auf einem Filter, einem Siebplättchen oder einer Nutsche (s. Filtrieren) an der Wasserstrahlpumpe abgesaugt und zur Vertreibung der Mutterlauge mit wenig Lösungsmittel nachgewaschen. Schwerflüchtige Lösungsmittel, wie Eisessig, kann man zweckmäßig durch leichter verdampfende Flüssigkeiten, Alkohol und Äther, vertreiben.

Die so isolierten Kristalle werden nun getrocknet. Dies geschieht entweder bei gewöhnlicher Temperatur an der Luft durch Ausbreiten der Kristalle zwischen zwei Filtrierpapierlagen, bzw. im evakuierten Exsikkator oder bei höherer Temperatur und dann meist im Trockenschrank, wobei man sich aber vorher zu vergewissern hat, daß die zu trocknende Substanz bei erhöhter Temperatur weder schmilzt, noch sonst welche Veränderungen erleidet. Man mache in Zweifelsfällen auf einem Uhrglase mit einer Probe eine Vorprüfung.

Die Mutterlauge kann oft durch weiteres Einengen oder durch Versetzen mit einem anderen Lösungsmittel, in der sich die Substanz schwieriger löst, zur nochmaligen Kristallisation veranlaßt werden.

Der Kristallisation bedient man sich auch, ein Gemisch verschiedener fester Substanzen in seine Bestandteile zu trennen. Man bezeichnet die Kristallisation dann als fraktionierte Kristallisation. Sie beruht darauf, daß die Substanzen eine verschiedene Löslichkeit in einem und demselben Lösungsmittel zeigen, demgemäß ungleich schnell aus der Lösung kristallisieren und so getrennt werden können.

8. Destillation.

Die Destillation bezweckt die Überführung flüssiger Stoffe in den Dampfzustand mit folgender Kondensation des Dampfes. Feste destillierbare Stoffe gehen zunächst in den flüssigen Aggregatzustand über.

Der Destillation bedient man sich zur Trennung leicht flüchtiger von schwerer oder nicht flüchtigen Verbindungen, z. B. zur Trennung eines Lösungsmittels von einem darin gelösten Stoff, ferner zur Trennung eines Gemisches zweier oder mehrerer Flüssigkeiten von verschiedener Flüchtigkeit. Im ersteren Falle verwendet man gewöhnlich einen Apparat nach Abb. 13.

Für den letzteren Fall, also zur Trennung zweier oder mehrerer Flüssigkeiten von verschiedener Flüchtigkeit, wählt man die fraktionierte Destillation, um die bei verschiedenen, mittels eines Thermometers zu kontrollierenden Temperaturen übergehenden

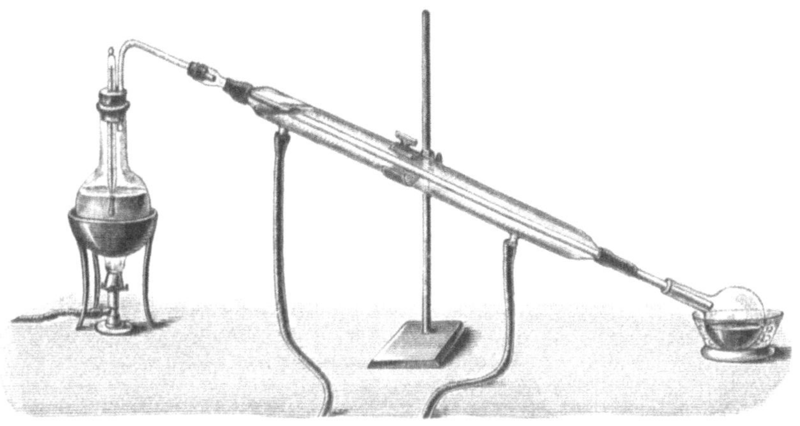

Abb. 13. Einfache Destillation mit Liebigschem Kühler.

Flüssigkeiten getrennt auffangen zu können. Den hierbei Verwendung findenden Kolben nennt man **Fraktionierkolben** (Abb. 14).

Bei einem einheitlichen Stoff, dem nur noch geringe Mengen Lösungsmittel usw. anhängen, gestaltet sich die Destillation einfach. Unter der richtigen Siedetemperatur geht nur wenig als Vorlauf über, die Hauptmenge destilliert bei der vorgeschriebenen Temperatur, während zum Schluß der Destillation eine kleine Menge bei etwas höherer, meist durch Überhitzen der Dämpfe verursachten, Temperatur übergeht und daher gewöhnlich dem Hauptdestillat zugefügt werden darf.

Eine regelrechte fraktionierte Destillation gestaltet sich jedoch etwas umständlicher und wird etwa folgendermaßen vorgenommen: Es sind zwei Flüssigkeiten zu trennen, von denen die eine bei 100^0, die andere bei 160^0 siedet. Zu Anfang der Destillation wird vornehmlich die bei 100^0, zu Ende die bei 160^0 siedende Flüssigkeit übergehen. Man fängt zweckmäßig drei Fraktionen gesondert

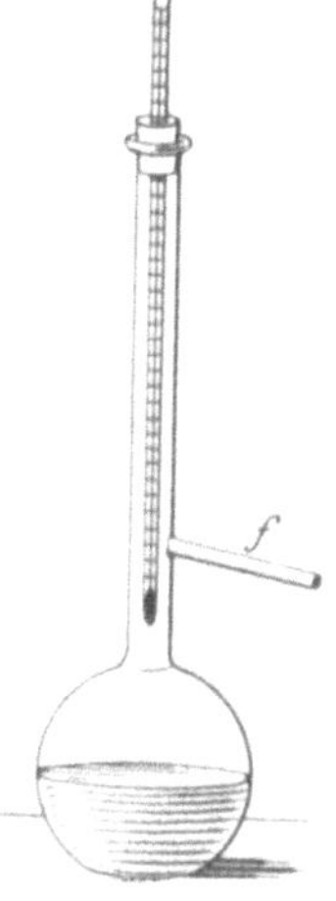

Abb. 14. Fraktionierkolben.

auf, die erste, die zwischen 100 und 120^0 siedet, die zweite zwischen 120 und 140^0 übergehend, und als dritte Fraktion die Anteile, die zwischen 140 und 160^0 destillieren. In den Fraktionen 1 und 3 ist somit eine rohe Trennung erzielt, während in der Mittelfraktion ein Gemisch beider Flüssigkeiten vorliegt. Man gibt nun weiter Fraktion 1 in den Kolben zurück und destilliert — das Aufnahmegefäß hat man zuvor eventuell gereinigt oder durch ein neues ersetzt —, bis das Thermometer 120⁰ anzeigt. Dann gibt man Fraktion 2 zu dem im Kolben verbliebenen Rest und wechselt die Vorlage, sobald bei der Destillation 120⁰ wieder erreicht ist. Man destilliert jetzt in eine andere Vorlage die Anteile bis 140⁰ über, gibt dann Fraktion 3 in den Kolben, fängt die bis 120⁰ übergehenden Anteile in der ersten Vorlage, die bis 140⁰ destillierenden Anteile in der zweiten Vorlage auf und wechselt letztere erst mit einer neuen, wenn das Thermometer wieder 140⁰ anzeigt. Dieses Verfahren wird häufiger wiederholt, wobei man die Temperaturintervalle vielleicht noch enger zieht, d. h. mehr Fraktionen sammelt, man erzielt dann meist eine nahezu völlige Trennung.

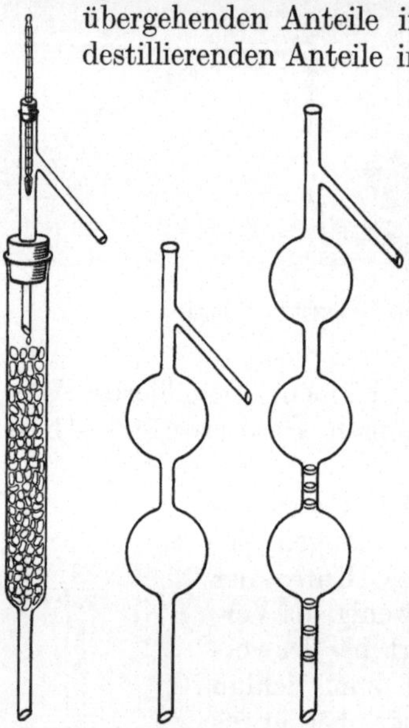

Eine vollkommenere und beschleunigtere Trennung wird erreicht bei Anwendung sogenannter Fraktionieraufsätze nach Hempel, Wurtz oder Linnemann (Abb. 15). Dadurch, daß die kühlende Oberfläche durch Kugeln, Glasperlen oder Platinsiebchen vergrößert wird, werden die schwerer flüchtigen Bestandteile des Dampfes kondensiert und fließen in den Kolben zurück.

Abb. 15. Fraktionieraufsätze nach Hempel, Wurtz, Linnemann.

Das Thermometer wird mittels eines durchbohrten Korks in den Kolbenhals eingeführt, es darf nicht in die Flüssigkeit eintauchen, jedoch muß sich der gesamte Quecksilberfaden bei genauen Siedepunktsbestimmungen im Dampf der Flüssigkeit befinden, was aber bei hochsiedenden Flüssigkeiten nicht immer möglich ist. Man gebraucht in solchem Falle entweder abgekürzte Thermometer (mit 100 oder 200⁰ beginnend), oder man hat nachträglich eine Korrektur vorzunehmen, indem man in der Mitte des oberhalb des Ansatzrohres befindlichen Quecksilberfadens, dessen Länge l man in Graden abliest, dicht am Thermometer ein zweites anbringt. Wenn A die Temperatur des letzteren Thermometers, T die am ersten Thermometer abgelesene Siedetemperatur ist, so ergibt sich der korrigierte Siedepunkt aus folgender Berechnung: $T + 1(T - A) \cdot 0{,}000154^0$.

Die Kugel des Kolbens darf höchstens bis zu zwei Drittel mit Flüssigkeit gefüllt sein. Flüssigkeiten, die bis zu 80^0 sieden, erhitzt man auf dem Wasserbade, bei niedriger siedenden Flüssigkeiten kann man die Erwärmung auch durch Eintauchen der Kolbenkugel in warmes Wasser vornehmen. Höher als 80^0 siedende Flüssigkeiten erhitzt man auf dem Drahtnetz oder auch mit offener Flamme. Man erhitzt mit kleiner, etwas leuchtender Flamme zunächst vor, später kann man die Flamme vergrößern und führt dieselbe am besten immer gleichmäßig unter der Kolbenkugel in kreisender Bewegung herum. Die Flamme soll nicht über die Flüssigkeit hinausragen, weil sonst Über-

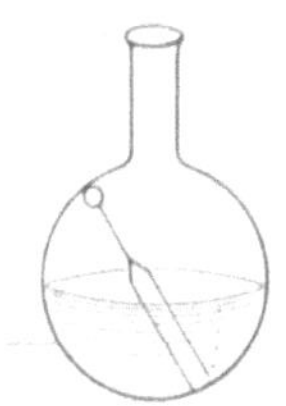

Abb. 16. Vorrichtung zur Verhinderung von Siedeverzug.

hitzung der Dämpfe und somit falsche Siedepunktsbestimmung erfolgt.

Bei Destillationen beobachtet man häufig Siedeverzug, es tritt dann beim Erhitzen plötzlich Aufwallen und Überschäumen

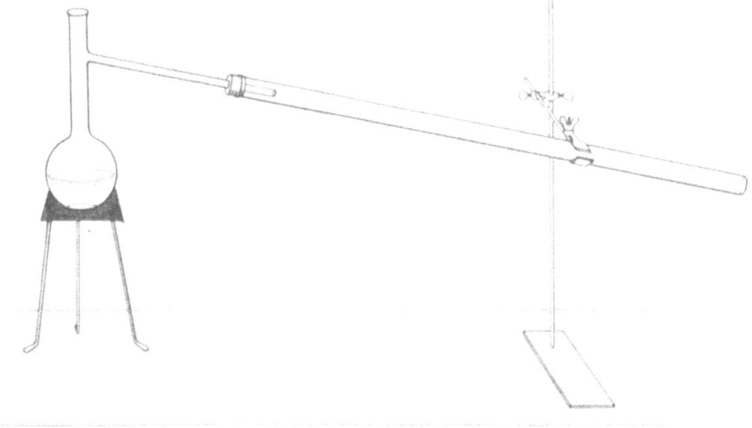

Abb. 17. Destillierkolben mit Kondensationsrohr.

ein. Man kann dies u. a. dadurch verhindern, daß man den Kolben zeitweilig etwas schüttelt und mit porösen Tonteller- oder Bimssteinstückchen beschickt, welche durch die in ihnen eingeschlossene Luft wirken. Es wird von Piesczek[1] folgende Vor-

---

[1] Chem.-Ztg. 1912, Nr. 22.

richtung empfohlen (Abb. 16): Ein Glasröhrchen, ca. 6—8 cm lang
und 3—5 mm weit, wird an einem Ende scharf abgeschnitten, am
anderen Ende wird ein in einer Öse endender Platindraht luftdicht
eingeschmolzen. Der Platindraht dient zum bequemen Einstellen
und Herausnehmen der Vorrichtung. Das Röhrchen wird mit
dem offenen Ende nach unten eingestellt, so daß das Röhrchen
mit Luft gefüllt bleibt. Das Sieden erfolgt von der Öffnung des
Röhrchens aus ruhig und ohne Stoßen.

Die Kondensation der Dämpfe geschieht bei Substanzen,
die bis ca. 120⁰ sieden, zweckmäßig durch Vorlage eines Liebigschen Kühlers (Abb. 13). Substanzen mit einem Siedepunkt
zwischen 120 und 200⁰ kann man unter Benutzung eines genügend
langen Kondensationsrohres destillieren,
in das man mittels eines Korks das Kol-
benansatzrohr einfügt (Abb. 17). Bei noch
höher siedenden Substanzen reicht ein
genügend langes
Ansatzrohr aus.

Man achte bei
der Destillation
darauf, daß man
nicht überhitzt,
es dürfen keine
Dämpfe mit dem
Destillat ent-
weichen.

Zum Abdestil-
lieren von Lö-
sungsmitteln
empfiehlt sich

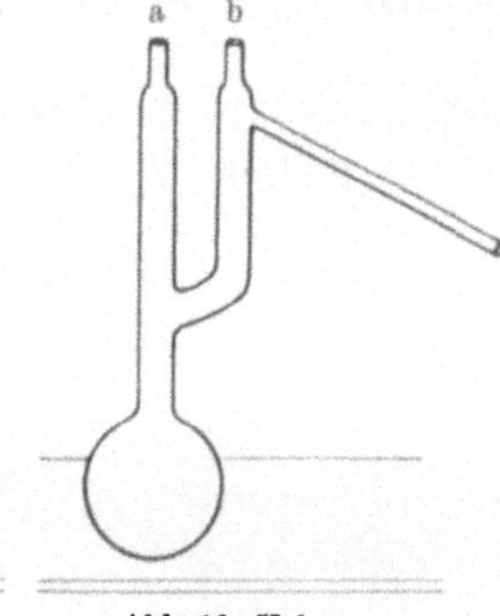

Abb. 18. Destillation mit
Schlangenkühler.

Abb. 19. Vakuum-
destillierkolben.

auch wegen Raumersparnis die Verwendung von Schlangen-
kühlern (Abb. 18).

Bei Flüssigkeiten, die sich bei Siedetemperatur unter gewöhn-
lichem Druck zersetzen, wendet man die Vakuumdestillation,
Destillation unter vermindertem Druck, an. Bedingung ist, daß
die Apparatur in allen ihren Teilen dicht schließt. Die einzelnen
Teile verbindet man vorteilhaft mit Gummistopfen. Als Destillierkolben wendet man entweder einen Fraktionierkolben oder besser
einen Vakuumdestillierkolben (Abb. 19) an. Durch den Hals *a*
führt man eine bis fast auf den Boden des Kolbens reichende
Kapillare — zur Herstellung erhitzt man ein Glasrohr in der
Bunsen- oder Gebläseflamme zum Weichwerden und zieht dann
außerhalb der Flamme rasch aus —, die an ihrem oberen er-

weiterten Ende mit einem Gummischlauch und einer Klemmschraube zur Luftregulierung versehen ist (Abb. 20). In den
Hals *b* führt man das Thermometer ein. Das Kondensationsrohr, über das man bei niedrig siedenden Flüssigkeiten den Mantel eines Liebigschen Kühlers zieht,
verbindet man dichtschließend mit einer Saugflasche
oder einem Fraktionierkolben als Vorlage, deren Tubus
bzw. Ansatzrohr man, eventuell zum Messen des Vakuums
unter Einschaltung eines Quecksilbermanometers, mit
der Wasserstrahlpumpe verbindet (Abb. 21). Zur Vermeidung des zu unliebsamen Störungen führenden Zu-
rücksteigens des Leitungswassers in die Vorlage (s. unter
Filtrieren S. 2) empfiehlt sich Zwischenschaltung einer
Saugflasche.

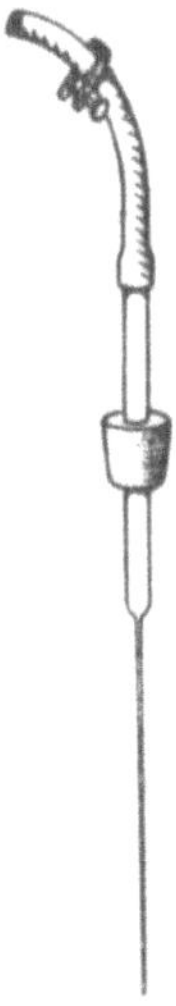

Vor der Destillation prüft man den Apparat auf seine
Dichtigkeit, wobei man den Gummischlauch der Kapillare mittels der Klemmschraube schließt. Beim Auf-
heben des Vakuums hüte man sich, durch Lösen eines
Schlauches die Luft plötzlich eintreten zu lassen, weil
der Apparat dabei zerspringen kann, vielmehr versehe man gleich zu Anfang
den Verbindungsschlauch von Auf-
nahmekolben und Wasserstrahlpumpe
mit einer Klemmschraube, verschließe
mittels letzterer bei Aufhebung des Vakuums den
Schlauch, ohne vorher die Wasserstrahlpumpe ab-

Abb. 20.
Kapillare
für Vakuum-
destillier-
kolben.

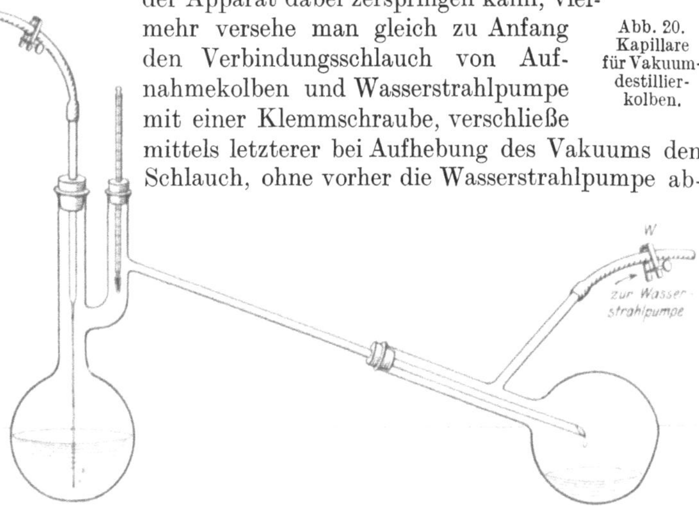

Abb. 21. Vakuumdestillation.

zudrehen, drehe dann letztere ab, entferne von ihr den Schlauch
und lasse langsam durch allmähliches Öffnen der Klemmschraube die äußere Luft eintreten.

Bei der Vakuumdestillation darf der Kolben höchstens bis zur Hälfte gefüllt sein, die Kapillare ist durch die Klemmschraube so weit zu öffnen, daß die Luft in zählbaren Bläschen in die Flüssigkeit eintritt.

Will man mehrere Fraktionen sammeln, so wäre es lästig, jedesmal das Vakuum aufzuheben und die Vorlage zu wechseln. Man kann sich dabei mehrfacher Vorrichtungen bedienen, die ein jedesmaliges Auswechseln überflüssig machen.

9. Destillation mit Wasserdampf.

Viele Stoffe haben die Eigenschaft, mit Wasserdämpfen flüchtig zu sein. Von dieser Tatsache macht man beim organischen Arbeiten Gebrauch zur Reinigung und Trennung von Gemischen.

Eine Flüssigkeit siedet, wenn ihr Dampfdruck dem äußeren Atmosphärendruck gleich ist. Dieser Dampfdruck ist bei Gegenwart zweier nicht mischbarer Stoffe gleich der Summe der Partialdrucke beider Bestandteile. Ein Gemisch solcher Flüssigkeiten siedet somit niedriger als jede von ihnen. Eine Dampfdestillation ist darum im eigentlichen Sinne weiter nichts als eine Destillation unter vermindertem Druck. Nur solche Stoffe sind der Dampfdestillation zugänglich, die bei ca. 100° schon einen merklichen Dampfdruck besitzen.

Das Mengenverhältnis beider übergehenden Flüssigkeiten zueinander ergibt sich aus folgender Überlegung: Nach Avogadro ist bei gleichem Druck und gleicher Temperatur in gleichen Volumina aller Gase die gleiche Anzahl Moleküle vorhanden. Dieses Gesetz auf die Dämpfe bei der Destillation übertragen, ergibt folgendes: Da die Siedetemperatur für beide Flüssigkeiten gleich ist, so verhalten sich die Molekülzahlen letzterer zueinander wie ihre Drucke (p_1 für die Substanz, p_2 für Wasser). Zur Berechnung der übergehenden Gewichtsmengen sind diese Größen mit dem betreffenden Molekulargewicht d_1 bzw. d_2 zu multiplizieren. Die Gewichtsmengen Wasser und Substanz, die zusammen übergehen, verhalten sich demnach wie:

$$p_1 \cdot d_1 : p_2 \cdot d_2 .$$

Ein Blechtopf A (Abb. 22) dient als Dampfentwicklungsapparat. Denselben versieht man mit einem doppelt durchbohrten Kork, führt durch die eine Bohrung ein mit Quecksilber gefülltes, aber nicht in das Wasser eintauchendes Sicherheitsrohr C oder ein fast bis auf den Boden des Blechtopfes reichendes einfaches Glasrohr, durch die andere Bohrung ein kurz hinter dem Kork endendes Ableitungsrohr D. Zur Aufnahme der Substanz dient der Rundkolben B, der nur zur Hälfte gefüllt sein darf und mittels eines doppelt durchbohrten Korks mit dem gebogenen, bis kurz auf die Bodenmitte des Kolbens reichenden Dampfzuleitungsrohr E und dem kurz unter dem Kork endenden, auf der absteigenden Seite mit dem Liebigschen Kühler verbundenen Ableitungsrohr F versehen ist.

Zur Ausführung der Dampfdestillation füllt man den Blechtopf A zur Hälfte mit Wasser und erhitzt letzteres zum Sieden. Zuweilen empfiehlt es sich, auch den Inhalt des Kolbens B auf dem Wasserbade oder Drahtnetz vorzuwärmen. Sobald das Wasser in A siedet, verbindet man Rohr D mit E durch einen Gummischlauch. Sollte sich während der Destillation im

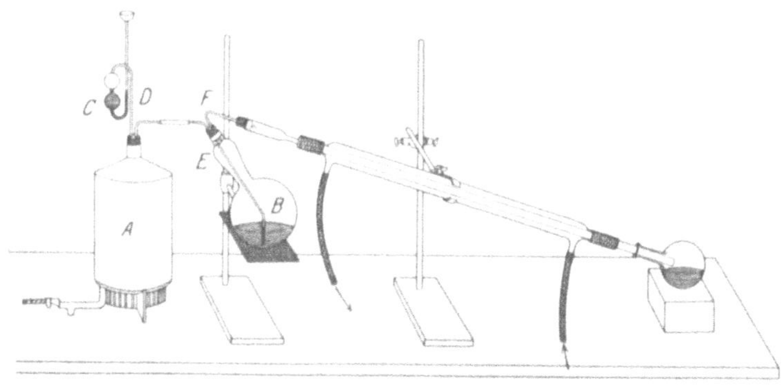

Abb. 22. Destillation mit Wasserdampf.

Kühler die übergehende Substanz fest ausscheiden, so stellt man die Kühlung einige Zeit ab, um die Substanz durch den heißen Wasserdampf zum Schmelzen zu bringen. Die Kühlung hat man dann aber nur langsam wieder vorzunehmen, weil sonst ein Zerspringen des heißen Kühlers eintreten kann.

Bei in Wasser schwer löslichen Stoffen erkennt man die Beendigung der Destillation daran, daß keine Öltröpfchen oder Kristalle mehr übergehen. Bei in Wasser löslichen Stoffen kann man auf diese Weise die Beendigung nicht erkennen. In diesem Falle fängt man einige Kubikzentimeter gesondert in einem Reagenzglase auf, schüttelt mit Äther aus und sieht zu, ob nach dem Verdunsten des Äthers auf einem Uhrglase noch etwas hinterbleibt.

Will man die Destillation unterbrechen, so hebt man zunächst die Verbindung zwischen D und E auf und löscht dann erst die Flamme unter A.

10. Trocknen von Flüssigkeiten.

Die zur Destillation gelangenden organischen Substanzen müssen trocken sein. Das Trocknen oder Entwässern von Flüssigkeiten geschieht derart, daß man zu diesen selbst oder zu deren Lösungen in Äther, Alkohol usw. ein bestimmtes Trockenmittel zugibt und sie einige Zeit damit in Berührung läßt. Da durch das Trocknen mehr oder weniger große Substanzverluste eintreten, so trocknet man eine Flüssigkeit in unverdünntem Zustande nur dann, wenn genügend vorhanden ist und die Konsistenz es gestattet, oder wenn sie einen niedrigen Siedepunkt besitzt, so daß sich die Anwendung eines Lösungsmittels nicht empfiehlt. Ist aber die Flüssigkeit zähe, oder ist die Substanzmenge nur eine geringe, so ist ein Verdünnungsmittel, meist Äther, sogar notwendig. Ätherausschüttelungen usw. werden natürlich vor dem Abdunsten des Lösungsmittels getrocknet.

Als Trockenmittel werden gewöhnlich angewandt: Gekörntes oder geschmolzenes Kalziumchlorid, geschmolzenes Natriumsulfat, geglühte Pottasche, Kalium-, Natriumhydroxyd usw.

Bei der Wahl des Trockenmittels hat man auf die Natur der zu trocknenden Substanz Rücksicht zu nehmen. Kalziumchlorid darf nicht zum Trocknen von Alkohol und Basen verwandt werden, weil Doppelverbindungen entstehen. Bei Säuren und Phenolen vermeide man wegen Salzbildung Kalium- und Natriumhydroxyd, bei ersteren auch Pottasche. Vom Kalziumchlorid hat die gekörnte Form eine energischere Wirkung, allerdings sind die Substanzverluste infolge der Porosität größer. Bei kleinen Mengen wende man daher das geschmolzene Kalziumchlorid an.

Enthält eine zu trocknende Flüssigkeit merklich viel Wasser, so daß sich dasselbe in Tropfen abscheidet, so trenne man das Wasser zuvor im Scheidetrichter (s. u.) oder filtriere durch ein kleines Faltenfilter. Auch durch wiederholtes Umschwenken in trocknen Bechergläschen läßt sich ein großer Teil Feuchtigkeit entfernen.

Zerfließt das Trockenmittel infolge zu großen Feuchtigkeitsgehaltes, so trenne man, bevor man neue Mengen des Trockenmittels zugibt, beide Schichten.

Ein Kriterium für genügende Trockenheit einer Flüssigkeit ist ihr Aussehen. Die Flüssigkeit muß vollkommen klar sein. Zur Weiterverarbeitung filtriert man vom Trockenmittel ab und wäscht letzteres mit etwas trockenem Lösungsmittel nach.

11. Trennung zweier nicht mischbarer Flüssigkeiten.

Dieselbe erfolgt am besten im Scheidetrichter (Abb. 23).

Ist die zu gewinnende Flüssigkeit spezifisch schwerer als die andere, so sammelt sie sich als untere Schicht an und kann durch Öffnen des Hahnes abgelassen werden. Ist sie aber spezifisch leichter und bildet demnach die obere Flüssigkeitsschicht, so läßt man zunächst die untere Schicht durch Öffnen des Hahnes abfließen und gießt die oben schwimmende Flüssigkeit durch den Tubus des Trichters heraus.

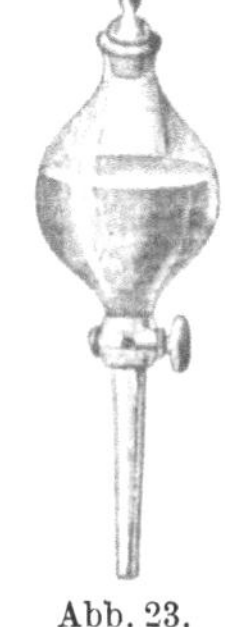

Abb. 23.
Scheide-
trichter.

12. Ausschütteln.

Das Ausschütteln verfolgt den Zweck, in einer Flüssigkeit, meist Wasser, gelöste oder suspendierte Stoffe mit einer anderen, leichter lösenden Flüssig-keit, die sich aber mit der ersteren nicht mischt, auf-zunehmen. Zum Ausschütteln verwendet man meist Äther, zuweilen auch Benzol, Chloroform, Ligroin u. a. Ist der auszuschüttelnde Stoff in Wasser nur teilweise löslich und hat sich derselbe als Öl oder als feste Masse abgeschieden, so trennt man vor dem Ausschütteln das Öl zunächst im Scheidetrichter oder filtriert den festen Körper ab. Das Ausschütteln der Flüssig-keit selbst nimmt man im Scheidetrichter vor. Man verwendet z. B. beim Ausschütteln mit Äther nur immer kleine Mengen Äther und wiederholt das Ausschütteln häufig, denn aus dem Gesetz von Berthelot (Teilungskoeffizient) ergibt sich, daß mit der-selben Äthermenge ein vollkommeneres Ausschütteln erreicht wird, wenn man häufiger mit kleinen Portionen Äther ausschüttelt, als wenn nur wenige Male größere Äthermengen angewandt werden.

Beim Ausschütteln mit Äther macht sich u. a. durch den Ein-fluß der Handwärme ein Überdruck bemerkbar, der zuweilen das Herausschleudern des Stopfens verursacht. Diesen Überdruck läßt man während des Schüttelns von Zeit zu Zeit durch Öffnen des Hahnes ab, wobei man das untere Ende des Schütteltrichters nach oben hält.

Zuweilen ist die Trennung der beiden Schichten eine unvoll-kommene, man versucht durch Umschwenken des Trichters, durch Rühren mit einem Glasstab oder Zusatz weiterer Mengen Äther oder von etwas Alkohol abzuhelfen. Gelingt es auf diese Weise nicht, so filtriert man am besten an der Saugpumpe von dem emulsionsartigen Niederschlage ab. Äther und Wasserschicht trennt man in obiger Weise.

Man schüttelt so lange aus, bis man sich durch Abdunsten einer Probe der Ätherausschüttelung überzeugt hat, daß nichts mehr in den Äther übergegangen ist. Die Ätherauszüge werden vereinigt, getrocknet und vom Äther durch Destillation oder Abdunsten befreit.

Wo angängig, empfiehlt es sich, statt Äther niedrig siedenden Petroläther zu verwenden. Dieser gibt bei weitem nicht so oft Anlaß zu Emulsionsbildungen wie Äther, sodann nimmt er im Gegensatz zu Äther kein Wasser auf.

13. Aussalzen.

Viele in Wasser sonst lösliche Stoffe scheiden sich in Salzlösungen mehr oder weniger unlöslich aus. Als Aussalzungsmittel dienen Kochsalz, Salmiak, Ammoniumsulfat, Glaubersalz usw., indem man die wässerige Lösung des auszusalzenden Stoffes mit einem dieser Salze sättigt. Die ausgesalzene Substanz setzt sich gewöhnlich an der Oberfläche ab.

Die Theorie des Aussalzens bei Stoffen, die Elektrolyten (s. d.), d. h. in wässeriger Lösung ionisiert sind, ist dahin aufzufassen, daß durch das Hineinbringen des Salzes, eines meist gleichionigen Elektrolyten, die Ionisation oder Dissoziation des Stoffes derart zurückgedrängt wird, daß schließlich die Lösung mit ungespaltenen Molekülen übersättigt ist, indem durch den Zusatz eines gleichnamigen Ions das Löslichkeitsprodukt (s. S. 69) des auszusalzenden Elektrolyten überschritten wird. Der Stoff scheidet sich daher unlöslich ab.

Das Aussalzen bietet vor allem in Verbindung mit dem Ausschütteln eine wertvolle Methode, denn wie einerseits die Löslichkeit des auszuschüttelnden Stoffes wird andererseits die Löslichkeit des Ausschüttelungsmittels, z. B. des Äthers, in Wasser verringert.

14. Entfärben.

Die Eigenschaft der Tierkohle, Farbstoffe zu absorbieren, benutzt man, an sich farblose Substanzen von gefärbten Verunreinigungen zu befreien. Man fügt zu diesem Zwecke den Lösungen der betreffenden Substanzen ein wenig Tierkohle zu — man vermeide besonders bei Ätherlösungen den Zusatz in der Wärme, weil dann oft Überschäumen eintritt —, erhält einige Zeit im Sieden und filtriert. Da die Tierkohle zuweilen sehr fein verteilt ist, vermag das Filter dieselbe meist nicht gleich zurückzuhalten, das Filtrat ist dann mehr oder weniger dunkel gefärbt. In diesem

Falle wiederholt man das Filtrieren mehrmals, auch empfiehlt es
sich oft, die nach der Entfärbung erhaltene erste Kristallisation
nochmals aus reinem Lösungsmittel ohne Anwendung von Tierkohle zu kristallisieren.

15. Sublimation.[1]

Die Eigenschaft vieler Substanzen, beim Erhitzen, ohne zu
schmelzen, völlig in den Dampfzustand überzugehen, nennt man
Sublimation. Zur Sublimation kleiner Mengen bedient man sich
zweier Uhrgläser, die mit den Rändern aufeinandergelegt und
mittels einer Uhrglasklammer festgehalten werden. Auf das untere,
etwas größere Uhrglas bringt man die Substanz und klemmt zwischen die Uhrglasränder als Trennungswand zwischen dem oberen
und unteren Uhrglas eine mehrfach durchlöcherte Filtrierpapier-
scheibe. Nun erwärmt man das die Substanz tragende Uhrglas
allmählich im Sandbade. Die verdampfende Substanz kondensiert sich an dem kälteren oberen Uhrglas; die Filtrierpapier-
scheibe soll das Zurückfallen der sublimierten Kristalle verhindern. Bei größeren Substanzmengen nimmt man die Sublimation in größeren Gefäßen vor und fängt die sublimierte Substanz
in einem mit Watte verstopften Trichter oder einem übergestülpten
dichten Papierhut auf.

16. Schmelzpunkt.

Der Schmelzpunkt ist vor allem für organische Substanzen
ein wichtiges Charakteristikum und Erkennungsmittel und zugleich ein unentbehrliches Hilfsmittel für die Reinheitsprüfung.
Löst man in einer Substanz eine andere auf, so wird dadurch
die Dampfspannung des Lösungsmittels vermindert, damit der
Siedepunkt erhöht, der Gefrier- und somit der Schmelzpunkt er-
niedrigt. Man hat beobachtet, daß die Siedepunktserhöhung oder
Gefrierpunktserniedrigung bei Lösungen molekularer Mengen verschiedener Substanzen in einem bestimmten Volumen desselben
Lösungsmittels immer die gleiche ist. Daher ist ihre Bestimmung
eine wichtige Bestimmungsmethode des Molekulargewichtes. Wie
beträchtlich der Einfluß von Beimengungen auf den Schmelzpunkt
sein kann, zeigt in überzeugender Weise das Phenol, dessen Gefrierpunkt bei Gegenwart von 1 % Wasser um ca. 4⁰ herunter-
gedrückt wird. Es dürfte ohne weiteres klar sein, daß Verunreinigungen einer Substanz im gleichen Sinne wirken.

---

[1] sublimare = emporheben.

Zur Bestimmung des Schmelzpunktes sind mancherlei Apparate im Gebrauch. Als zweckmäßiger einfacher Apparat (mit Ausnahme der Bestimmung des Schmelzpunktes von Fetten und fettähnlichen Stoffen) dient ein langhalsiger Kolben, der mit einem seitlich eingeschnittenen Kork (damit die beim Erwärmen sich ausdehnende Luft entweichen kann) versehen ist. Durch eine in der Mitte des Korks befindliche Bohrung führt man ein Thermometer ein (Abb. 24). Die Kugel des Kolbens füllt man zu drei Viertel mit reiner konzentrierter Schwefelsäure und wirft einige Salpeterkristalle hinein, um das Dunkelwerden der Schwefelsäure zu verhindern.

Zur Aufnahme der Substanz dienen sogenannte Schmelzpunktröhrchen von ca. 1 mm Weite und 5 cm Länge (Abb. 25).

Man kann sich dieselben herstellen, indem man ein ca. 5 mm weites Glas-

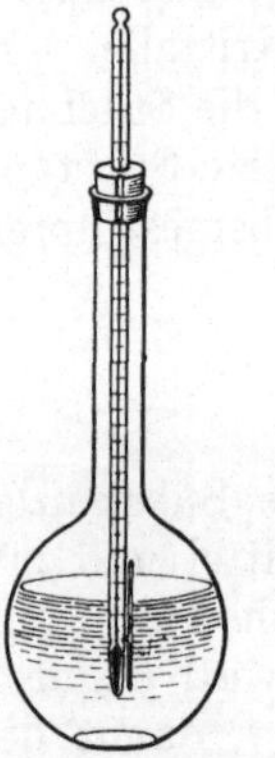

Abb. 24. Schmelzpunktapparat. 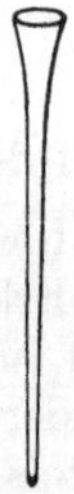   Abb. 25. Schmelzpunktröhrchen. 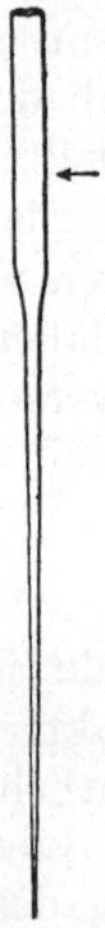   Abb. 26. Erklär. s. Text. 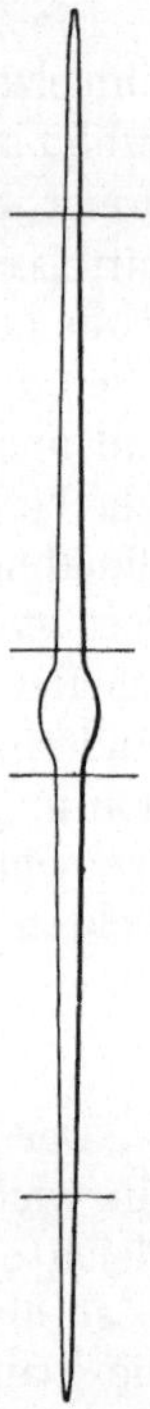   Abb. 27. Erklär. s. Text.

rohr unter ständigem Drehen an einer Stelle in der Gebläseflamme bis zum Weichwerden erhitzt und dann außerhalb der Flamme unter Drehen zu einem ca. 1 mm weiten Röhrchen auszieht. Letzteres schmelzt man in der Mitte ab und zieht das so entstandene Gebilde (Abb. 26) durch weiteres Erhitzen an der durch einen Pfeil bezeichneten Stelle wiederum aus, so daß nach abermaligem Abschmelzen in der Mitte des dünnen Röhrchens Abb. 27 resultiert. An den mit einem Strich bezeichneten Stellen feilt man die Röhrchen an, bricht sie durch und schmelzt sie an der engeren Öffnung zu, indem man letztere, nach oben gerichtet, kurze Zeit in den äußeren Teil einer Bunsenflamme hält. Auch aus beschädigten Reagenzröhrchen lassen sich Schmelzpunktröhrchen ausziehen.

Das Hineinbringen der Substanz geschieht in der Weise, daß man das offene Ende in die fein gepulverte trockne Substanz eintaucht und letztere durch vorsichtiges Klopfen auf den Boden des Röhrchens zu bringen sucht. Man muß oft mit einem Glasfaden oder einem sehr dünnen Platindraht nachhelfen. Die Schicht soll nicht locker, sondern dicht sein von 1—2 mm Höhe.

Die Befestigung des Röhrchens am Thermometer kann durch Adhäsion geschehen, indem man das Röhrchen mit etwas Schwefelsäure benetzt, besser aber befestigt man dasselbe mittels eines Platindrahtes oder eines schmalen Stückchens eines Gummischlauches am Thermometer. Der Gummiring muß in solcher Höhe angebracht sein, daß er sich außerhalb der Schwefelsäure befindet. Die Substanz muß sich in der Mitte des Quecksilbergefäßes befinden, letzteres soll bis in die Mitte der Schwefelsäure eintauchen.

Das Erhitzen geschieht mit nicht zu großer, nichtleuchtender Flamme; der Apparat beschlägt sich meist zunächst, man trockne ihn mit einem trockenen Tuch vorsichtig ab. Die Flamme bewege man gleichmäßig hin und her, man halte dieselbe schräg, eventuell stelle man eine Porzellanschale unter den Apparat, damit beim Springen des Apparates sich die heiße Schwefelsäure nicht über die Hand ergießt. Nahe dem Schmelzpunkt erhitze man langsam, daß man Grad für Grad verfolgen kann. Der Schmelzpunkt selbst gibt sich dadurch zu erkennen, daß die anfangs undurchsichtige Masse durchsichtig wird und sich an der Oberfläche ein Meniskus bildet. Zuweilen wird die Substanz in der Nähe des Schmelzpunktes zuerst weich und sintert dann nach innen zusammen. Die Substanz soll innerhalb eines Grades schmelzen.

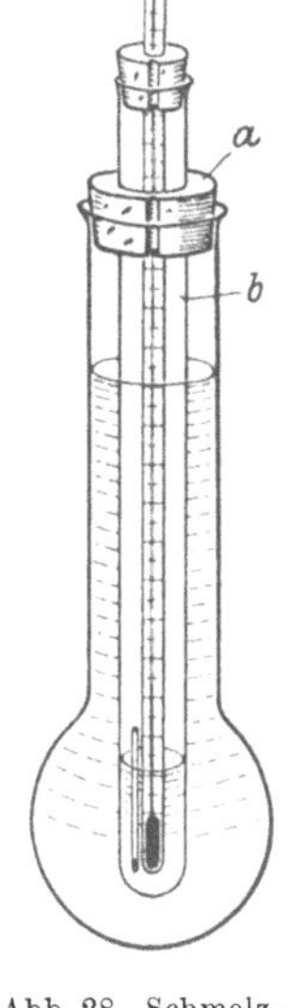

Abb. 28. Schmelzpunktapparat.

Es mag hier noch kurz der vom Arzneibuch vorgeschriebene Schmelzpunktapparat beschrieben werden, der durch seine Anordnung (s. Abb. 28) eine gleichmäßigere Erhitzung gestattet. Ferner werden dadurch, daß das Thermometer zum größten Teile von erhitzter Schwefelsäure umgeben ist, die Fehlergrenzen auf ein Minimum reduziert.

Die Anbringung des Schmelzpunktröhrchens geschieht in gleicher Weise wie oben. Das Thermometer führt man mittels eines mit seitlichem Einschnitt versehenen Korks in ein ca. 30 cm langes, 15 mm weites Probierrohr ein, das eine etwa 5 cm hohe Schwefelsäureschicht enthält. Man achte natürlich auch hier darauf, daß das Schmelzpunktröhrchen aus der Schwefelsäure herausragt. Das so ausgerüstete Probierrohr *b* führt man nun mittels eines ebenfalls mit seitlichem Einschnitt versehenen Korks *a* in einen Kolben wie oben ein, dessen Kugel ca. 100 ccm faßt und dessen Hals ca. 3 cm weit und 20 cm lang ist. Die Kugel wird vorher mit so viel Schwefelsäure, der man gleich der im Probierrohre befindlichen Säure einen kleinen Salpeterkristall zugibt, versetzt, daß der Hals des Kolbens nach dem Einbringen des Probierrohrs zu zwei Drittel gefüllt ist. Das Erhitzen geschieht in gleicher Weise wie oben.

Zur Bestimmung des Schmelzpunktes von Fetten und fettähnlichen Stoffen bedient man sich U förmig gebogener dünnwandiger Glasröhrchen von etwa $^1/_2$—1 mm lichter Weite und etwa 2 cm Höhe oder nach dem Deutschen Arzneibuch beiderseits offener Röhrchen von 1 mm Weite. Das geschmolzene Fett bringt man durch Aufsaugen bzw. durch Hineinstellen der Röhrchen in diese hinein, läßt etwa 24 Stunden bei niedriger Temperatur oder etwa 2 Stunden auf Eis erstarren und befestigt die gefüllten Röhrchen nunmehr in oben beschriebener Weise mittels eines Gummiringes an ein Thermometer. Letzteres befestigt man mit einer Klemme und läßt es in destilliertes Wasser eintauchen, das sich in einem kleinen, auf einem Drahtnetz stehenden Becherglase befindet. Man erwärmt mit kleiner Flamme. Der Schmelzpunkt ist die Temperatur, bei der das Fett klar wird, bzw. das Fettsäulchen in die Höhe schnellt.

17. Erstarrungspunkt.

Ein wohl ebenso scharfes Kriterium wie der Schmelzpunkt ist der **Erstarrungspunkt** (Gefrierpunkt s. o. unter Schmelzpunkt). Überall da, wo genügende Substanz zur Verfügung steht, verdient er in vielen Fällen schon wegen der einfachen Ausführbarkeit den Vorzug. Von der Substanz wird eine einige Kubikzentimeter hohe Schicht in ein Probierrohr gebracht und vorsichtig geschmolzen. Man läßt langsam unter wiederholtem Umrühren mit einem möglichst abgekürzten Thermometer abkühlen. In der Nähe des Erstarrungspunktes beobachtet man, daß die bis dahin stets sinkende Quecksilbersäule des Thermometers durch Freiwerden der latenten Schmelzwärme wieder steigt. Die hierbei beobachtete höchste Temperatur ist der Erstarrungspunkt.

18. Siedepunkt.

Eine Siedepunktbestimmung führt man, wenn es sich um Reinheitsprüfung handelt, in einem Fraktionierkölbchen in der bei Destillation (s. d.) angegebenen Weise aus. Es darf nur wenig Vor- und Nachlauf übergehen. Auf die vom Deutschen Arzneibuch vorgeschriebenen, durch ihre Konstruktion eine besonders genaue Bestimmung ermöglichenden Apparate sei an dieser Stelle verwiesen.

Stehen nur geringe Mengen Substanz zur Verfügung, oder handelt es sich nur um Identitätsnachweis, so kann man wie bei der Schmelzpunktbestimmung verfahren, indem man in die oben beschriebenen Röhrchen, die aber etwas weitlumiger (ca. 3 mm) sein müssen, 2 Tropfen der Flüssigkeit bringt und zur Vermeidung des Siedeverzuges ein oben zugeschmolzenes Kapillarröhrchen bringt, welches im Sinne der Apparatur Abb. 16 wirkt. Bei der Siedetemperatur beginnt eine ununterbrochene Reihe von Bläschen aufzusteigen.

19. Spezifisches Gewicht (Dichte).

Durch das Gewicht drückt man die Masse eines Körpers aus, d. h. den Widerstand, den ein Körper der Beschleunigung durch eine Kraft entgegensetzt. Durch Wägen ist man also imstande, die Massen verschiedener Körper miteinander zu vergleichen. Man beobachtet aber zugleich, daß Körper von gleicher Masse, also von gleichem Gewicht, einen verschieden großen Raum einnehmen, ein verschiedenes Volumen besitzen, und das Verhältnis zwischen Masse (M) und Volumen (V) eines Körpers nennt man seine Dichte (D):

$$D = \frac{M}{V}.$$

Als Einheit der Masse dient das Gramm, d. i. die Masse der Volumeneinheit = eines Kubikzentimeters reinen Wassers von 4^0. Daraus ergibt sich ohne weiteres als Dichteeinheit die Dichte des Wassers, da hier ja $V = M$ ist:

$$D = \frac{1}{1} = 1.$$

Das spezifische Gewicht (S) drückt nun weiter das Dichteverhältnis, und zwar von flüssigen und festen Körpern zum Wasser als Einheit, von gasförmigen zur Luft oder zum Wasserstoff als Einheit aus. Hier kommen nur die ersteren beiden in Frage.

Zur Bestimmung des spezifischen Gewichtes muß man also zwei Größen kennen, das absolute Gewicht $(P) =$ Masse und das Volumen. Bei flüssigen Körpern erhält man diese Daten leicht, indem man gleiche Volumina Wasser und der zu prüfenden Flüssigkeit wägt (s. u. Pyknometer). Bei festen Körpern, vor allem bei unregelmäßig gestalteten, wäre die Volumfeststellung an sich schwierig. Hier kommt nun das Archimedische Gesetz zu Hilfe, wonach ein in eine Flüssigkeit eingetauchter Körper einen Auftrieb erfährt und durch den Druck der umgebenden Flüssigkeit scheinbar so viel von seinem Gewichte verliert, als das Gewicht der von ihm verdrängten Flüssigkeitsmenge beträgt. Wählt man als Flüssigkeit, in die der Körper eingetaucht werden soll, Wasser, so gibt der scheinbare Gewichtsverlust direkt auch das Volumen des Körpers an, da für Wasser $M = V$, $1\,g = 1\,ccm$ ist. Das spezifische Gewicht erhält nun folgenden Ausdruck:

$$S = \frac{P}{V} \text{ (Gew. d. verdrängten Wassers).}$$

Das spezifische Gewicht ist somit auch die Zahl, die angibt, wievielmal der Körper schwerer ist als ein gleiches Volumen Wasser von 4^0.

Die Bestimmung des spezifischen Gewichtes fester Körper kann in der Weise geschehen (s. a. u.), daß man mittels einer hydrostatischen Waage (im Prinzip der nachfolgend beschriebenen Mohrschen oder Westphalschen Waage gleich) zunächst das absolute Gewicht (P) des mittels eines feinen Drahtes oder Haares aufgehängten Körpers und dann den scheinbaren Gewichtsverlust (V) nach dem Eintauchen in Wasser feststellt.

Beispiel: Beträgt $P = 5\,g$, $V = 1{,}5\,g$, so ist das spezifische Gewicht (S):

$$S = \frac{5}{1{,}5} = 3{,}333 \,,$$

wobei jedoch hinsichtlich der Temperatur eventuell eine kleine Korrektur vorzunehmen ist.

Andererseits benutzt man den Auftrieb fester Körper in Flüssigkeiten zur Bestimmung des spezifischen Gewichtes der letzteren, indem man die Gewichtsverluste eines bestimmten Körpers einerseits in Wasser, andererseits in der zu prüfenden Flüssigkeit miteinander vergleicht. Je dichter, d. h. spezifisch schwerer, eine Flüssigkeit ist, um so größer wird der Auftrieb und der scheinbare Gewichtsverlust sein.

Auf diesem Prinzip beruht die Bestimmung des spezifischen Gewichtes flüssiger Körper mittels der Mohrschen oder Westphalschen Waage (Abb. 29). Als fester Körper dient ein mit einem Thermometer versehenes Senkgläschen S, das mittels eines Platindrahtes an dem rechten, in zehn gleiche Teile geteilten Arm des Waagebalkens a aufgehängt und durch ein Gegengewicht oder die Waageschale C am anderen Arm im Gleichgewicht gehalten wird.

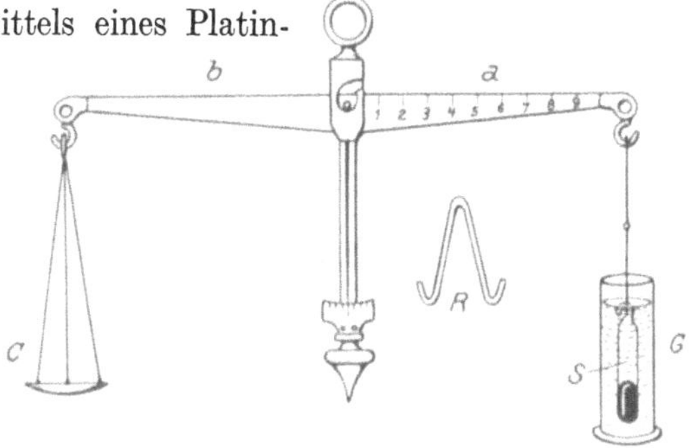

Abb. 29. Mohrsche Waage.

Als Gewichte dienen sogenannte Reiter R (meist aus Messing), von denen je zwei so viel wiegen, wie der Gewichtsverlust des Senkgläschens im Wasser beträgt, je ein weiteres $^1/_{10}$, $^1/_{100}$, $^1/_{1000}$ so schwer ist. Die Senkgläschen sind gewöhnlich einheitlich, sie wiegen 10 g und verdrängen rund 5 g Wasser. Die Reiter haben demnach entsprechendes Gewicht: 2×5 g; $1 \times 0,5$ g; $1 \times 0,05$ g; $1 \times 0,005$ g.

Zur Ausführung der Bestimmung bringt man in das Standgefäß G die Flüssigkeit und taucht das Senkgläschen, nachdem Gleichgewicht hergestellt ist, in sie ein. Das so gestörte Gleichgewicht sucht man durch Aufhängen der Reiter am rechten Arm des Waagebalkens wiederherzustellen, wobei man mit dem größten Reiter beginnt und allmählich zu den kleinen übergeht.

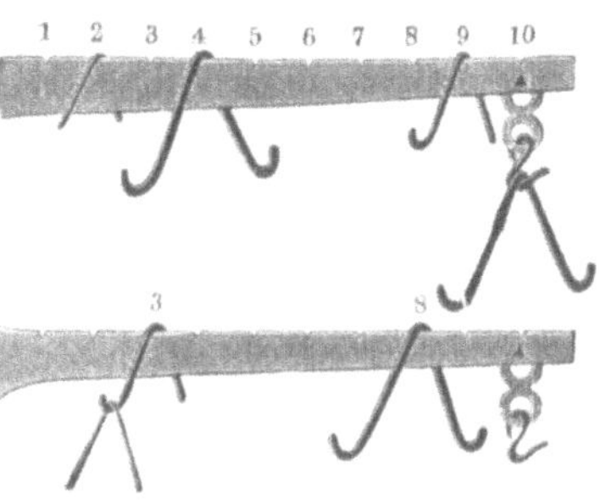

Abb. 30. Reiter am rechten Waagebalkenarm der Mohrschen Waage s. Text.

Bei Flüssigkeiten mit einem spezifischen Gewicht über 1 kommt natürlich ein großer Reiter am äußersten Ende zu hängen. Die Anordnung der Reiter im Sinne der Abb. 30 zeigt für den oberen Waagebalken das spezifische Gewicht 1,4920, für den unteren Waagebalken 0,8330 an.

Auf dem gleichen Prinzip des Auftriebes fester Körper in Flüssigkeiten beruht auch die Anwendung der Aräometer[1]

---

[1] ἀραιός = dünn; μέτρον = Maß.

(Abb. 31) zur Bestimmung des spezifischen Gewichtes von Flüssigkeiten. Die Aräometer bestehen aus einem hohlen zylindrischen Glaskörper a, der durch Schrot oder Quecksilber beschwert ist, meist ein Thermometer trägt und als Schwimmkörper dient, und laufen nach oben in eine überall gleich dicke, mit Skala versehene zylindrische Röhre b aus. Die Skaleneinteilung ist meist derart, daß man an dem Punkte, bis zu dem das Aräometer in die Flüssigkeit eintaucht, sogleich das spezifische Gewicht ablesen kann, man nennt die Aräometer daher auch Densimeter. Es gibt weiterhin nur für bestimmte Flüssigkeiten verfertigte Aräometer, die gestatten, an der Skala sofort den Prozentgehalt an irgendeinem Bestandteil abzulesen, z. B. Alkoholmeter (Abb. 32), mit denen man gleich in einem Gemisch von Alkohol und Wasser den Alkoholgehalt feststellen kann. Es ist aber stets beim Ablesen die Temperatur zu berücksichtigen.

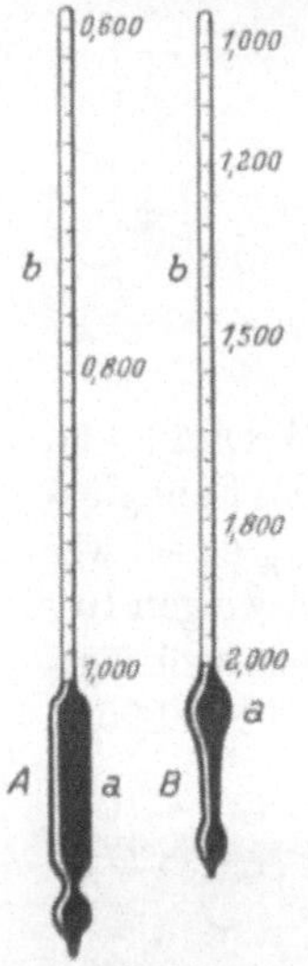

Die genaueste, aber umständlichere Bestimmung des spezifischen Gewichtes geschieht mittels des Pyknometers[1], auf die oben schon hingewiesen wurde. Am geeignetsten sind die Pyknometer nach Reischauer (Abb. 33),

Abb. 31.
Aräometer A für spezifisch leichtere, B für spezifisch schwerere Flüssigkeiten als 1.

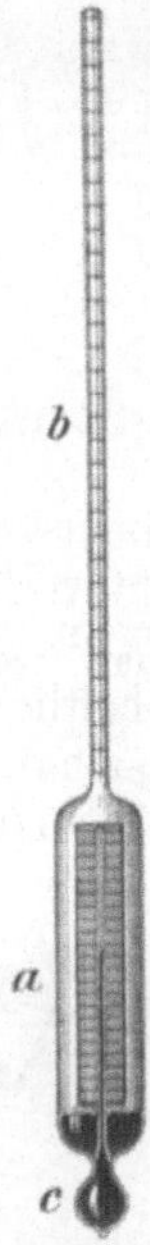

Abb. 32.
Alkoholmeter.

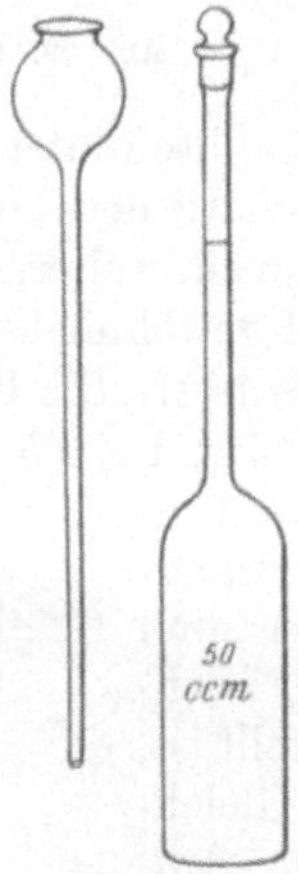

Abb. 33.
Pyknometer nach Reischauer.

meist 50 ccm fassende, lang- und zugleich enghalsige, mit einer Marke am Halse versehene und mit einem Glasstöpsel verschließbare Flaschen. Für geringere Flüssigkeitsmengen nimmt man kleinere Pyknometer mit einem Fassungsvermögen von 25, 10 oder 5 ccm. Zum Füllen des Pyknometers benutzt man meist einen Fülltrichter. Das Pyknometer ist zunächst zu eichen und diese Eichung von Zeit zu Zeit zu kontrollieren, da bei häufigerem Gebrauch stets etwas vom Glas in Lösung

---

[1] πυκνός = dicht; μέτρον = Maß.

geht. Das saubere und völlig trockene Pyknometer wird, nachdem es $^1/_4$—$^1/_2$ Stunde im Waagekasten gestanden hat, auf der Analysenwaage gewogen und die Tara vermerkt. Das Pyknometer wird nun mit destilliertem Wasser bis etwas über die Marke gefüllt und verschlossen in ein Wasserbad von 15^0 bzw. 20^0 gestellt. Nach $^1/_4$—$^1/_2$ stündigem Verweilen im Wasserbade wird mit Hilfe von Filtrierpapierröllchen genau auf die Marke eingestellt. Man reinigt und trocknet nun den leeren Teil des Pyknometerhalses oberhalb der Marke mit Filtrierpapierröllchen, verschließt das Pyknometer wieder, trocknet es mit einem weichen Tuche und wägt nach $^1/_4$—$^1/_2$ stündigem Stehen im Waagekasten abermals. Das hierbei ermittelte Nettogewicht des Wasservolumens (b—a der nachstehenden Formel) ist das allen späteren Bestimmungen zugrunde zu legende Wassergewicht oder der Wasserwert des Pyknometers. Nachdem man dann das Pyknometer entleert und entweder getrocknet oder mit der zu prüfenden Flüssigkeit einige Male ausgespült hat, wiederholt man den Vorgang mit der zu untersuchenden Flüssigkeit unter genauer Beachtung obiger Vorsichtsmaßregeln.

Berechnung:

Bedeutet a Tara des Pyknometers, b Gewicht des Pyknometers mit Wasser, c Gewicht des Pyknometers mit der zu prüfenden Flüssigkeit, so ist das spezifische Gewicht:

$$S = \frac{c-a}{b-a}.$$

Auch zur Bestimmung des spezifischen Gewichtes fester Körper findet das Pyknometer Verwendung. Man bringt zu diesem Zwecke den zu bestimmenden Körper von bekanntem Gewichte in Stücken von Schrotgröße in ein mit Wasser gefülltes und gewogenes Pyknometer. Es wird so viel Wasser verdrängt, als dem Volumen des festen Körpers entspricht, und wird durch Nachwägung ermittelt. Man gewinnt also auf diese Weise die zur Berechnung erforderlichen Daten.

Durch das spezifische Gewicht kann besonders bei Flüssigkeiten auf den Gehalt an bestimmten Stoffen geschlossen werden. Für viele Flüssigkeiten sind Tabellen ausgearbeitet, denen man den einem bestimmten spezifischen Gewichte entsprechenden Gehalt entnehmen und danach berechnen kann, in welchem Maße der Konzentrationsgrad eventuell zu vergrößern oder zu verkleinern ist.

Liegen keine Gehaltstabellen vor, so mag an folgendem Beispiel gezeigt werden, wie man bei Flüssigkeiten, die nur Wasser als Verdünnungsmittel enthalten und beim Mischen mit Wasser keine Volumänderung, wie sie bei Alkohol und Wasser usw. erfolgt, erfahren, aus dem spezifischen Gewichte mit ziemlicher Genauigkeit berechnen kann, mit wieviel Wasser eine Flüssigkeit, deren spezifisches Gewicht zu hoch gefunden wurde, zu verdünnen ist:

1 kg Bleiessig zeigt das spezifische Gewicht 1,260 statt 1,235. Verdünnt man 100 ccm des Bleiessigs, die 126 g wiegen, mit 100 ccm Wasser, so wird das spezifische Gewicht auf die Hälfte herabgedrückt bezüglich der Zahlen hinter dem Komma. Denn jetzt wiegen 200 ccm der Verdünnung $126 + 100 \text{ g} = 226 \text{ g}$, m. a. W. das spezifische Gewicht beträgt jetzt $\frac{226}{200} = 1,130$. Die Zahlen hinter dem Komma verhalten sich also umgekehrt wie die Volumina der Flüssigkeiten. Zur Berechnung des Volumens von 1 kg Bleiessig vom spezifischen Gewichte 1,260 hat man das absolute Gewicht (1 kg) durch das spezifische Gewicht zu dividieren.

Das Kilo = 793,6 ccm Bleiessig ist also nach dem Ansatz: $235 : 260 = 793,6 : x$ auf 878 ccm zu verdünnen, oder es sind $878 - 793 = 85$ ccm oder g Wasser hinzuzufügen. Es empfiehlt sich, das Wasser nicht auf einmal zuzusetzen, vielleicht zunächst nur 60 g, und dann noch einmal das spezifische Gewicht zu prüfen.

Die Dichte kann bei verschiedenen Temperaturen bestimmt werden. Voraussetzung ist nur, daß die Bestimmung des Wassergewichtes beim Pyknometer bzw. die Äquilibrierung von Senkglas und Reiter bei der Mohrschen Waage einerseits und die Dichtebestimmung der zu untersuchenden Flüssigkeit andererseits stets bei derselben Temperatur erfolgen. Meist geschieht das bei 15°, zumal auch die obenerwähnten Gehaltstabellen in der Regel auf dem Dichtewert $\frac{15^0}{15^0}$ basieren.

Das Deutsche Arzneibuch 6 dagegen versteht unter Dichte das Verhältnis der Dichte der zu bestimmenden Flüssigkeit bei 20° zu der Dichte des Wassers bei 4° im luftleeren Raum. Um diesen Arzneibuchwert $d\,\frac{20^0}{4^0}$ zu erhalten, ist der mit dem Pyknometer ermittelte $d\,\frac{20^0}{20^0}$-Wert mittels der Formel:

$$d = \frac{m}{w}(Q - l) + l$$

Es bedeuten:

d = Dichte
m = Gewicht der zu untersuchenden Flüssigkeit $(c - a)$ s. o.
w = Wassergewicht $(b - a)$ s. o.
Q = Dichte des Wassers bei der Bestimmungstemperatur.
l = Dichte der Luft, bezogen auf Wasser mit dem Mittelwert 0,0012.

umzurechnen. Diese Formel gestattet allgemein, die bei bestimmten Temperaturen ermittelten Dichten auf Wasser von 4^0 zu beziehen, z. B. die Dichte $\dfrac{15^0}{15^0}$ in das Dichteverhältnis $\dfrac{15^0}{4^0}$ umzuwandeln. Hierbei ist für Q der aus der nachstehenden Tabelle zu entnehmende Wert für die Dichte des Wassers bei der Bestimmungstemperatur einzusetzen.

Die Dichten des Wassers zwischen 10⁰ und 25⁰.

Temperatur: ⁰	Dichte:	Temperatur: ⁰	Dichte:
4	1,000000	18	0,998622
10	0,999727	19	0,998432
11	0,999632	20	0,998230
12	0,999525	21	0,998019
13	0,999404	22	0,997797
14	0,999271	23	0,997565
15	0,999126	24	0,997323
16	0,998970	25	0,997071
17	0,998801		

Beispiel:

a) Die Dichte $\left(\dfrac{m}{w}\right)\dfrac{20^0}{20^0}$ (diese kann natürlich, allerdings weniger genau als mit dem Pyknometer, auch mit der Mohrschen Waage bei entsprechender Äquilibrierung [s. o.] erhalten werden) beträgt 1,0460.

Die Umrechnungsformel für das Dichteverhältnis $\dfrac{20^0}{4^0}$ im luftleeren Raum ist dann:

$$d = 1,0460 \cdot (0,998230 - 0,0012) + 0,0012.$$

b) Die Dichte $\left(\dfrac{m}{w}\right)\dfrac{15^0}{15^0}$ beträgt 1,0460.

Die Umrechnungsformel für das Dichteverhältnis $\dfrac{15^0}{4^0}$ im luftleeren Raum ist jetzt:

$$d = 1,0460 \cdot (0,999126 - 0,0012) + 0,0012.$$

In Handelskreisen bedient man sich heute noch sehr viel statt des spezifischen Gewichtes der Baumé-Grade, die mittels der Baumé-Spindel (Aräometer mit willkürlicher Skala) ermittelt werden. Es gibt sowohl Spindeln, die zugleich das Ablesen der Baumé-Grade und des spezifischen Gewichtes gestatten, als auch Tabellen mit vergleichender Zusammenstellung beider Werte.

Maßanalyse.

Die quantitative Analyse zerfällt in zwei Arten, die Gewichts-
und Maßanalyse.

Bei der Gewichtsanalyse oder gravimetrischen Bestimmungsmethode wird gewöhnlich die Substanz aus ihrer Lösung
gefällt und nach dem Trocknen und Glühen zur Wägung gebracht.

Bei der Maßanalyse oder volumetrischen Bestimmungsmethode versetzt man die Lösung der zu bestimmenden Substanz
mit einer Reagenzlösung von bestimmtem Gehalt (volumetrische
Lösung). Der Endpunkt der Reaktion gibt
sich gewöhnlich
durch einen Far-
benumschlag zu
erkennen, der

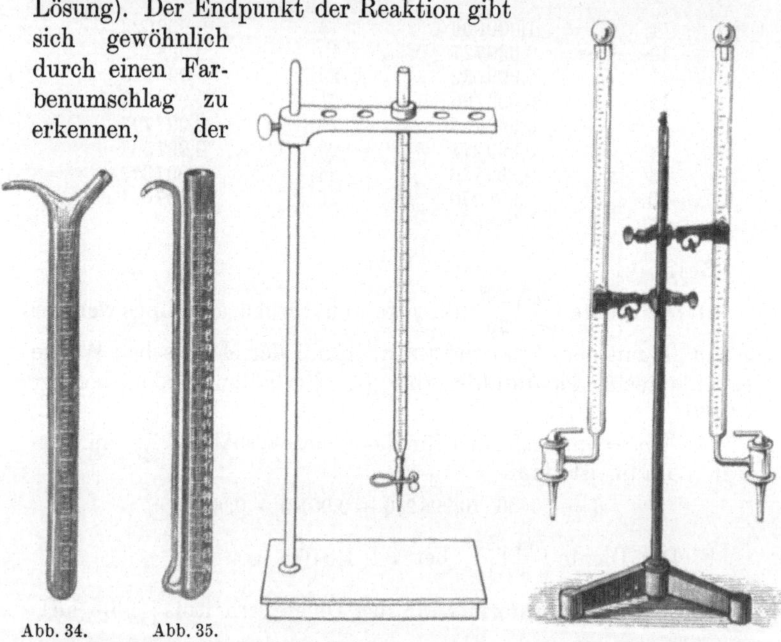

Abb. 34.　　　Abb. 35.
Ausgußbüretten.　　　Abb. 36. Quetschhahnbürette.　　　Abb. 37. Glashahnbüretten.

meist durch einen Indikator bewirkt wird. Aus der Anzahl
der verbrauchten Kubikzentimeter der Reagenzlösung berechnet
man den Gehalt der Substanz.

Betreffs der bei der Gewichtsanalyse gebräuchlichen Methoden
sei auf die einschlägigen Lehrbücher verwiesen, dagegen sei das
Grundwesen der Maßanalyse, von der das Arzneibuch wegen ihrer
Bequemlichkeit und schnelleren Durchführbarkeit so ausgiebigen
Gebrauch macht, an dieser Stelle erörtert.

Die bei der Maßanalyse Verwendung findenden Gefäße sind: Büretten, Pipetten, Meßkolben und Meßzylinder.

Büretten. Man kennt Ausguß- (Gay-Lussac, Abb. 34 und 35) und Ausfluß-(Mohr-) Büretten (Abb. 36 und 37). Letztere sind die gebräuchlichsten, und zwar bedient man sich gewöhnlich 50 ccm fassender, in ganze und zehntel Kubikzentimeter geteilter Büretten, deren unterer verengter Teil entweder mit einem durch einen Quetschhahn verschließbaren und ein zur feinen Spitze ausgezogenes Röhrchen tragenden Kautschukschlauch überzogen — Quetschhahnbüretten (Abb. 36) — oder mit einem Glashahn versehen ist = Glashahnbüretten (Abb. 37). Da in ersteren keine Flüssigkeiten, wie Jod-, Silbernitrat-, Kaliumpermanganatlösung, titriert werden

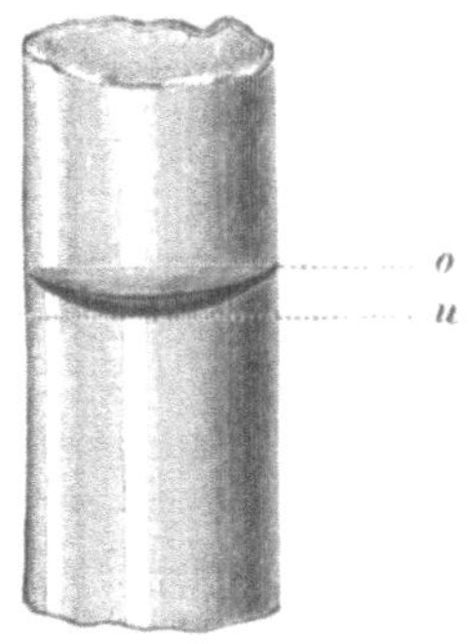
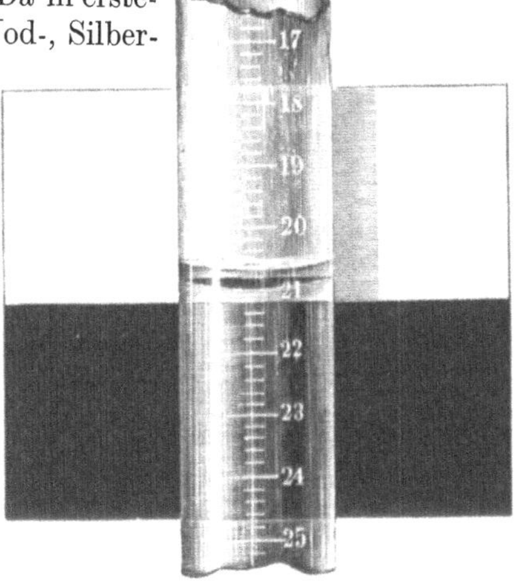

Abb. 38. Flüssigkeitsoberfläche in 2 konkaven
Krümmungen.

Abb. 39. Ablesen der Flüssigkeitsoberfläche in der
Bürette mit Hilfe eines halb schwarz und halb
weißen Stück Papiers.

können, die Kautschuk angreifen, so sind die Glashahnbüretten vorzuziehen, da sie sich für alle Flüssigkeiten eignen.

Für ganz feine Bürettierungen mit einer Genauigkeit über 0,1 ccm benutzt man Feinbüretten, d. s. 10-ccm-Büretten von etwa 60 cm Länge mit einer in $^1/_{50}$ ccm eingeteilten Skala. Die Abflußvorrichtung muß so eng sein, daß 50 Tropfen 1 ccm entsprechen.

Bevor man die Büretten und auch die sonstigen Meßapparate füllt, spült man sie zweimal mit kleinen Mengen der einzufüllenden Flüssigkeit aus.

Das Füllen der Büretten geschieht mit einem Trichter, dessen Abflußrohr an die Bürettenwandung angelehnt wird. Man lese erst ab, wenn alle Flüssigkeit zusammengelaufen ist.

Beim Ablesen muß sich das Auge in gleicher Höhe mit dem Flüssigkeitsniveau befinden. Die Flüssigkeitsoberfläche bietet sich

dem Auge in zwei konkaven Krümmungen dar (Abb. 38). Man
gewöhne sich daran, bei durchsichtigen Flüssigkeiten die untere
Krümmung, den unteren Meniskus, bei undurchsichtigen Flüssigkeiten dagegen, wie Kaliumpermanganat- und Jodlösung, den oberen Meniskus zu wählen. Zum schärferen
Ablesen hält man ein zur Hälfte schwarz und weiß gefärbtes Stück Papier so hinter der Bürette, daß die Grenzlinie zwischen Schwarz und Weiß sich einige Millimeter
unter der Flüssigkeitsoberfläche befindet. Der untere
Meniskus spiegelt sich dann auf der weißen Hinterwand
schwarz ab (Abb. 39).

Vor dem Titrieren vergewissere man sich, daß Quetsch-
oder Glashahn mit Flüssigkeit ganz gefüllt ist.

Pipetten. Man kennt Voll- und Meßpipetten.

Die Vollpipetten (Abb. 40) dienen zum Abmessen
eines bestimmten Volumens Flüssigkeit. Sie besitzen meist
am oberen Ende nur eine Marke, bis zu der die Flüssigkeit aufgesaugt wird. Die Pipetten sind gewöhnlich so
geeicht, daß beim Ausleeren
der letzte Tropfen unberücksichtigt bleiben muß, man hat
daher die Pipetten weder auszublasen, noch gar mit Wasser
nachzuspülen. Genauer sind
die Pipetten, die auch an ihrer
unteren Verjüngung eine
Marke tragen, bis zu der die
Flüssigkeit entleert werden
muß.

Die Meßpipetten sind graduiert Pipetten, sie dienen
zm Abmessen beliebiger Flüssigkeitsmengen.

Meßkolben. Die Meßkolben (Abb. 41) sind enghalsige Kolben mit einer Marke

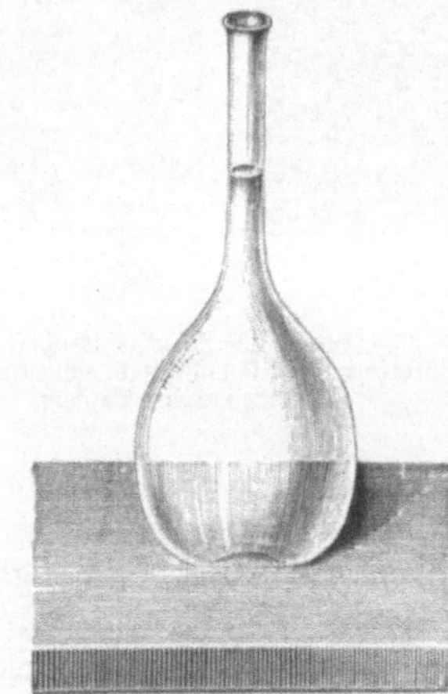

Abb. 40.
Vollpipette.   Abb. 41. Meßkolben.

am Halse. Sie dienen zur Herstellung von Titerflüssigkeiten
und zur Verdünnung von Flüssigkeiten auf ein bestimmtes
Volumen.

Meßzylinder. Die Meßzylinder (Abb. 42) sind in Kubikzentimeter eingeteilte Zylinder; die Einstellung in ihnen ist bei weitem
nicht so scharf wie im Meßkolben. Sie dienen deshalb nur zu
rohen Messungen.

Normallösungen. Als Reagenz- oder volumetrischer Lösungen bedient man sich meist der Normal-, bzw. $^1/_2$-, $^1/_5$-, $^1/_{10}$-, $^1/_{100}$- usw. Normallösungen. Eine Normallösung nennt man eine Titerflüssigkeit[1], die in einem Liter ein Grammäquivalent der betreffenden Substanz enthält.

Unter Äquivalentgewicht versteht man das Verbindungsgewicht, d. i. die Gewichtsmenge, mit der ein Element bzw. eine Verbindung mit dem Grammatom[2] eines einwertigen Elementes ($H = 1,008$) in Reaktion tritt. Bei einwertigen Elementen und Verbindungen ist demnach das Äquivalentgewicht gleich dem Atomgewicht bzw. der Summe der Atomgewichte der Verbindungselemente = Molekulargewicht, bei mehrwertigen gleich dem Atomgewicht bzw. Molekulargewicht dividiert durch die Wertigkeit oder Valenz.

Eine Normal-Salzsäure enthält also auf 1 Liter 1 G.-Mol. der einwertigen Verbindung $HCl = 36,468$ g HCl.

Ebenso enthält eine Normal-Kalilauge auf 1 Liter 1 G.-Mol. der einwertigen Verbindung $KOH = 56,108$ g KOH.

Eine Normal-Schwefelsäure enthält auf 1 Liter $^1/_2$ G.-Mol. der zweiwertigen Verbindung $H_2SO_4 = \dfrac{98,086}{2} = 49,043$ g H_2SO_4.

Zur Berechnung der Mengen Kaliumdichromat und Kaliumpermanganat, die zur Herstellung der zu Oxydationszwecken (z. B. Titration von Ferrosalzen) Verwendung findenden Normallösungen beider Salze erforderlich sind, stellt man zunächst die Oxydationsgleichungen auf:

Abb. 42. Meßzylinder.

1. Kaliumdichromat zerfällt bei der Reduktion in Kaliumoxyd, Chromoxyd und Sauerstoff:

$$K_2Cr_2O_7 \longrightarrow K_2O + Cr_2O_3 + 3\,O$$

Kalium- dichromat	Kalium- oxyd	Chrom- oxyd	Sauer- stoff

1 G.-Mol. $K_2Cr_2O_7$ entwickelt 3 G.-A. O, die 6 G.-A. H äquivalent sind. Zur Herstellung der Normal-Kaliumdichromatlösung ist daher auf 1 Liter $^1/_6$ G.-Mol. $K_2Cr_2O_7 = \dfrac{294,2}{6} = 49,03$ g $K_2Cr_2O_7$ erforderlich.

2. Kaliumpermanganat zerfällt bei der Reduktion in saurer Lösung in Kaliumoxyd, Manganoxyd und Sauerstoff:

---

[1] titre = Gehalt, daher auch die Bezeichnung Titriermethode für Maßanalyse.

[2] Unter Grammatom (G.-A.), Grammolekül (G.-Mol.) versteht man das Atom- bzw. Molekulargewicht in Grammen. Statt G.-Mol. oder G.-A. sagt man auch einfach ein Mol oder ein Atom.

$$K_2Mn_2O_8 \longrightarrow K_2O + 2\,MnO + 5\,O$$

Kaliumper-   Kalium- Mangan- Sauer-
manganat   oxyd   oxyd   stoff

1 G.-Mol. $K_2Mn_2O_8$ entwickelt in saurer Lösung 5 G.-A. O, die 10 G.-A. H äquivalent sind.

Zur Herstellung der Normal-Kaliumpermanganatlösung hat man demnach auf 1 Liter $^1/_{10}$ G.-Mol. $K_2Mn_2O_8 = \dfrac{316{,}06}{10} = 31{,}60$ g $K_2Mn_2O_8$ aufzulösen.

Soll dagegen die Kaliumdichromatlösung als Fällungslösung, z. B. zur Fällung des Bariums als Bariumchromat, Verwendung finden, so ergeben sich gemäß der Gleichung bei der Berechnung der aufzulösenden Menge andere Daten:

$$K_2Cr_2O_7 + 2\,BaCl_2 + 2\,CH_3COONa + H_2O \longrightarrow$$

Kalium-   Barium-   Natriumazetat   Wasser
dichromat chlorid

$$2\,BaCrO_4 + 2\,KCl + 2\,NaCl + 2\,CH_3COOH$$

Barium-   Kalium-   Natrium-   Essigsäure
chromat chlorid   chlorid

1 G.-Mol. $K_2Cr_2O_7$ fällt 2 G.-A. Barium, die 4 G.-A. H entsprechen. In diesem Falle ist also zur Herstellung der Normal-Kaliumdichromatlösung $^1/_4$ G.-Mol. $K_2Cr_2O_7 = \dfrac{294{,}2}{4} = 73{,}55$ g $K_2Cr_2O_7$ auf 1 Liter erforderlich.

Aus den Beispielen geht hervor, daß die Menge der zu lösenden Substanz je nach dem Zwecke, dem die Lösung dienen soll, verschieden sein kann, und man stets zuvor die Umsetzungsgleichung aufzustellen hat.

Die Menge Natriumthiosulfat, die zur Herstellung der in der Jodometrie (s. u.) zur Bindung des Jodes Verwendung findenden Normal-Natriumthiosulfatlösung erforderlich ist, ergibt sich aus folgender Gleichung:

$$2\,J + 2\,Na_2S_2O_3 \longrightarrow 2\,NaJ + Na_2S_4O_6$$

Jod   Natriumthio-   Natrium- Natriumtetra-
sulfat   jodid   thionat

2 G.-Mol. Natriumthiosulfat binden 2 G.-A. Jod, die 2 G.-A. H äquivalent sind. Zur Herstellung der Normal-Natriumthiosulfatlösung ist demnach 1 G.-Mol. $Na_2S_2O_3 \cdot 5\,H_2O = 248{,}22$ g $Na_2S_2O_3 \cdot 5\,H_2O$ auf 1 Liter erforderlich.

Bei Herstellung der $^1/_2$-, $^1/_5$-, $^1/_{10}$- usw. Normallösungen ($N/_2$-, $N/_5$-, $N/_{10}$-Lös.) nimmt man selbstverständlich $^1/_2$, $^1/_5$, $^1/_{10}$ usw. der für Normallösungen erforderlichen Substanzmenge. Besonders finden $N/_{10}$-Lösungen ausgedehnte Anwendung.

Zur Herstellung der Normallösungen bedient man sich der Meßkolben. Ist die Titersubstanz eine Flüssigkeit, so wägt man sie in einem Becherglase ab und spült sie mit Hilfe der Spritzflasche in den mit einem Trichter versehenen Meßkolben. Eine feste Titersubstanz wägt man auf einem Uhrglase genau ab, bringt sie in den auf dem Meßkolben befindlichen Trichter und spült sie mit der Spritzflasche in den Kolben hinein. Uhrglas und Trichter sind gut nachzuspülen. — Bei größeren Substanzmengen empfiehlt es sich, das Wägen und Lösen im Becherglase vorzunehmen und dann die Lösung in den Kolben zu spülen. — Man löst auf, läßt durch längeres Stehen die Flüssigkeit Zimmertemperatur annehmen, füllt mit Wasser von etwa 20° bis etwas unterhalb der am Halse befindlichen Marke unter öfterem Umschütteln auf, stellt den Kolben $^1/_4$—$^1/_2$ Stunde lang in ein Wasserbad von 20° und setzt dann aus einer Pipette tropfenweise Wasser zu, bis der untere Meniskus der Flüssigkeit auf der Marke aufsteht. Man verschließt nun den Kolben, schüttelt längere Zeit gut um und filtriert nötigenfalls durch ein trockenes Filter in das völlig trockene Aufbewahrungsgefäß. Für sehr genaue Titrationen ist es natürlich nötig, diese bei gleicher Temperatur vorzunehmen, bei der die Meßflüssigkeiten eingestellt sind, anderenfalls sind entsprechende Reduktionen vorzunehmen.

Viele Substanzen, z. B. Natriumthiosulfat, sind nicht so rein und trocken erhältlich, daß sie mit der nötigen Genauigkeit gewogen werden können. In diesem Falle wägt man, eventuell auf der Handwage, etwas mehr als erforderlich ab und löst zum bestimmten Volumen auf. Die Titereinstellung erfolgt dann, nachdem man den genauen Gehalt der Lösung durch Titration mit einer Normallösung oder durch Gewichtsanalyse bestimmt hat.

Die Maßanalyse zerfällt in:

I. Die Alkali- und Azidimetrie (Sättigungsanalysen).

II. Die Oxydations- und Reduktionsanalysen.

III. Die Fällungsanalysen.

Alkali- und Azidimetrie. In der Alkali- und Azidimetrie bestimmt man einerseits Alkalien mit volumetrischen Säurelösungen, andererseits Säuren mit volumetrischen Laugen. Da es sich hier um Neutralisation oder Sättigung von Alkalien bzw. Säuren handelt, so bezeichnet man die Alkali- und Azidimetrie auch als Sättigungsanalyse. Eine solche Sättigung wird veranschaulicht durch die Gleichung:

$$\text{H}^{\boldsymbol{\cdot}} + \text{Cl}' + \text{K}^{\boldsymbol{\cdot}} + \text{OH}' \rightarrow \text{K}^{\boldsymbol{\cdot}} + \text{Cl}' + \text{H}_2\text{O}$$

Chlor- wasserstoff	Kalium- hydroxyd	Kalium- chlorid	Wasser (undissoziiert)

Bei Besprechung der Ionentheorie (s. d.) werden wir sehen, daß es die $\text{H}^{\boldsymbol{\cdot}}$- und OH'-Ionen sind, die einerseits den sauren, andererseits den basischen Charakter bedingen, und daß bei einer

Neutralisation sich die H·- und OH′-Ionen zu ungespaltenen Wassermolekülen vereinigen. (In geringem Maße ist auch Wasser in seine Ionen gespalten, worauf die häufiger Erwähnung findenden hydrolytischen Vorgänge und Spaltungen beruhen.)

Zur Herstellung der als Ausgangspunkt dienenden Urlösung eignen sich u. a. Oxalsäure, Bernsteinsäure, Weinsäure, weil diese Substanzen ziemlich leicht in chemisch reiner Form zu erhalten sind. Von diesen zweibasischen Säuren löst man zur Herstellung von Normallösungen $1/_2$ G.-Mol. auf 1 Liter auf.

Mit diesen Normal-Säurelösungen stellt man nun die Normal-Laugen ein, wobei bis zum Sättigungspunkt gleiche Volumina Säure und Lauge verbraucht werden müssen. Die so eingestellten Normal-Laugen dienen weiterhin zur Einstellung anderer Normal-Säuren, N.-Salz-, N.-Schwefelsäure u. a.

Besser noch geht man umgekehrt von basischen Stoffen, wie Borax, Natriumkarbonat, Kaliumbikarbonat, als Ursubstanz aus und stellt mit ihrer Hilfe die volumetrischen Säuren her.

Der Sättigungspunkt bei alkali- und azidimetrischen Titrationen gibt sich durch einen Farbenumschlag zu erkennen, der durch einen Indikator hervorgerufen wird.

Als Indikatoren verwendet man gewöhnlich Farbstoffe von mehr oder weniger saurem Charakter — es gibt auch einige wenige schwach basische Indikatoren —, die im undissoziierten Zustande eine andere Farbe besitzen wie die Anionen ihrer stark dissoziierten Alkalisalze (s. Ionentheorie S. 53ff.).

Die gebräuchlichsten Indikatoren sind Phenolphthalein, Lackmus und Methylorange, die aber nach ihrem chemischen Charakter nicht alle gleich verwendbar sind. Für alkalimetrische. Alkaloidbestimmungen eignet sich Methylrot. Man verwendet ihre alkoholische oder wässerige Lösung, von der man einige Tropfen der zu titrierenden Lösung zusetzt.

Phenolphthalein, ein weißes Pulver, wird meist in 1proz. verdünnt-alkoholischer Lösung verwandt. In saurer und neutraler Lösung bleibt es unverändert farblos (undissoziiert), durch Basen wird es rot gefärbt (dissoziiert). Der Endpunkt der Sättigungsanalyse gibt sich also durch Umschlag von farblos in Rot oder umgekehrt zu erkennen. Bedingung für einen deutlichen und raschen Farbenumschlag ist die Gegenwart starker Basen.

Phenolphthalein eignet sich nicht zur Bestimmung von Ammoniak und Karbonaten, dagegen zum Titrieren schwacher und organischer Säuren mit starken Laugen.

Methylorange, ein rötlichgelber Azofarbstoff, wird in 0,1proz. wässeriger Lösung verwandt. Die Umschlagfarbe ist weingelb (dissoziiert) durch Laugen, rot (undissoziiert) durch Säuren.

Methylorange eignet sich zum Titrieren schwacher Basen, wie Ammoniak, ferner von Karbonaten mit starken Säuren. Organische Säuren lassen sich mit Methylorange nicht titrieren.

In der Mitte beider genannter Indikatoren steht Lackmus, das durch Säuren rot gefärbt wird und für beide Fälle gleich gut verwandt werden kann.

Da Kalium- und Natriumhydroxyd stets karbonathaltig sind, so wird der Titer der volumetrischen Kali- oder Natronlauge gegen Phenolphthalein, Methylorange und Methylrot verschieden sein. Er ist für jeden Indikator besonders zu ermitteln und zu vermerken.

Das Wesen der Indikatoren findet eine Erklärung in der schon angedeuteten Ionentheorie bzw. der Umlagerungstheorie, welch letztere den Farbenumschlag mit einer Umlagerung der Atombindungen erklärt.

Durch Titration mit Laugen erfährt man nur den Säuregehalt einer Lösung, dagegen nicht die Stärke einer Säure, den Säuregrad (S. 55), d. i. die auf dem Dissoziationsgrad beruhende H-Ionenkonzentration, die auch als Wasserstoffzahl bezeichnet wird. Die durch Laugen meßbare Azidität wird Titrier- oder potentielle Azidität genannt im Gegensatz zur aktuellen Azidität, der H-Ionenkonzentration. Diese letztere kann u. a. bestimmt werden durch Messung der elektrischen Leitfähigkeit, ferner mit Hilfe kinetischer oder katalytischer Methoden, darauf beruhend, daß gewisse chemische Vorgänge, wie die Inversion von Rohrzucker, die Verseifung von Estern, von der H-Ionenkonzentration beeinflußt werden. Am einfachsten geschieht die Bestimmung auf kolorimetrischem oder indikatorischem Wege unter Benutzung bestimmter Farbstoffindikatoren, deren jeder innerhalb eines gewissen H-Ionenkonzentrations-Intervalles sein Umschlaggebiet besitzt.

Als Ausdrucksform der aktuellen Azidität bedient man sich meist des negativen dekadischen Logarithmus der $H^{\cdot}$-Konzentration und bezeichnet ihn als den Wasserstoffexponenten p_H.

$$p_H = -\log [H^{\cdot}].$$

Die oben bereits besprochene Indikatorentheorie — die Benutzung und Auswahl geeigneter Farbstoffindikatoren bei den Sättigungsanalysen — erfährt bei Betrachtung der aktuellen Azidität ihre besondere Beleuchtung.

Oxydations- und Reduktionsanalysen. Kaliumdichromat, das durch mehrmaliges Umkristallisieren analysenrein zu erhalten ist und nach mehrstündigem Trocknen bei 130° durch Auflösen von $^1/_6$ G.-Mol. (s. o.) zu 1 Liter eine genaue Normallösung liefert, kann als Grundlage der hierher gehörenden, vom Arzneibuch oft angewandten Jodometrie dienen.

Kaliumdichromat macht bei Gegenwart von Salzsäure aus Kaliumjodid in der Kälte alles Jod frei:

$$K_2Cr_2O_7 + 6KJ + 14HCl \longrightarrow 2CrCl_3 + 8KCl + 7H_2O + 6J$$

Kalium-   Kalium- Chlor-   Chromi-   Kalium- Wasser Jod
dichromat jodid wasserstoff chlorid   chlorid

Das ausgeschiedene Jod wird weiterhin durch Natriumthiosulfat gebunden:

$$2J + 2Na_2S_2O_3 \longrightarrow 2NaJ + Na_2S_4O_6$$

Jod   Natrium-   Natrium- Natriumtetra-
      thiosulfat   jodid   thionat

Auf diesen beiden Vorgängen beruht die Jodometrie, sie stellt im ersten Verlauf eine Oxydations-, im letzten Verlauf eine Reduktionsmethode dar.

Alle Stoffe nun, die aus Kaliumjodid Jod frei machen, wie Eisenoxydsalze, Chlor, Wasserstoffsuperoxyd usw., können auf jodometrischem Wege bestimmt werden.

Das Natriumthiosulfat ist, wie schon erwähnt, wegen Feuchtigkeit usw. nicht in einer Form zu erhalten, daß man durch Abwägen und Lösen des Äquivalents eine Normallösung herstellen könnte. Man löst daher eine etwas größere Menge, als dem Äquivalent (s. o.) entspricht, mit ausgekochtem destillierten Wasser zur Beseitigung der die Titerbeständigkeit beeinflussenden Kohlensäure zu 1 Liter auf. Die Titereinstellung erfolgt nun derart, daß man das durch ein bestimmtes Volumen Normal-Kaliumdichromatlösung aus einer mit Salzsäure angesäuerten Kaliumjodidlösung in Freiheit gesetzte Jod mit der Natriumthiosulfatlösung bis zur völligen Bindung titriert. Durch Verdünnen der Lösung bzw. Verstärkung der Konzentration muß die Natriumthiosulfatlösung derart eingestellt werden, daß z. B. 10 ccm der letzteren 10 ccm Normal-Kaliumdichromatlösung entsprechen, wenn man eine genaue Normal-Natriumthiosulfatlösung erhalten will.

Bei Lösungen jedoch, deren Gehalt sich mit der Zeit ändert, wie bei der Natriumthiosulfatlösung infolge teilweiser Zersetzung unter Abscheidung von Schwefel und Bildung von Sulfit und Sulfat, oder wie bei den volumetrischen Laugen durch Aufnahme von Kohlensäure aus der Luft, hat die genaue Einstellung als Normallösung wenig Zweck. In solchen Fällen stellt man zweckmäßig nur den von Zeit zu Zeit nachzuprüfenden Faktor fest.

Der Faktor gibt an, wieviel Kubikzentimeter der genauen Normallösung einem Kubikzentimeter der zu prüfenden Lösung entsprechen, und ist zugleich die Zahl, mit der die bei Titrationen verbrauchten Kubikzentimeter der fraglichen Lösung zu multiplizieren sind, um die Anzahl Kubikzentimeter einer genauen Normallösung zu erhalten.

Beispiel:

Zur Bindung des durch 10 ccm $N/_{10}$-Kaliumdichromatlösung ausgeschiedenen Jods sind 10,30 ccm ca. $N/_{10}$-Natriumthiosulfatlösung erforderlich. Die Natriumthiosulfatlösung ist also zu schwach, ihr Faktor ist gemäß der Gleichung:

$$10{,}30 : 10 = 1 : x = \mathbf{0{,}971}\,.$$

Auch die Urlösung, im vorliegenden Falle die Kaliumdichromatlösung, braucht nicht genau $N/_{10}$ zu sein. Es kann der der jeweiligen Arbeitsweise entsprechende Faktor für 1 g der fraglichen Substanz, in unserem Falle für 1 g Kaliumdichromat, der Berechnung zugrunde gelegt werden. Mit diesem Faktor wird die zur Herstellung der Urlösung genau abgewogene Menge Kaliumdichromat (a) multipliziert und durch die verbrauchte Zahl Kubikzentimeter Natriumthiosulfatlösung (b) dividiert.

Beispiel:

Eine genau gewogene Menge Kaliumdichromat (a) wird zu $^1/_2$ Liter gelöst. Von dieser Lösung werden 20 ccm zur Einstellung der Natriumthiosulfatlösung verwandt. Der Faktor ist in diesem Falle **8,16** nach folgender Berechnung:

In einer genau $N/_{10}$-$K_2Cr_2O_7$-Lösung sind 2,4518 g Kaliumdichromat zu 500 ccm gelöst. Demnach ist der Faktor für 1 g $K_2Cr_2O_7$ bei Verwendung von 20 ccm Lösung zur Titration:

$$\frac{500}{2{,}4518 \cdot 25} = 8{,}16\,.$$

M. a. W.: 20 ccm einer Lösung von 1 g $K_2Cr_2O_7/500$ ccm entsprechen 8,16 ccm einer genauen $N/_{10}$-Lösung.

Die Formel zur Berechnung des Wirkungswertes (Faktor) der Natriumthiosulfatlösung ist demnach bei obiger Arbeitsweise:

$$8{,}16 \cdot \frac{a}{b}\,.$$

In dieser Weise läßt das Deutsche Arzneibuch arbeiten. Zum gleichen Ergebnis kommt man, indem man durch Teilung der abgewogenen Menge Kaliumdichromat durch dessen halbes Äquivalentgewicht — weil nur $^1/_2$ Liter Lösung hergestellt wurde —

den Faktor der Kaliumdichromatlösung ermittelt und mit diesem Faktor den Quotienten aus der Kubikzentimeterzahl der vorgelegten Kaliumdichromatlösung (als Dividend) und der verbrauchten Kubikzentimeterzahl Natriumthiosulfatlösung (als Divisor) multipliziert.

Beispiel:

2,5005 g $K_2Cr_2O_7$ werden zu $^1/_2$ Liter gelöst. Der Faktor dieser Lösung ist:

$$\frac{2,5005}{2,4518} = 1,020.$$

20 ccm dieser Kaliumdichromatlösung erfordern 20,1 ccm Natriumthiosulfatlösung. Der Faktor dieser Natriumthiosulfatlösung ist dann:

$$\frac{1,020 \cdot 20}{20,1} = 1,015 .$$

Mit der Normal-Natriumthiosulfatlösung stellt man die **Normal-Jodlösung** ein, zu deren Herstellung etwas mehr als 1 G.-A. sublimiertes Jod unter Zuhilfenahme von Kaliumjodid zu 1 Liter gelöst wird. Auch hier begnügt man sich am besten mit der Ermittlung des Wirkungswertes, des Faktors.

Beispiel der Titereinstellung einer $N/_{10}$-Jodlösung:

10 ccm der ca. $N/_{10}$-Jodlösung erfordern zur Bindung des Jods 10,40 ccm $N/_{10}$-Natriumthiosulfatlösung mit dem Faktor: 0,969.

Der Faktor der Jodlösung ist dann:

$$\frac{10,40 \cdot 0,969}{10} = 1,008 .$$

Die Jodlösung findet u. a. vor allem Verwendung zur Titration der arsenigen und antimonigen Säure, wobei letztere beiden zu Arsen- bzw. Antimonsäure oxydiert werden. Näheres siehe bei **Liquor Kalii arsenicosi** und **Tartarus stibiatus**.

Bei der Titereinstellung der Kaliumpermanganatlösung (Äquivalentverhältnis s. o.), die u. a. zweckmäßig mit Normal-Oxalsäurelösung oder auch auf jodometrischem Wege gemäß den Gleichungen:

1a) $\qquad 2KMnO_4 + 3H_2SO_4 \longrightarrow K_2SO_4 + 2MnSO_4 + 5O + 3H_2O$

  Kaliumper- Schwefel- Kalium- Mangan- Sauer- Wasser
  manganat säure sulfat sulfat stoff

1b)
$$5 \begin{array}{c} COO|H \\ | \\ COO|H \end{array} + 5O \longrightarrow 5CO_2 + 5H_2O$$

  Oxalsäure Sauer- Kohlen- Wasser
     stoff säure

2. $$KMnO_4 + 5KJ + 8HCl \rightarrow MnCl_2 + 6KCl + 4H_2O + 5J$$

Kaliumper- Kalium- Chlor- Mangano- Kalium- Wasser Jod
manganat jodid wasserstoff chlorid chlorid

geschehen kann, berechnet man oft den Gehalt nicht an Permanganat, sondern an der Menge Sauerstoff, die die Permanganatlösung in saurer Lösung liefert.

Bei der Titereinstellung mittels Oxalsäurelösung läßt man zu mit Schwefelsäure angesäuerter Normal-Oxalsäurelösung in der Siedehitze Kaliumpermanganatlösung so lange zuträufeln, bis keine Entfärbung mehr erfolgt.

Gemäß der Gleichung 1 b entspricht 1 ccm Normal-Oxalsäurelösung ($^1/_2$ G.-Mol. auf 1 Liter) $= \dfrac{16}{1000 \cdot 2} = 0{,}008$ g Sauerstoff.

Sind auf 25 ccm Normal-Oxalsäurelösung 24,5 ccm Kaliumpermanganatlösung verbraucht worden, so beträgt die Menge Sauerstoff, die 1 ccm der Permanganatlösung liefert, d. h. der Koeffizient dieser Lösung =

$$\frac{25 \cdot 0{,}008}{24{,}5} = 0{,}008163 \, g \, .$$

Natürlich läßt sich der Wirkungswert (Faktor) der Permanganatlösung auch in oben geschilderter Weise berechnen und beträgt im vorstehenden Beispiel:

$$24{,}5 : 25 = 1 : x = 1{,}020 \, .$$

Bei der Einstellung der Permanganatlösung auf jodometrischem Wege wird das durch ein bestimmtes Volumen, beispielsweise 20 ccm Kaliumpermanganatlösung aus angesäuerter Kaliumjodidlösung in Freiheit gesetzte Jod mit Normal-Natriumthiosulfatlösung bis zur völligen Bindung titriert.

Der Wirkungswert für Sauerstoff wird dann gemäß den Äquivalentverhältnissen:

$$O : 2J; \quad 2J : 2Na_2S_2O_3$$

Sauer- Jod Jod Natrium-
stoff   thiosulfat

in gleicher Weise wie bei der Einstellung mit Oxalsäure berechnet:

$$\frac{\text{verbr. ccm genau N.-}Na_2S_2O_3\text{-Lösung} \cdot 0{,}008}{20} = \text{g Sauerstoff für 1 ccm}$$

Kaliumpermanganatlösung.

Ebenso berechnet sich der Faktor:

$$\text{Faktor } KMnO_4\text{-Lösung} = \frac{\text{verbr. ccm genau N.-}Na_2S_2O_3\text{-Lösung}}{20} \, .$$

Die Kaliumpermanganatlösung findet Verwendung zur Bestimmung der Oxydierbarkeit des Wassers, des aktiven Sauerstoffs z. B. in Sauerstoffbädern, zur Gehaltsbestimmung in Nitriten, ferner zur Bestimmung des Eisens. Diese letztere, bei der das Eisen in zweiwertiger Form (als Oxydulsalz) vorliegen muß, vollzieht sich nach folgender Gleichung:

$$2\,KMnO_4 + 10\,FeSO_4 + 8\,H_2SO_4 \longrightarrow$$

Kaliumpermanganat   Eisen(II)-sulfat   Schwefelsäure

$$2\,MnSO_4 + K_2SO_4 + 5\,Fe_2(SO_4)_3 + 8\,H_2O$$

Mangansulfat   Kaliumsulfat   Eisen(III)-sulfat   Wasser

Aus der bei der Titration bis zur deutlichen Rotfärbung erforderlichen Anzahl Kubikzentimeter Kaliumpermanganatlösung wird der Eisengehalt berechnet, wobei gemäß den Äquivalenten der Gleichung $1\,ccm$ Normal-Kaliumpermanganatlösung $= 0{,}0558\,g$ Fe anzeigt.

Unter die Oxydationsanalysen fallen auch die Bestimmungen mit der volumetrischen Kaliumbromatlösung. Gemäß der Gleichung:

$$KBrO_3 + 5\,KBr + 6\,HCl \longrightarrow 6\,KCl + 6\,Br + 3\,H_2O\,,$$

Kaliumbromat   Kaliumbromid   Chlorwasserstoff   Kaliumchlorid   Brom   Wasser

wie sie z. B. der Reaktion bei der Jodbromzahlbestimmung in Fetten zugrunde liegt, ist das Äquivalentgewicht des Kaliumbromats $= \dfrac{\text{Mol.-Gew.}}{6}$. Das Grammäquivalent zum 1 aufgelöst, ergibt die Normal-Kaliumbromatlösung.

Das Kaliumbromat kann sehr gut als Ursubstanz für eine Reihe der wichtigsten in der Maßanalyse benutzten volumetrischen Lösungen dienen, zumal es leicht analysenrein zu erhalten und seine Lösung lange haltbar ist.

Zu den Reduktionsanalysen zählen die Gehaltsbestimmungen mittels volumetrischer Arsenitlösungen, z. B. die Quecksilberbestimmung in Sublimatpastillen gemäß folgender Gleichung:

$$As_2O_3 + 2\,HgCl_2 + 2\,H_2O \longrightarrow As_2O_5 + 4\,HCl + 2\,Hg$$

Arsenige Säure   Quecksilberchlorid   Wasser   Arsensäure   Chlorwasserstoff   Quecksilber

Die Arsenitlösung wird gegen Normal-Jodlösung eingestellt; der chemische Vorgang hierbei entspricht genau dem bei der jodometrischen Gehaltsbestimmung im Liquor Kalii arsenicosi (s. d.).

Fällungsanalysen. Bei den Fällungsanalysen wird die zu titrierende Substanz durch die Titerflüssigkeit als unlösliche Verbindung abgeschieden. Der Endpunkt der Titration gibt sich entweder durch Farbreaktionen oder durch Fällungserscheinungen zu erkennen. Da, wo keine Farbreaktionen hervorgerufen werden können, bedient man sich der Tüpfelmethode, wobei man von Zeit zu Zeit während der Titration einen Tropfen der zu titrierenden Flüssigkeit auf einem Porzellanteller mit einem bestimmten Reagens zusammenbringt. Die Beendigung der Titration gibt sich durch Ausbleiben oder Eintreffen einer Farbenreaktion zu erkennen.

Von den hierher gehörenden Bestimmungsmethoden sei auf die Mohrsche Halogenbestimmung bei Kaliumbromid (s. d.), auf die Silberbestimmung im Silbernitrat und auf die Blausäurebestimmung im Bittermandelwasser (s. d.) verwiesen.

Spezieller Teil.[1]

1. Aqua chlorata — Chlorwasser.

Darstellung. Man gibt in einen Kolben erbsengroße Braunstein-
stücke, läßt durch eine bis auf den Boden des Kolbens reichende
Trichterröhre so viel Salzsäure einfließen, daß die Braunstein-
stücke völlig bedeckt sind, und erwärmt sodann den Kolben im
Sandbade. Das sich ent-
wickelnde Chlor leitet man
durch eine mit wenigem Wasser versehene Waschflasche,
um mit übergegangene Salzsäure zu beseitigen, und
führt es dann in eine aus
weißem Glase bestehende
Flasche, die durch einen
Glasstopfen verschließbar
und zur Hälfte mit Wasser
gefüllt ist (Abb. 43).

Sobald der über dem Was-
ser befindliche freie Raum
des Aufnahmegefäßes sich
mit dem grüngelblichen
Chlorgase angefüllt hat, ersetzt man das Gefäß durch
ein zweites von gleicher Beschaffenheit, verschließt das
erstere mit dem dazugehö-
rigen Glasstopfen und schüttelt kräftig um. Das Wasser

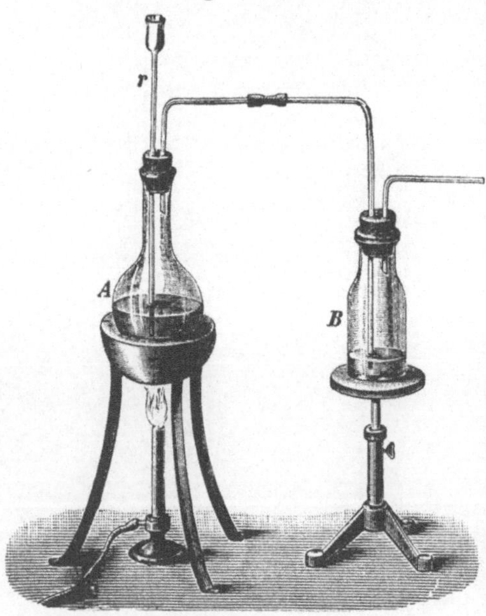

Abb. 43. Apparat zur Chlordarstellung.

löst das Gas, und beim Abnehmen des Glasstopfens dringt die
äußere Luft mit Gewalt in die Flasche ein. Man wechselt nun

---

[1] Unter den bei der Prüfung der Präparate benannten Reagenzien, wie
Kaliumferrozyanid-, Natriumhypophosphitlösung, sind, soweit nichts Be-
sonderes bemerkt ist, die Reagenzien des Deutschen Arzneibuches zu
verstehen.

mit Einleiten und Umschütteln der beiden Flaschen so lange ab, bis beim Abheben des Stopfens ein Einströmen von Luft nicht mehr bemerkbar und somit das in den Aufnahmeflaschen enthaltene Wasser mit Chlor gesättigt ist. Das Chlorwasser bringt man sodann in kleinere, dunkel gefärbte, gegen 200 g haltende Flaschen, welche bis zum Halse gefüllt, mit Glasstopfen verschlossen, mit Pergamentpapier überbunden und zweckmäßig unter Wasser an einem kühlen Orte aufbewahrt werden.

Betrachtung. Auf der Oxydation der Wasserstoffverbindung des Chlors, des Chlorwasserstoffs (in wässeriger Lösung Salzsäure genannt), zu Wasser und Chlor beruhen die gebräuchlichsten Methoden zur Chlorgewinnung:

$$\dot{2}\,HCl + O \longrightarrow H_2O + 2\,Cl \text{ (s. S. 56).}$$
Chlor-   Sauer-   Wasser   Chlor
wasserstoff stoff

Als Oxydationsmittel werden Stoffe benutzt, die ihren Sauerstoff verhältnismäßig leicht abgeben. Als solche seien vor allem erwähnt:

1. Braunstein = Mangandioxyd MnO_2, der, wie auch bei unserer Darstellung, im Laboratorium gewöhnlich angewandt wird. Die Umsetzung zeigt folgende Gleichung:

$$MnO_2 + 4\,HCl \longrightarrow MnCl_2 + 2\,Cl + 2\,H_2O$$
Mangan-   Chlor-   Mangan-   Chlor   Wasser
dioxyd   wasserstoff   chlorür

Intermediär entsteht hierbei Mangantetrachlorid $MnCl_4$, das erst in der Wärme — darum das Erwärmen bei der Darstellung — in Manganchlorür $MnCl_2$ und freies Chlor zerfällt.

Statt von der Salzsäure kann man auch vom Natriumchlorid, dem Kochsalz, ausgehen und aus letzterem mittels Schwefelsäure bei der Reaktion selbst die Salzsäure in Freiheit setzen (Analogie mit Brom- und Jodgewinnung):

a)
$$NaCl + H_2SO_4 \longrightarrow NaHSO_4 + HCl$$
Natrium-   Schwefel-   Natrium-   Chlor-
chlorid   säure   bisulfat   wasserstoff

b)
$$MnO_2 + 4\,HCl \longrightarrow MnCl_2 + 2\,Cl + 2\,H_2O$$
Mangan-   Chlor-   Mangan-   Chlor   Wasser
dioxyd   wasserstoff   chlorür

2. Chlorkalk und Kaliumdichromat, die auch häufig angewandt werden:

$$CaOCl_2 + 2\,HCl \longrightarrow CaCl_2 + 2\,Cl + H_2O$$
Chlorkalk   Chlor-   Kalzium-   Chlor   Wasser
          wasserstoff   chlorid

$$K_2Cr_2O_7 + 14\,HCl \longrightarrow 2\,KCl + 2\,CrCl_3 + 6\,Cl + 7\,H_2O$$
Kalium-   Chlor-   Kalium-   Chrom-   Chlor   Wasser
dichromat wasserstoff chlorid   chlorid

In der Technik verwendet man als Oxydationsmittel in ausgedehntem Maße den Luftsauerstoff (Deakonverfahren). Man leitet mit Salzsäuregas vermengte Luft über Bimssteinstücke, die mit Kupfersulfatlösung getränkt sind.

Das Kupfersulfat wirkt als Katalysator. Katalysatoren nennt man Stoffe, die auf eine chemische Reaktion meist beschleunigend, zuweilen auch verlangsamend einwirken und trotz ihrer Teilnahme an der Reaktion unverändert aus derselben wieder hervorgehen. Das Kupfersulfat wirkt hier beschleunigend.

Ferner sei noch die Gewinnung des Chlors durch Elektrolyse (s. d.) erwähnt. Leitet man in eine wässerige Salzsäurelösung einen elektrischen Strom ein, so erfolgt Zerlegung in Wasserstoff und Chlor, die beide gasförmig entweichen, und zwar erfolgt die Entwicklung von Wasserstoff an der negativen, von Chlor an der positiven Elektrode.

Das Chlor bildet mit den Elementen Fluor, Brom und Jod die Gruppe der Halogene, so genannt, weil diese Elemente sich direkt mit Metallen zu Salzen verbinden. Die Neigung des Chlors, mit anderen Elementen eine Verbindung einzugehen, die chemische Affinität, ist gegenüber einigen Metallen bzw. Metalloiden[1] besonders groß. Mit fein verteiltem Kupfer, Antimon, geschmolzenem Natrium, Zinnfolie verbindet sich Chlor unter Feuererscheinung. Das Chlor hat oxydierende Wirkung, worauf die Bleichwirkung der verschiedenen Chlorpräparate beruht.

Das Chlor ist ein gelbgrünes Gas[2], es löst sich in ca. $1/2$ Volumen Wasser. 1 Liter Chlor wiegt bei 0^0 und 760 mm Druck 3,2 g. Der Prozentgehalt gesättigten Chlorwassers an Chlor beträgt demnach $\frac{3,2}{5} = $ rund 0,6. Das Deutsche Arzneibuch 5 schrieb einen Gehalt von 0,4—0,5 % vor. Bei ca. 10^0 wird Chlor·von Wasser am besten absorbiert.

Eigenschaften. Die wässerige Lösung des Chlors, das Chlorwasser, bildet eine klare, gelbgrüne Flüssigkeit, die blaues Lackmuspapier bleicht (Oxydationswirkung). Zugleich reagiert Chlorwasser, auch frisch bereitetes, sauer. Oxydationswirkung und Azidität rühren von der durch das Licht besonders in ihrer zweiten Phase begünstigten Umsetzung zwischen Chlor und Wasser her:

---

[1] Eine scharfe Grenze zwischen Metallen und Metalloiden läßt sich nicht ziehen, als letztere bezeichnet man die nichtmetallischen Elemente. Als wichtigster chemischer Unterschied mag der gelten, daß die Sauerstoffverbindungen der Metalle vorwiegend basischen, die der Metalloide sauren Charakter haben.

[2] χλωρός = gelbgrün.

a)
$$H_2O + 2Cl \rightarrow HCl + HClO$$
Wasser Chlor Chlor- Unter-
wasser- chlorige
stoff Säure

b)
$$HClO \rightarrow HCl + O$$
Unter- Chlor- Sauer-
chlorige wasser- stoff
Säure stoff

Das Chlorwasser muß daher vor Sonnenlicht geschützt aufbewahrt werden.

Prüfung.

Gehaltsbestimmung:

25 g Chlorwasser werden in einem Erlenmeyer-Kolben mit 10 ccm Kaliumjodidlösung (1 g KJ + 9 g H_2O) gemischt. Es erfolgt Ausscheidung von Jod, denn Chlor treibt Jod aus seinen Wasserstoffverbindungen aus (siehe Kaliumbromid S. 102):

$$KJ + Cl \rightarrow KCl + J$$
Kalium- Chlor Kalium- Jod
jodid chlorid

Das ausgeschiedene Jod löst sich in der überschüssigen Kaliumjodidlösung mit braunroter Farbe auf, es geht mit dem Kaliumjodid eine Verbindung ein von der Zusammensetzung KJ_3 ($KJ + J_2$), in der aber die beiden addierten Jodatome in mancher Hinsicht, z. B. Natriumthiosulfat gegenüber, den Charakter freien Jods bewahrt haben.

Jod und Natriumthiosulfat wirken derart aufeinander ein, daß letzteres neben Bildung von Natriumjodid zu Natriumtetrathionat oxydiert wird:

$$2J + 2Na_2S_2O_3 \rightarrow 2NaJ + Na_2S_4O_6$$
Jod Natriumthio- Natrium- Natriumtetra-
sulfat jodid thionat

Da beide Verbindungen farblos sind, so kann man das Ende der Reaktion an dem Verschwinden der braunroten Jodfarbe erkennen. Ferner ersehen wir aus der Gleichung, daß einem Mol. Natriumthiosulfat ein Atom Jod äquivalent ist.

Im weiteren Verlauf der Gehaltsbestimmung wird die braunrote Jod-Kaliumjodidlösung mit $N/_{10}$-Natriumthiosulfatlösung ($^1/_{10}$ G.-Mol. $Na_2S_2O_3 \cdot 5 H_2O$ = rund 25 g auf 1 Liter) bis zur fast eintretenden Entfärbung titriert, dann zur besseren Beobachtung des Reaktionsendpunktes mit Stärkelösung als Indikator (freies Jod färbt Stärke blau = Suspension des Jods im Stärkemolekül) versetzt und die blaue Lösung bis zur völligen Entfärbung titriert. Es sollen hierbei 28,2—35,3 ccm $N/_{10}$-Natriumthiosulfatlösung verbraucht werden.

Beispiel: 30 ccm N/₁₀-Natriumthiosulfatlösung sind bei der Titration verbraucht worden.

1 Liter $N/_{10}$-$Na_2S_2O_3$-Lösung entspricht

$$= {}^1/_{10} \text{ Atomgewicht Jod} = 12{,}69 \text{ g J}$$
$$= (1 \text{ J} = 1 \text{ Cl}) \qquad = 3{,}54 \text{ g Cl}$$

1 ccm $N/_{10}$-$Na_2S_2O_3$-Lösung entspricht $= 0{,}00354$ g Cl.

Der Prozentgehalt an Chlor (25 g Chlorwasser sind zur Anwendung gelangt) berechnet sich somit:

$$\frac{30 \cdot 0{,}00354 \cdot 100}{25} = 0{,}42\,\% \text{ Cl.}$$

2. Liquor Natrii hypochlorosi — Natriumhypochloritlösung.

Darstellung. 20 g Chlorkalk werden mit 100 g Wasser in einem Mörser geschlämmt und dann in einem Gefäß mit einer kalten Lösung von 25 g Natriumkarbonat in 500 g Wasser versetzt. Man schüttelt mehrmals kräftig um und filtriert nach völligem Absetzen.

Betrachtung. Mit Ausnahme des Fluors kennt man von den Halogenen Sauerstoffverbindungen, die mehr oder weniger leicht zersetzlich sind. Die Zersetzlichkeit der Sauerstoff-Halogenverbindungen nimmt mit der Zunahme des Halogenatomgewichtes ab, während die Wasserstoff-Halogenverbindungen sich gerade umgekehrt verhalten.

Das Anhydrid der unterchlorigen Säure HClO, das Unterchlorigsäureanhydrid Cl_2O, entsteht beim Leiten von trockenem Chlorgas über Quecksilberoxyd:

$$2\,HgO + 4\,Cl \longrightarrow Cl_2O + HgO \cdot HgCl_2$$

Quecksilber- Chlor   Unter-   Quecksilberoxy-
oxyd   chlorig-   chlorid
säureanhydrid

Es ist bei gewöhnlicher Temperatur ein gelbbraunes Gas, das beim Einleiten in Wasser von diesem aufgenommen wird unter Bildung der unterchlorigen Säure:

$$Cl_2O + H_2O \longrightarrow 2\,HClO$$

Unter-   Wasser   Unterchlorige
chlorig-   Säure
säureanhydrid

Die unterchlorige Säure ist nur in wässeriger Lösung bekannt. Ihre Salze heißen Hypochlorite. Die Alkalisalze entstehen auch beim Einleiten von Chlor bei niederer Temperatur in Kali- oder Natronlauge:

$$2KOH + 2Cl \rightarrow KCl + KClO + H_2O$$
Kalium-   Chlor   Kalium- Kalium- Wasser
hydroxyd   chlorid hypochlorit

Durch vorsichtigen Zusatz einer äquivalenten Menge Salpetersäure wird hieraus die unterchlorige Säure in Freiheit gesetzt:

$$KClO + HNO_3 \rightarrow HClO + KNO_3$$
Kalium-   Salpeter- Unterchlorige Kalium-
hypochlorit säure   Säure   nitrat

In gleicher Weise entsteht beim Leiten von Chlor über die Base Kalziumhydroxyd (gelöschter Kalk) bei niederer Temperatur Chlorkalk:

$$2\,Ca(OH)_2 + 4\,Cl \rightarrow CaCl_2 \cdot Ca{<}^{OCl}_{OCl} + 2\,H_2O\,.$$
Kalzium-   Chlor   Chlorkalk   Wasser
hydroxyd

Der Chlorkalk, in halbierter Formel $= Ca{<}^{OCl}_{Cl}$, stellt ein gemischtes Salz (Doppelsalz) von Kalziumchlorid und -hypochlorit dar. Ein Gemenge beider Komponenten kann nicht gut vorliegen, da dem Chlorkalk mit Alkohol das sonst in Alkohol lösliche Kalziumchlorid nicht entzogen werden kann. (Über Doppelsalze s. Alaun.)

Versetzt man eine Chlorkalkanreibung mit einer Natriumkarbonatlösung, so erfolgt sogleich Abscheidung von Kalziumkarbonat, und in Lösung gehen Natriumchlorid und Natriumhypochlorit. Aus diesen beiden Verbindungen besteht die Natriumhypochloritlösung:

$$Ca{<}^{OCl}_{Cl} + {}^{Na}_{Na}{>}CO_3 \rightarrow NaOCl + NaCl + CaCO_3$$
Chlorkalk   Natrium-   Natrium-   Natrium- Kalzium-
             karbonat   hypochlorit chlorid   karbonat

An Stelle von Natriumkarbonat läßt sich auch Natriumsulfat — Na_2SO_4 — verwenden; es scheidet sich dann $CaSO_4$ — Gips — aus.

Eigenschaften. Natriumhypochloritlösung bildet eine klare, farblose Flüssigkeit, welche rotes Lackmuspapier zuerst bläut, später durch Bleichwirkung entfärbt. Sie findet Verwendung in der Mikroskopie zum Aufhellen der Schnitte, in der Analyse z. B. zur Unterscheidung der Arsen- von Antimonflecken (erstere werden gelöst), in der Medizin, vor allem aber im Haushalt als Javellsches Wasser zu Bleichzwecken.

Unter Javellschem Wasser verstand man ursprünglich eine Kaliumhypochloritlösung, die als erste Bleichflüssigkeit im

Jahre 1792 in Javelle bei Paris durch Einleiten von Chlor in Kaliumkarbonat- (Pottasche-) Lösung hergestellt wurde[1].

Unter dem Namen **Antiformin** wird eine wässerige, natriumhydroxydhaltige Natriumhypochloritlösung zur Anreicherung von Tuberkelbazillen im Sputum benutzt.

Die bleichende Wirkung ist, wie wir beim Chlor schon gesehen haben, eine Oxydationswirkung. Aus den Hypochloriten wird schon durch die Kohlensäure der Luft die unterchlorige Säure frei, welche weiterhin in folgender Weise zerfällt:

$$HClO \longrightarrow HCl + O$$

Unter- | Chlor- | Sauer-
chlorige | wasser- | stoff
Säure | stoff

Prüfung.

1. auf unvollständige Umsetzung bei ungenügendem Zusatz von Natriumkarbonat:

Durch Zusatz von Natriumkarbonatlösung zur Natriumhypochloritlösung darf keine weitere Fällung von Kalziumkarbonat erfolgen.

2. Gehaltsbestimmung:

Zur Bestimmung des wirksamen Chlors, d. h. des beim Versetzen mit Salzsäure aus dem Natriumhypochlorit frei werdenden Chlors, versetzt man 20 ccm Natriumhypochloritlösung mit einer Lösung von 1 g Kaliumjodid in 20 ccm Wasser und säuert mit 20 Tropfen Salzsäure an. Es findet Jodausscheidung statt. Das ausgeschiedene Jod löst sich in der überschüssigen Kaliumjodidlösung mit braunroter Farbe auf (s. Chlorwasser). Genau wie bei der Gehaltsbestimmung des Chlorwassers wird unter Zusatz von Stärkelösung als Indikator mit $N/_{10}$-Natriumthiosulfatlösung bis

---

[1] Unter den Namen Aktivin, Chloramin, Mianin hat in letzter Zeit das 1905 von Chattaway zuerst dargestellte Natriumsalz des p-Toluolsulfochloramids von der Formel: $CH_3 \cdot C_6H_4 \cdot SO_2NClH$ als Bleich-, Desinfektions-, analytisches Mittel usw. Bedeutung erlangt. Mit einem aktiven Chlorgehalt von rund 25 % verhält sich Aktivin (Chloramin) in seiner Wirkungsäußerung wie die Hypochlorite, ohne manche ihrer Nebenreaktionen zu zeigen:

a) $\quad CH_3 \cdot C_6H_4 \cdot SO_2 \cdot NClNa \longrightarrow CH_3 \cdot C_6H_4 \cdot SO_2 \cdot NH_2 + NaOCl$

p-Toluolsulfochloramidnatrium   p-Toluolsulfamid   Natrium-hypochlorit

b) $\quad NaOCl \longrightarrow NaCl + O$

Natrium- | Natrium- | Sauer-
hypochlorit | chlorid | stoff

Auch das Deutsche Arzneibuch benutzt Chloramin als Reagens an Stelle von Chlorwasser (s. Kaliumbromid).

zur Farblosigkeit titriert. Es sollen mindestens 28 ccm $N/_{10}$-Natriumthiosulfatlösung erforderlich sein:

$$NaOCl + 2\,HCl \longrightarrow NaCl + 2\,Cl + H_2O$$

Natriumhypo- Chlor- Natrium- Wirk- Wasser
chlorit　wasserstoff　chlorid　sames
Chlor

$$2\,Cl + 2\,KJ \longrightarrow 2\,KCl + 2\,J$$

Chlor　Kalium-　Kalium-　Jod
jodid　chlorid

$$2\,J + 2\,Na_2S_2O_3 \longrightarrow Na_2S_4O_6 + 2\,NaJ$$

Jod　Natriumthio-　Natriumtetra-　Natriumsulfat　thionat　jodid

Wie bei Chlorwasser ausgeführt und gemäß den Gleichungen ist ein Mol. Natriumthiosulfat einem Atom Jod und einem Atom Chlor äquivalent. 1 ccm $N/_{10}$-Natriumthiosulfatlösung ($^1/_{10}$ Mol.-Gew. auf 1 Liter) entspricht demnach $= 0{,}00354$ g Chlor.

Der Prozentgehalt an wirksamem Chlor in der Natriumhypochloritlösung soll mithin mindestens betragen:

$$28 \cdot 0{,}00354 \cdot 5 = 0{,}5.$$

3. Sirupus Ferri jodati — Jodeisensirup.

Darstellung. In einen ca. 200 ccm fassenden Erlenmeyer-Kolben bringt man 12 g gepulvertes Eisen, übergießt mit 50 g Wasser und setzt dieser Mischung unter stetem Umschwenken und bei allzu heftiger Wärmeentwicklung unter Kühlen durch Eintauchen des Kolbens in kaltes Wasser 41 g Jod in kleinen Anteilen zu. Am Rand sitzengebliebene Jodteilchen müssen sorgfältig heruntergespült werden. Die Reaktion ist dann beendet, wenn keine braunroten Jodteilchen mehr wahrzunehmen sind und das Reaktionsprodukt grünlichschwarz geworden ist. Man filtriert die grünliche Lösung in eine Flasche, die 850 g Zuckersirup enthält, bringt das überschüssige, nicht in Reaktion getretene Eisen ebenfalls aufs Filter und wäscht mittels einer Spritzflasche Kolben und Filterrückstand so lange mit kleinen Teilen Wasser nach, bis das Gewicht des Sirups 1000 g beträgt.

Man füllt den Sirup, der vollständig farblos sein muß, in ca. 50 ccm fassende weiße Gläser bis dicht unter den Kork unter Vermeidung einer größeren Luftschicht zwischen Flüssigkeitsoberfläche und Kork und setzt ihn am besten durch Aufhängen am Fenster dem direkten Sonnenlicht aus. Zur Erhöhung der Haltbarkeit empfiehlt es sich auch, den Sirup vor dem Einfiltrieren der Eisenjodürlösung mit einer ganz konzentrierten wässerigen Lösung eines Körnchens Zitronensäure zu schütteln. Bei unpassender Aufbewahrung erfolgt Jodausscheidung (Oxydation), welche den Sirup gelb bis braunrot färbt.

Betrachtung. Zwei Atome Jod verbinden sich mit einem Atom Eisen additiv zu einem Molekül Eisen(II)jodid (Eisenjodür, Ferrojodid):

$$2\,J + Fe \longrightarrow FeJ_2$$
Jod   Eisen Eisenjodür

Diese Reaktion ist von einer großen Wärmeentwicklung begleitet, wie es denn überhaupt ein wesentliches Merkmal eines chemischen Prozesses ist, von einem kalorischen Effekt begleitet zu sein, entweder von Wärmeentwicklung (exothermer Vorgang) oder von Wärmeabsorption (endothermer Vorgang). Wir haben es hier mit einem exothermen Vorgang zu tun.

Die große Affinität des Jods zum Eisen entspricht seinem Charakter als Halogen, wie das beim vorigen Präparat erörtert wurde.

Prüfung.

1. auf Chlorid und Bromid (von Beimengungen des Jods herrührend):

Eine Mischung von 1 g Jodeisensirup mit 50 g Wasser versetzt man nach dem Ansäuern mit Salpetersäure mit Silbernitratlösung. Der hierbei entstehende gelbe Niederschlag von Silberjodid:

$$2\,AgNO_3 + FeJ_2 \longrightarrow 2\,AgJ + Fe(NO_3)_2$$
Silbernitrat Eisenjodür Silberjodid Ferronitrat

wird auf einem Sammelfilter gut ausgewaschen und dann mit 5 ccm Ammoniakflüssigkeit kräftig durchgeschüttelt und filtriert. Silberjodid ist in Ammoniak unlöslich, während die Silberhaloide des Chlors und Broms löslich sind, sich aber beim Ansäuern mit Salpetersäure wieder ausscheiden. Im Filtrat darf daher beim Übersättigen mit Salpetersäure keine Fällung eintreten, schwache Trübung ist erlaubt. Der Zusatz der Salpetersäure vor dem Versetzen mit Silbernitratlösung geschieht zur Vermeidung von Nebenreaktionen bei der Umsetzung zwischen Eisenjodür und Silbernitrat.

2. Gehaltsbestimmung:

5 g Jodeisensirup werden in einem ca. 200 ccm fassenden Erlenmeyer-Kolben mit eingeschliffenem Glasstopfen mit 4 g Eisenchloridlösung versetzt und $1—1^1/_2$ Stunden verschlossen stehengelassen. Es findet Jodausscheidung statt, indem das Ferrichlorid oxydierend auf Ferrojodid einwirkt, selbst hierbei eine Reduktion zu Ferrosalz erfahrend. Näheres über die Oxydationswirkung der Ferrisalze s. S. 57.

Die Umsetzung zwischen Ferrichlorid und Ferrojodid läßt sich wie folgt formulieren:

$$2\,FeCl_3 + FeJ_2 \longrightarrow 3\,FeCl_2 + 2\,J \quad \text{(s. S. 57)}.$$
Ferrichlorid Ferrojodid Ferrochlorid Jod

Hierauf verdünnt man mit 100 ccm Wasser und 10 ccm Phosphorsäure und fügt 1 g Kaliumjodid hinzu. Es entsteht eine tiefrote Lösung, in der die Verbindung KJ_3 angenommen wird (s. Gehaltsbestimmung des Chlorwassers). Durch die Phosphorsäure wird die Oxydationswirkung des überschüssigen Eisenchlorids gegenüber dem Kaliumjodid ($FeCl_3 + KJ \rightarrow FeCl_2 + KCl + J$) aufgehoben.

Die Jod-Kaliumjodidlösung wird mit $N/_{10}$-Natriumthiosulfatlösung bis zur fast eintretenden Entfärbung titriert, dann zur besseren Beobachtung des Reaktionsendpunktes mit Stärkelösung versetzt und die blaue Lösung bis zur völligen Entfärbung zu Ende titriert. Es sollen 15,8—16,2 ccm der Lösung verbraucht werden, der Gehalt des Jodeisensirups an Jod soll ca. 4,1 % betragen (s. Chlorwasser).

Beispiel:

Zur Titration sind 16 ccm $N/_{10}$-Natriumthiosulfatlösung verbraucht.

1 ccm $N/_{10}$-Natriumthiosulfatlösung entspricht $= 0,01269$ g Jod. Der Prozentgehalt an Jod beträgt demnach:

$$\frac{16 \cdot 0,01269 \cdot 100}{5 \text{ (angewandte Menge)}} = 4,06.$$

4. Liquor Kalii acetici — Kaliumazetatlösung.

Darstellung. In eine geräumige Porzellanschale bringt man 500 g verdünnte Essigsäure und fügt allmählich in kleinen Anteilen unter Umrühren 250 g Kaliumbikarbonat zu. Die Umsetzung erfolgt unter lebhafter Kohlensäureentwicklung. Vor jedem neuen Zusatz von Kaliumbikarbonat wartet man die völlige Zersetzung der vorher zugegebenen Menge ab. Sobald die Kohlensäureentwicklung nachgelassen hat, erhitzt man die Flüssigkeit zum Sieden, um die gelöste Kohlensäure gänzlich auszutreiben, neutralisiert die noch warme Lösung, falls sie sauer reagiert, mit Kaliumbikarbonat, falls sie alkalisch reagiert, mit verdünnter Essigsäure und verdünnt sie alsdann mit Wasser auf das spezifische Gewicht von 1,176—1,180 $\frac{15^0}{15^0}$ bzw. Dichte 1,172—1,176 $\frac{20^0}{4^0}$.

Betrachtung. Eine stärkere Säure treibt eine schwächere aus ihren Verbindungen aus.

Zum Verständnis dieser und vieler anderer Erscheinungen ist es notwendig, auf die Natur einer Säure, einer Base und eines Salzes näher einzugehen und die Ionentheorie etwas eingehender zu besprechen, die die so vielfältigen chemischen Erscheinungen und Reaktionen heute am besten zu erklären vermag

Chemisch reines Wasser leitet den elektrischen Strom fast gar nicht. Löst man aber in dem Wasser eine Säure, eine Base oder ein Salz auf, so wird die Lösung je nach der Natur des gelösten Stoffes und der Menge des Lösungsmittels den elektrischen Strom mehr oder weniger stark leiten. Der Schwede Svante Arrhenius (1859—1927) stellte 1887 die Hypothese auf, daß die Stoffmoleküle in der leitenden Lösung in kleinste negativ und positiv elektrisch geladene Teilchen — Ionen — zerfallen, der Stoff ionisiert oder dissoziiert.

Leitet man nun einen elektrischen Strom in eine solche leitende Lösung, so wird der positiv geladene Pol oder Elektrode, die sogenannte Anode, auf die negativ geladenen Ionen, die Anionen, die negativ geladene Elektrode, die Kathode, auf die positiv geladenen Ionen, die Kationen, eine Anziehung, auf die gleichartig geladenen Ionen aber eine Abstoßung ausüben. Die Ionen wandern also (daher der Name Ionen, besser Ionten) in entgegengesetzter Richtung, und zwar die Kationen zur Kathode, die Anionen zur Anode hin. Sobald das angezogene Ion die Elektrode berührt, gibt es seine Ladung ab, geht in den atomistischen Zustand über und scheidet sich ab. Auf dieser Wanderung der Ionen allein beruht die Stromleitung durch Flüssigkeiten, die Ionen sind gleichsam als die Transporteure der Elektrizität durch die Flüssigkeit anzusehen.

Einen solchen Vorgang nennt man Elektrolyse, die diese Zersetzung zeigenden Stoffe selbst Elektrolyten, die man auch als Leiter zweiter Klasse bezeichnet, da sie im Gegensatz zu den Metallen, den Leitern erster Klasse, den elektrischen Strom nur unter eigener Zersetzung leiten.

In einer wässerigen Chlorwasserstofflösung haben wir folgendes System:

$$HCl \rightarrow H^{\cdot} + Cl'$$

Das Kation bezeichnet man mit einem Punkt, das Anion mit einem Strich.

Demgemäß scheidet sich bei der Elektrolyse der Salzsäure Wasserstoff an der Kathode, Chlor an der Anode ab.

In der Lösung einer Base ist das System folgendes:

$$KOH \rightarrow K^{\cdot} + OH'$$

Die Salzbildung aus Base und Säure im Sinne der Ionentheorie erfolgt folgendermaßen:

$$H^{\cdot} + Cl' + K^{\cdot} + OH' \rightarrow K^{\cdot} + Cl' + H_2O$$

Chlorwasserstoff Kaliumhydroxyd Kaliumchlorid Wasser

In einer Salzlösung bilden demnach die Metallionen die Kationen, die Säurerestionen die Anionen.

Gemäß der **Valenz**, d. i. Wertigkeit der Elemente, gibt es ein- und mehrwertige Ionen:

$$K^{\cdot} + Cl' \qquad Zn^{\cdot\cdot} + SO_4'' \qquad Bi^{\cdot\cdot\cdot} + 3NO_3'$$

Kaliumchlorid   Zinksulfat   Wismutnitrat
2 einwertige Ionen   2 zweiwertige   1 dreiwertiges Kation
Ionen   3 einwertige Anionen

Die zweiwertigen Ionen vermögen die doppelte, die dreiwertigen Ionen die dreifache elektrische Ladung auf sich zu nehmen wie die einwertigen Ionen.

Wie wir sahen, bildet Salzsäure H'-Ionen, die Base Kaliumhydroxyd OH'-Ionen. Diese H'- bzw. OH'-Ionen sind es nun, die den Charakter einerseits einer Säure, andererseits einer Base bedingen, blaues Lackmuspapier röten, rotes Lackmuspapier bläuen. Säuren sind solche Stoffe, die in wässeriger Lösung H'-Ionen, Basen solche, die OH'-Ionen liefern.

Der Zerfall eines Stoffmoleküls in seine Ionen ist in den seltensten Fällen ein vollständiger, meist bleibt ein mehr oder weniger großer Teil undissoziiert, und zwischen dem undissoziierten und dissoziierten Teil tritt ein Gleichgewicht ein:

$$HCl \rightleftarrows H^{\cdot} + Cl',$$

das sich beim Verdünnen der Lösung nach rechts, also zugunsten des dissoziierten Anteils, bei stärkerer Konzentration nach links verschiebt. In einem bestimmten Volumen ist die Ionenkonzentration verschiedener Stoffe durchaus verschieden und ganz von der Natur des Stoffes abhängig. Da nun aber die Anzahl der H'- bzw. OH'-Ionen in einem bestimmten Volumen es ist, die die Stärke einer Säure oder einer Base bedingt, so sind das die stärksten Säuren und Basen, die am meisten dissoziiert sind, d. h. für ein bestimmtes Volumen die größte Zahl H'- bzw. OH'-Ionen bilden.

Unsere anorganischen Reaktionen sind Ionenreaktionen, welche im Gegensatz zu den langsam vor sich gehenden Molekularreaktionen bei organischen Prozessen augenblicklich erfolgen und stets in der Richtung verlaufen, in der der am wenigsten dissoziierte Stoff entsteht. Die Neutralisation zwischen Säure und Base ist darum nichts weiter als die Bildung des nur äußerst wenig dissoziierten Wassermoleküls:

$$K^{\cdot} + OH' + H^{\cdot} + Cl' \longrightarrow H_2O + K^{\cdot} + Cl'$$

Kalium- Chlor- undissoz. Kaliumchlorid
hydroxyd   wasserstoff   Wasser

Die Umsetzung zwischen Kochsalz und Silbernitrat im Sinne der Ionentheorie ist folgende:

$$Na^{\cdot} + \boxed{Cl' + Ag^{\cdot}} + NO_3' \longrightarrow AgCl + Na^{\cdot} + NO_3'$$

Natrium-   Silbernitrat   Silberchlorid Natriumnitrat
chlorid   scheidet sich aus,
da fast unlöslich[1]

So wird es auch verständlich, daß eine stärkere Säure eine schwächere aus ihren Verbindungen austreibt. Bringt man zu dem Salz einer schwächeren Säure, in unserem Falle Kaliumbikarbonat, eine stärkere Säure, Essigsäure, so werden die $H^{\cdot}$-Ionen der letzteren sich mit den Anionen des Salzes, hier den Kohlensäurerestionen, zu der weniger dissoziierten oder schwächeren Säure, der Kohlensäure, vereinigen, und letztere wird sich, wenn gar unlöslich oder unbeständig, ausscheiden oder zersetzen (s. auch S. 72ff.).

Die Umsetzung bei unserem Präparate zwischen Kaliumbikarbonat und Essigsäure ist als Ionenreaktion folgendermaßen zu formulieren:

$$K^{\cdot} + \boxed{HCO_3' + H^{\cdot}} + CH_3COO' \longrightarrow H_2CO_3 + CH_3COO' + K^{\cdot}$$

Hydrat des
Kohlendioxyds

$$H_2CO_3 \text{ zerfällt sofort in } H_2O + CO_2$$

Wasser Kohlen-
dioxyd
entweicht

Im Anschluß hieran seien noch einige Reaktionen der vorhergehenden Präparate im Sinne der Ionentheorie, die uns noch häufiger beschäftigen wird, wiedergegeben:

Die Oxydation der Salzsäure zu Wasser und Chlor ist dahin aufzufassen, daß der Wasserstoff sich mit Sauerstoff zu fast undissoziiertem Wasser verbindet, die hierdurch frei werdenden zwei positiven Ladungen des Wasserstoffes elektroneutralisieren die zwei negativen Ladungen des Chlors. Letzteres scheidet sich elementar ab:

$$2Cl' + 2H^{\cdot} + O \longrightarrow H_2O + 2Cl\boxed{+} \longrightarrow H_2O + 2Cl$$

Die bei der Gehaltsbestimmung des Jodeisensirups spielende Umsetzung zwischen Ferrichlorid und Ferrojodid gewinnt im Lichte der Ionentheorie folgendes Bild:

---

[1] Eine völlige Unlöslichkeit gibt es nicht. Jeder Stoff, sei es auch chemisch nicht nachweisbar, ist zu einem geringen Teil löslich. Diese Voraussetzung ist zum Verständnis für unsere Ionenreaktionen unbedingt erforderlich, wie wir auch später noch sehen werden.

Das Eisen kommt, wie später noch gezeigt wird, in zwei- und dreiwertiger Form vor. Demgemäß kennt man vom Eisen zwei- und dreiwertige Ionen, Fe·· und Fe···. Die Oxydationswirkung[1] der Ferrisalze (Eisen[III]Salze) kommt allein dem dreiwertigen Ferriion zu, welches eine positive Ladung abzugeben vermag, um in das zweiwertige Ferroion überzugehen. Kommt nun mit einem Ferriion ein Anion, z. B. das Jodion, in Berührung, welches seine negative Ladung wenig festhält und sie gern abgibt, so findet Elektroneutralisation statt, d. h. Jod scheidet sich aus:

$$\text{Fe···} \underset{+}{\,\cdots\,} \text{J} \longrightarrow \text{Fe·· } + \text{ J}$$

Wir sahen weiter, daß sich das ausgeschiedene Jod in Kaliumjodidlösung mit braunroter Farbe zu der Verbindung KJ_3 löst, daß aber die beiden addierten Jodatome in mancher Hinsicht, z. B. Natriumthiosulfat gegenüber, den Charakter freien Jods bewahrt haben. Wir müssen demnach folgendes Gleichgewicht annehmen:

$$\text{K· } + \text{ J}' + \text{J}_2 \rightleftarrows \text{K· } + \text{J}_3'$$

Es bilden sich also J_3'-Ionen. Mit Natriumthiosulfat tritt aber nur das freie Jod in Reaktion. In dem Maße nun, wie letzteres durch Natriumthiosulfat gebunden wird, wird eine Verschiebung des Gleichgewichts nach links erfolgen, d. h. es wird alles Jod gebunden werden.

Nach der heutigen Atomtheorie, die die Atome als komplizierte, einem Planetensystem vergleichbare Gebilde ansieht, in denen negative Elektronen um einen positiven Kern kreisen, beruht die elektrolytische Dissoziation eines Stoffes, z. B. des Chlorwasserstoffs, darauf, daß das Wasserstoffatom ein Elektron abgibt und damit zum Kation wird, während das Chloratom dieses Elektron aufnimmt und zum Anion wird.

Eigenschaften. Kaliumazetatlösung ist klar, farblos und reagiert gegen Lackmus, nicht aber gegen Phenolphthalein, schwach alkalisch.

---

[1] Die frühere Definition für Oxydation und Reduktion als Sauerstoffaufnahme bzw. -abgabe gewinnt nun eine andere Form, denn wir sehen ja an diesem Beispiel, daß bei Oxydationen und Reduktionen gar kein Sauerstoff bzw. Wasserstoff beteiligt zu sein braucht. Oxydationsmittel sind Stoffe, die in wässeriger Lösung positive Ladung abzugeben oder negative Ladung aufzunehmen vermögen; Reduktionsmittel verhalten sich umgekehrt, sie nehmen positive Ladung auf oder geben negative Ladung ab. In unserem Falle ist Fe··· das oxydierende, J' das reduzierende Agens.

Prüfung.

1. **Identitätsreaktion auf Kalium = K·-Ionen:**
Beim Versetzen mit Weinsäurelösung entsteht ein kristallinischer Niederschlag von Weinstein (Kaliumbitartrat):

$$\underset{\substack{\text{Weinsäure}}}{\underset{\displaystyle COOH}{\overset{\displaystyle COOH}{(CHOH)_2}}} + \underset{\substack{\text{Kaliumazetat}}}{CH_3COOK} \longrightarrow \underset{\substack{\text{Kaliumbitartrat}}}{\underset{\displaystyle COOK}{\overset{\displaystyle COOH}{(CHOH)_2}}} + \underset{\substack{\text{Essigsäure}}}{CH_3COOH}$$

2. **Identitätsreaktion auf Essigsäure:**
Beim Versetzen mit Eisenchloridlösung entsteht eine tiefrote Färbung unter Bildung von Ferriazetat[1]:

$$\underset{\substack{\text{Kaliumazetat}}}{3CH_3COOK} + \underset{\substack{\text{Ferrichlorid}}}{FeCl_3} \longrightarrow \underset{\substack{\text{Ferriazetat}}}{(CH_3COO)_3Fe} + \underset{\substack{\text{Kaliumchlorid}}}{3KCl}$$

3. **auf Teerbestandteile:**
Der technisch aus dem rohen Holzessig gewonnenen Essigsäure haften bei ungenügender Reinigung die im ersteren vorhandenen empyreumatischen Stoffe noch an und geben sich schon durch einen brenzligen Geruch zu erkennen.

4. **auf Chloride, Sulfate und Schwermetallsalze:**
Sie kommen als Verunreinigungen beider Ausgangsmaterialien in Frage.

Eine Verdünnung des Präparates mit vier Teilen Wasser versetzt man zur Prüfung

a) **auf Chloride**
nach dem Ansäuern mit Salpetersäure (ohne Salpetersäurezusatz fällt Silberazetat aus) mit Silbernitratlösung. Chloride lassen weißes Silberchlorid ausfallen:

$$\underset{\substack{\text{Kalium-}\\\text{chlorid}}}{KCl} + \underset{\substack{\text{Silbernitrat}}}{AgNO_3} \longrightarrow \underset{\substack{\text{Silber-}\\\text{chlorid}}}{AgCl} + \underset{\substack{\text{Kalium-}\\\text{nitrat}}}{KNO_3}$$

Opaleszenz und somit Spuren von Chloriden sind zulässig.

b) **auf Sulfate**
nach dem Ansäuern mit 1 ccm Salpetersäure mit Bariumnitratlösung. Es darf keine Veränderung eintreten. Bei Gegenwart von Sulfat entsteht ein weißer, in Säuren unlöslicher Niederschlag von Bariumsulfat:

$$\underset{\substack{\text{Kalium-}\\\text{sulfat}}}{K_2SO_4} + \underset{\substack{\text{Bariumnitrat}}}{Ba(NO_3)_2} \longrightarrow \underset{\substack{\text{Barium-}\\\text{sulfat}}}{BaSO_4} + \underset{\substack{\text{Kaliumnitrat}}}{2KNO_3}$$

---

[1] Nach Weinland liegt die Ursache der Eisenchloridreaktion der Essigsäure in der Bildung einer Base von der Zusammensetzung $[Fe_3(CH_3 \cdot COO)_6](OH)_3$, deren komplexes (s. d.) Kation ziemlich beständig ist.

c) **auf Schwermetallsalze**
mit 3 Tropfen Natriumsulfidlösung[1]. Die meisten Schwermetallsalze fallen hierbei als meist dunkel gefärbte Sulfide aus:

$$\text{Me Salz} + \underset{\substack{\text{Natrium-}\\\text{sulfid}}}{Na_2S} \longrightarrow \underset{\substack{\text{Metall-}\\\text{sulfid}}}{MeS} + \text{Na Salz}$$

5. Alumen — Alaun.

Darstellung. Man löst einerseits 66 g Aluminiumsulfat in 90 g
heißem Wasser, andererseits 17 g Kaliumsulfat in 140 g Wasser,
mischt beide Lösungen in einer Porzellanschale und läßt kristallisieren. Statt Kaliumsulfat kann auch ein anderes Kaliumsalz
genommen werden, z. B. Kaliumchlorid; man nimmt in diesem
Falle eine Lösung von 26 g Aluminiumsulfat in 40 g Wasser und
eine solche von 4,5 g Kaliumchlorid in 14 g Wasser. Die Kristalle
werden auf einem Filter gesammelt, oder besser auf einer Nutsche
abgesaugt, bei mäßiger Wärme zwischen Filtrierpapier getrocknet
und die Mutterlauge zur weiteren Kristallisation eingeengt.

Betrachtung. Alaun bildet sich, wenn Aluminiumsulfat mit
einem beliebigen Kaliumsalz zusammentrifft. Die Umsetzung
zwischen Aluminiumsulfat und Kaliumsulfat erfolgt nach folgender Gleichung:

$$\underset{\text{Aluminiumsulfat}}{Al_2(SO_4)_3} + \underset{\substack{\text{Kalium-}\\\text{sulfat}}}{K_2SO_4} + \underset{\text{Wasser}}{24\,H_2O} \longrightarrow \underset{\text{Alaun}}{2\,AlK(SO_4)_2 \cdot 12\,H_2O}$$

Die Bildung aus Aluminiumsulfat und Kaliumchlorid läßt sich
folgendermaßen formulieren:

a)
$$\underset{\substack{\text{Aluminium-}\\\text{sulfat}}}{Al_2(SO_4)_3} + \underset{\substack{\text{Kalium-}\\\text{chlorid}}}{6\,KCl} \longrightarrow \underset{\substack{\text{Kalium-}\\\text{sulfat}}}{3\,K_2SO_4} + \underset{\substack{\text{Aluminium-}\\\text{chlorid}}}{2\,AlCl_3}$$

b)
$$\underset{\text{Kaliumsulfat}}{3\,K_2SO_4} + \underset{\substack{\text{Aluminium-}\\\text{sulfat}}}{3\,Al_2(SO_4)_3} + \underset{\text{Wasser}}{72\,H_2O} \longrightarrow \underset{\text{Alaun}}{6\,AlK(SO_4)_2 \cdot 12\,H_2O}$$

Technisch wird der Alaun aus dem Alaunschiefer, einer mit
Schwefelkies durchsetzten tonhaltigen Braunkohle, hergestellt.
Alaun ist der Typus der Doppelsalze, welche sowohl als natür-
lich vorkommende Mineralien, wie Karnallit $MgCl_2 \cdot KCl \cdot 6\,H_2O$,

---

[1] Natriumsulfid Na_2S ist als das Natriumsalz des Schwefelwasser-
stoffes H_2S aufzufassen, das den Charakter einer schwachen Säure hat.
Die Natriumsulfidlösung ist haltbarer als Schwefelwasserstoffwasser und
diesem in der Wirkung gleich. Beim Arbeiten in angesäuerten Lösungen
wird ohnehin auf Grund des Gesetzes, daß stärkere Säuren schwächere
Säuren aus ihren Verbindungen austreiben, Schwefelwasserstoff in Freiheit gesetzt.

Dolomit $MgCa(CO_3)_2$ — hierher gehört auch der Alaunstein $K(AlO_3)_3(SO_4)_2$ —, als auch als künstliche Verbindungen, z. B. Pinksalz $SnCl_4 \cdot 2\,NH_4Cl$, weitverbreitet vorkommen. Die Doppelsalze sind Verbindungen, ihre Zusammensetzung ist eine konstante, die Vereinigung der Komponenten erfolgt nach bestimmten Gewichtsverhältnissen (Unterschied von Gemengen), trotz alledem sind die Eigenschaften der Komponenten erhalten geblieben, die wässerige Lösung gibt unverändert dieselben Ionenreaktionen (s. voriges Präparat) wieder, wie sie jede Komponente getrennt für sich gibt. Hierin unterscheiden sich die Doppelsalze von den komplexen Salzen, die in wässeriger Lösung andere Ionen haben als ihre Komponenten. Ihr bekanntester Vertreter, das Kaliumferrozyanid (gelbes Blutlaugensalz), zeigt keine Eisen- und Zyanreaktionen mehr, denn während Alaun

$$K_2SO_4 \cdot Al_2(SO_4)_3 \cdot 24\,H_2O = 2\,AlK(SO_4)_2 \cdot 12\,H_2O$$

seine ursprünglichen Ionen zeigt:

$$K^{\cdot} \quad Al^{\cdots} \quad SO_4{''},$$

ist das Kaliumferrozyanid $K_4Fe(CN)_6$ wie folgt ionisiert:

$$K_4Fe(CN)_6 \longrightarrow 4\,K^{\cdot} + Fe(CN)_6{''''}$$
$$\text{komplexes Ion}$$

Alaun im engeren Sinne ist das vorliegende Aluminium-Kaliumsulfat. Alaune im weiteren Sinne sind Doppelsalze, in denen das Aluminium durch andere dreiwertige Metalle, wie Chrom = Chromalaun, Eisen = Eisenalaun, das Kalium durch andere Alkalimetalle, Natrium, Rubidium, Zäsium oder Ammonium ersetzt ist.

Eigenschaften. Alaun kristallisiert mit 12 Molekülen Kristallwasser und bildet farblose, durchscheinende, oktaedrische Kristalle. Er löst sich in etwa 9 Teilen Wasser, in Weingeist ist er fast unlöslich. In wässeriger Lösung reagiert Alaun sauer.

Es ist jedenfalls eine merkwürdige Erscheinung, daß viele neutrale Salze in wässeriger Lösung sauer oder alkalisch reagieren, je nachdem eine schwache Base und eine starke Säure, oder umgekehrt eine starke Base und eine schwache Säure sich zu einem Salz vereinigt haben. Diese Erscheinung findet ihre Erklärung in der Ionentheorie (s. dort). Wasser ist, wenn auch nur außerordentlich gering, in $H^{\cdot}$- und OH'-Ionen gespalten, die in gleicher Zahl vorhanden sind und sich daher in ihrer Wirkung kompensieren. In einer wässerigen Aluminiumsulfatlösung haben wir folgende Ionen:

$$Al^{\cdots} \quad HSO_4{'} \quad SO_4{''} \quad H^{\cdot} \quad OH'$$

Aluminiumhydroxyd $Al(OH)_3$ ist eine schwache Base. Es werden daher in obiger Lösung sich zuviel $Al^{···}$-Ionen vorfinden, als das Gleichgewicht:

$$Al^{···} + (OH)_3{}''' \rightleftharpoons Al(OH)_3$$

verträgt. Die Aluminiumionen werden sich daher mit den OH'-Ionen des Wassers zu ungespaltenem Aluminiumhydroxyd vereinigen. Die Folge wird sein, daß $H^{·}$-Ionen im Überschuß sind und den sauren Charakter bedingen, denn sie vermögen sich nicht mit den HSO_4'- bzw. SO_4''-Ionen zu ungespaltenen H_2SO_4-Molekeln zu vereinigen, da letztere Säure eine starke Säure, d. h. stark dissoziiert ist.

Ein Beispiel des umgekehrten Falles bildet das Kaliumzyanid KCN. In seiner wässerigen Lösung haben wir folgende Ionen:

$$K^{·} \quad CN' \quad H^{·} \quad OH'$$

Da Zyanwasserstoffsäure HCN eine schwache Säure ist, werden sich mehr CN'-Ionen vorfinden, als dem Gleichgewicht entspricht:

$$H^{·} + CN' \rightleftharpoons HCN$$

Die CN'-Ionen verbinden sich mit den $H^{·}$-Ionen des Wassers zu ungespaltenen HCN-Molekülen. Das Wasser nimmt daher vermöge des Überschusses an OH'-Ionen alkalische Reaktion an, denn letztere verbinden sich nicht mit den $K^{·}$-Ionen, weil KOH eine starke Base ist. Die Erscheinung, daß Wasser derartige Salze teilweise in freie Base und freie Säure spaltet, nennt man Hydrolyse, die Spaltung selbst hydrolytische Spaltung.

Prüfung. Die ersten drei Reaktionen sind Identitätsreaktionen auf die $Al^{···}$-, $K^{·}$- und SO_4''-Ionen. Eine wässerige Alaunlösung gibt:

1. als Identitätsreaktion auf Aluminium
mit Natronlauge einen weißen gallertartigen Niederschlag von Aluminiumhydroxyd, der sich in überschüssiger Natronlauge wieder löst:

$$Al_2(SO_4)_3 + 6\,NaOH \longrightarrow 2\,Al(OH)_3 + 3\,Na_2SO_4$$

Aluminium- sulfat	Natrium- hydroxyd	Aluminium- hydroxyd	Natrium- sulfat

$$Al(OH)_3 + 3\,NaOH \longrightarrow Al(ONa)_3 + 3\,H_2O$$

Aluminium- hydroxyd	Natrium- hydroxyd	Natrium- aluminat	Wasser

Das Aluminiumhydroxyd hat also sowohl den Charakter einer schwachen Base wie den einer schwachen Säure, aus dem Natriumsalz, dem Natriumaluminat, wird es bereits durch Kohlensäure oder Ammoniumchlorid wieder abgeschieden:

$$Al(ONa)_3 + 3\,NH_4Cl \longrightarrow Al(OH)_3 + 3\,NaCl + 3\,NH_3$$

Natrium- aluminat	Ammonium- chlorid	Aluminium- hydroxyd	Natrium- chlorid	Ammoniak

Stoffe, die zugleich Säuren- und Basencharakter äußern, nennt man **amphoter**.

2. **als Identitätsreaktion auf Kalium**
mit Weinsäurelösung innerhalb einer halben Stunde bei zeitweiligem kräftigen Schütteln einen kristallinischen Niederschlag von Weinstein (Kaliumbitartrat):

$$2\begin{matrix} COOH \\ | \\ (CHOH)_2 \\ | \\ COOH \end{matrix} + K_2SO_4 \longrightarrow 2\begin{matrix} COOH \\ | \\ (CHOH)_2 \\ | \\ COOK \end{matrix} + H_2SO_4$$

Weinsäure   Kaliumsulfat   Weinstein   Schwefelsäure

3. **als Identitätsreaktion auf Sulfate**
mit Bariumnitratlösung einen weißen, in Säuren unlöslichen Niederschlag von Bariumsulfat:

$$K_2SO_4 + Ba(NO_3)_2 \longrightarrow BaSO_4 + 2KNO_3$$

Kalium-   Bariumnitrat   Barium-   Kaliumnitrat
sulfat   sulfat

4. **Identitätsreaktion:**
Beim Erhitzen auf dem Platinblech schmilzt der Alaun zunächst im Kristallwasser und hinterläßt unter Verlust seines Kristallwassers eine voluminöse Masse = den **gebrannten Alaun** $KAl(SO_4)_2$ (Alumen ustum).

5. **auf Schwermetallsalze:**
Die wässerige, mit 3 Tropfen verdünnter Essigsäure angesäuerte Lösung (1 + 19) darf durch 3 Tropfen Natriumsulfidlösung nach kräftigem Umschütteln nicht verändert werden. Kupfer, Blei, Zink usw. werden durch Natriumsulfid in essigsaurer Lösung als Sulfide gefällt (H_2S-Wirkung s. S. 59, Fußnote):

$$CuSO_4 + H_2S \longrightarrow CuS + H_2SO_4$$

Kupfer-   Schwefel-   Kupfer-   Schwefel-
sulfat   wasserstoff   sulfid   säure

6. **auf Kalziumsalze:**
Die gleiche Lösung wie zu 5 darf durch 1 ccm Ammoniumoxalatlösung nicht verändert werden. Kalksalze fallen als weißes, in Essigsäure unlösliches, in starken Säuren, wie Salzsäure, lösliches Kalziumoxalat aus:

$$Ca\ Salz + \begin{matrix} COONH_4 \\ | \\ COONH_4 \end{matrix} \longrightarrow \begin{matrix} COO \\ | \\ COO \end{matrix}\!\!>\!Ca + NH_4\ Salz$$

Ammonium-   Kalzium-
oxalat   oxalat

7. auf Eisensalze:

Die mit einigen Tropfen Salzsäure versetzte wässerige Alaun-lösung $(1 + 19)$ darf durch $0,5$ ccm Kaliumferrozyanidlösung höchstens schwach gebläut werden. Eisenoxydsalze geben mit Kaliumferrozyanid Berlinerblau = Ferriferrozyanid:

$$3\,K_4Fe(CN)_6 + 2\,Fe_2(SO_4)_3 \rightarrow Fe_4(FeCy_6)_3{}^* + 6\,K_2SO_4$$

Kaliumferrozyanid   Ferrisulfat   Ferriferrozyanid   Kaliumsulfat
Berlinerblau

8. auf Arsenverbindungen:

Ein Gemisch von 1 g gepulvertem Alaun und 3 ccm Natrium-hypophosphitlösung darf nach viertelstündigem Erhitzen im sie-denden Wasserbade keine dunklere Färbung annehmen.

Arsenverbindungen werden in salzsaurer Lösung — das Rea-gens ist salzsauer — von Natriumhypophosphit unter Abscheidung elementaren Arsens reduziert:

$$As_2O_3 + 3\,NaH_2PO_2 \rightarrow 3\,NaH_2PO_3 + 2\,As$$

Arsenige   Natriumhypo-   Natriumphosphit   Arsen
Säure   phosphit   (primär)

$$As_2O_5 + 5\,NaH_2PO_2 \rightarrow 5\,NaH_2PO_3 + 2\,As$$

Arsen-   Natriumhypo-   Natriumphosphit   Arsen
säure   phosphit   (primär)

Natriumhypophosphit — NaH_2PO_2 — ist im Sinne der Substitution das neutrale Salz der einwertigen, stark reduzie-renden unterphosphorigen Säure: H_3PO_2. Die phosphorige Säure — H_3PO_3 — ist zweiwertig und bildet demgemäß primäre und sekundäre Salze (s. S. 70).

9. auf Ammoniumsalz bzw. Ammoniakalaun (s. o.):

Übergießt man in einem Becherglase etwas Alaun mit Natron-lauge und überdeckt dasselbe mit einem Uhrglase, das auf der Unterseite ein Stückchen mit Wasser angefeuchtetes gelbes Kurkumapapier trägt, so darf beim Stehen und beim Erwärmen keine Rotbraunfärbung des Kurkumapapiers eintreten, andernfalls findet Ammoniakentwicklung statt und läßt auf Gegenwart von Ammoniumsalzen schließen, da starke Basen aus letzteren Am-moniak in Freiheit setzen:

$$NH_4Al(SO_4)_2 \cdot 12\,H_2O + NaOH \rightarrow AlNa(SO_4)_2 \cdot 12\,H_2O + NH_3 + H_2O$$

Ammoniakalaun   Natriumhydroxyd   Natriumalaun   Ammoniak Wasser

6. Liquor Kalii arsenicosi — Fowlersche Lösung.

Darstellung. In einem kleinen Kölbchen werden 1 g arsenige Säure, 1 g Kaliumbikarbonat und 2 g Wasser zusammengebracht und auf einer Asbestplatte bei kleiner Flamme bis zur völligen

---

* Cy = Abkürzung für CN.

Lösung gekocht. Unter Kohlensäureentwicklung ist in wenigen Minuten völlige Lösung erzielt. Diese Lösung spült man mit so viel Wasser in eine Mischung von 3 g Lavendelspiritus und 12 g Weingeist, daß das Gesamtgewicht 100 g beträgt.

Betrachtung. Die Alkalisalze der arsenigen Säure leiten sich meist von der metarsenigen Säure ab. Die letztere unterscheidet sich von der arsenigen Säure durch ein Minus von $1 H_2O$:

$$H_3AsO_3 - H_2O \rightarrow HAsO_2$$
Arsenige Säure   Wasser   Metarsenige
Säure

So bildet auch der vorliegende Liquor eine Lösung von metarsenigsaurem Kalium = Kaliummetarsenit. Der Reaktionsverlauf ist folgender:

$$As_2O_3 + 2 KHCO_3 \rightarrow 2 KAsO_2 + 2 CO_2 + H_2O$$
Arsenige   Kalium-   Kalium-   Kohlen- Wasser
Säure   bikarbonat   metarsenit   säure

Das Arsentrioxyd[1] besitzt sowohl basische wie saure Eigenschaften. Die ersteren sind allerdings sehr schwach, in starken Säuren löst sich arsenige Säure, z. B. in Salzsäure, zu Arsentrichlorid $AsCl_3$, welches durch Wasser aber wieder in seine Komponenten gespalten wird. Die sauren Eigenschaften dagegen sind stärker; wie unser Präparat zeigt, vermag arsenige Säure Kohlensäure aus ihren Salzen zu vertreiben.

Eigenschaften. Fowlersche Lösung ist klar, farblos und reagiert infolge hydrolytischer Spaltung (s. dort) trotz eines geringen Gehaltes an ungebundener arseniger Säure alkalisch, da wir es mit einem Salze zu tun haben, das aus einer starken Base und einer schwächeren Säure zusammengesetzt ist. Der Gehalt an arseniger Säure beträgt rund 1%.

Prüfung.

1. **Identitätsreaktion auf Arsen:**

Arsen gehört zu den Elementen, die aus schwach saurer Lösung durch Schwefelwasserstoff als Sulfide gefällt werden. Demgemäß gibt die mit Salzsäure angesäuerte Fowlersche Lösung mit Schwefelwasserstoffwasser oder Natriumsulfidlösung gelbe Fällung von Arsentrisulfid:

$$2 KAsO_2 + 3 H_2S + 2 HCl \rightarrow As_2S_3 + 2 KCl + 4 H_2O$$
Kalium- Schwefel- Chlor- Arsen- Kalium- Wasser
metarsenit wasserstoff wasser- trisulfid chlorid
stoff

---

[1] Der arsenigen Säure, auch Arsentrioxyd genannt, kommt bei gewöhnlicher Temperatur die Molekularformel As_4O_6 zu. As_2O_3 ist die empirische Formel (s. d.).

2. auf Arsentrisulfid:

Letzteres kann in der arsenigen Säure als Verunreinigung auftreten und würde bei dem Darstellungsverfahren in Kaliumsulfarsenit übergehen und als solches dem Präparate beigemengt sein:

$$As_2S_3 + 4KHCO_3 \rightarrow K_3AsS_3 + KAsO_2 + 4CO_2 + 2H_2O$$

Arsensulfid　Kalium-　　Kalium-　　Kaliummet-　Kohlen-　Wasser
　　　　　　bikarbonat　sulfarsenit　arsenit　säure

Die durch Säure in Freiheit gesetzte Sulfosäure H_3AsS_3 ist unbeständig und zerfällt sofort in Schwefelwasserstoff und Arsentrisulfid:

a)
$$K_3AsS_3 + 3HCl \rightarrow H_3AsS_3 + 3KCl$$

Kaliumsulf-　Chlor-　　Sulfarsenige　Kalium-
arsenit　wasserstoff　　Säure　　chlorid
　　　　　　　　　　unbeständig

b)
$$2H_3AsS_3 \rightarrow As_2S_3 + 3H_2S$$

Sulfarsenige　Arsen-　Schwefel-
Säure　　trisulfid　wasserstoff

Der Schwefelwasserstoff würde dann weiter auf das Kaliummetarsenit im Sinne der Prüfung 1 einwirken.

Beim Versetzen der Fowlerschen Lösung mit Salzsäure darf daher keine gelbe Fällung oder Färbung eintreten.

3. auf Arsensäure:

Arsenige Säure und deren Salze geben mit Silbernitrat einen gelben Niederschlag von Silberarsenit Ag_3AsO_3, Arsensäure und deren Salze einen rotbraunen Niederschlag von Silberarsenat Ag_3AsO_4. Beide Niederschläge sind in Salpetersäure und Ammoniakflüssigkeit löslich. Fowlersche Lösung soll daher nach dem Neutralisieren mit Salpetersäure mit Silbernitratlösung einen blaßgelben, aber keinen rotbraunen Niederschlag geben. Letzterer kann in einer alten Fowlerschen Lösung eintreten, in der mit der Zeit ein Teil des Kaliumarsenits durch Oxydation in Kaliumarsenat übergegangen ist.

4. Gehaltsbestimmung:

Oxydationsmittel, wie Chlor, Brom, Jod, Kaliumpermanganat usw., führen arsenige Säure As_2O_3 in Arsensäure As_2O_5 über. Auf dieser Eigenschaft basiert die Gehaltsbestimmung des Arzneibuches, das die Fowlersche Lösung mit Jodlösung titrieren läßt. (Jodometrische Bestimmung s. Maßanalyse.) Die Oxydation erfolgt nach folgender Gleichung:

$$As_2O_3 + 4J + 2H_2O \rightleftarrows As_2O_5 + 4HJ$$

Arsentrioxyd　Jod　Wasser　　Arsen-　　Jod-
Mol.-Gew. 198　　　　　pentoxyd　wasser-
　　　　　　　　　　　　　stoff

Dieser Prozeß ist aber ein rücklaufender, indem die gebildete Jodwasserstoffsäure die Arsensäure wieder zu arseniger Säure reduziert. Man hat daher zur Verhinderung dieses rücklaufenden Prozesses für die Gegenwart eines Neutralisationsmittels — zweckmäßig Natriumbikarbonat — zu sorgen, welches die Jodwasserstoffsäure bindet:

$$NaHCO_3 + HJ \rightarrow NaJ + CO_2 + H_2O$$

Natrium-   Jod-   Natrium- Kohlen- Wasser
bikarbonat wasser- jodid   säure
stoff

Zur Ausführung der Gehaltsbestimmung mischt man in einem Erlenmeyer-Kolben 5 g Fowlersche Lösung mit 2 g Natriumbikarbonat und 20 g Wasser, setzt als Indikator Stärkelösung zu (s. Gehaltsbestimmung des Chlorwassers) und titriert mit $N/_{10}$-Jodlösung bis zur eben eintretenden Blaufärbung. Die Oxydation bzw. Titration ist also beendet, wenn keine Entfärbung der Jodlösung mehr eintritt. Der erste überschüssige Tropfen der Jodlösung färbt die Stärke blau. Zur Titration sollen 10—10,1 ccm $N/_{10}$-Jodlösung verbraucht werden.

Berechnung:

Es seien 10 ccm $N/_{10}$-Jodlösung verbraucht. 1 Liter $N/_{10}$-Jodlösung entspricht nach obiger Umsetzungsgleichung $\frac{19,8}{4} = 4,95$ g As_2O_3.

1 ccm $N/_{10}$-Jodlösung entspricht $= 0,00495$ g As_2O_3.

Der Prozentgehalt an As_2O_3 beträgt mithin:

$$\frac{10 \cdot 0,00495 \cdot 100}{5} = 0,99.$$

7. Cuprum sulfuricum — Kupfersulfat.

Darstellung. Eine blanke Kupferplatte von ca. 50 g wird in kleine Stücke zerhauen und in einem geräumigen Kolben mit einem Gemisch von 80 g reiner Schwefelsäure und 300 g Wasser übergossen. Man erwärmt auf dem Wasserbade und fügt in kleinen Anteilen 135 g reine Salpetersäure (25%) zu. Die Temperatur wird nun allmählich im Sandbade zum Sieden gesteigert. Es erfolgt lebhafte Einwirkung unter Entwicklung von Stickoxyden. Wenn keine Einwirkung mehr erfolgt, wird heiß in eine Porzellanschale filtriert und zur Vertreibung der Salpetersäure auf dem Drahtnetz bis zum Auftreten weißer Schwefelsäuredämpfe eingeengt. Nach dem Erkalten löst man den Rückstand unter Erwärmen mit ca. 300 g Wasser, filtriert heiß und stellt zum Kristallisieren beiseite. Die Kristalle werden zwischen Filtrierpapier getrocknet. Die aus der Mutterlauge durch weiteres Einengen erhaltenen Kristalle finden als rohes Kupfervitriol Verwendung.

Betrachtung. Kupfer zeigt den Mineralsäuren gegenüber ein verschiedenes Verhalten. In Salpetersäure löst sich Kupfer leicht, verdünnte Salz- und verdünnte Schwefelsäure greifen Kupfer nicht an, ebensowenig konzentrierte Schwefelsäure bei gewöhnlicher Temperatur. Beim Erhitzen mit letzterer findet jedoch Auflösung statt. Es bildet sich hierbei zunächst Kupferoxyd CuO, während ein Teil der Schwefelsäure zu schwefliger Säure SO_2 reduziert wird. In einem weiteren Teil unveränderter Schwefelsäure löst sich dann das Kupferoxyd zu Kupfersulfat auf:

a)
$$Cu + H_2SO_4 \rightarrow CuO + SO_2 + H_2O$$
Kupfer Schwefel- Kupfer- Schwefel- Wasser
säure oxyd dioxyd

b)
$$CuO + H_2SO_4 \rightarrow CuSO_4 + H_2O$$
Kupfer- Schwefel- Kupfer- Wasser
oxyd säure sulfat

Bequemer für die Darstellung ist aber das oben angegebene Verfahren. Es wird einerseits die Bildung des die Atmungsorgane stark angreifenden Schwefeldioxyds, andererseits die teilweise Bildung von Kupfersulfid vermieden, wie sie bei der Behandlung von Kupfer mit konzentrierter Schwefelsäure erfolgt.

Die Umsetzung nach unserem Darstellungsverfahren geschieht im Sinne folgender Gleichung:

$$3\,Cu + 3\,H_2SO_4 + 2\,HNO_3 \rightarrow 3\,CuSO_4 + 2\,NO + 4\,H_2O$$
Kupfer Schwefel- Salpeter- Kupfer- Stickstoff- Wasser
säure säure sulfat oxyd

Statt der Schwefelsäure erleidet nun die Salpetersäure eine Reduktion zu Stickstoffoxyd NO ($2\,HNO_3 \rightarrow H_2O + 2\,NO + 3\,O$). Das Stickstoffoxyd ist ein farbloses Gas, wird aber durch den Luftsauerstoff sofort zu dem rotbraunen Stickstoffdioxyd oxydiert:

$$NO + O \rightarrow NO_2$$
Stick- Sauer- Stick-
stoff- stoff stoff-
oxyd dioxyd

Eigenschaften. Kupfersulfat bildet blaue, wenig verwitternde Kristalle mit 5 Mol. Kristallwasser $= CuSO_4 \cdot 5\,H_2O$. Es löst sich leicht in Wasser, ist jedoch wie die meisten anorganischen Salze in Weingeist unlöslich. In wässeriger Lösung ist Kupfersulfat zum Teil hydrolytisch gespalten und reagiert sauer (s. Alumen).

Prüfung.

1. Die wässerige Lösung von Kupfersulfat gibt:

a) als **Identitätsreaktion auf Sulfat**
mit Bariumnitratlösung einen weißen, in Säuren unlöslichen Niederschlag von Bariumsulfat:

$$CuSO_4 + Ba(NO_3)_2 \rightarrow BaSO_4 + Cu(NO_3)_2$$
Kupfer- Barium- Barium- Kupfer-
sulfat nitrat sulfat nitrat

b) als Identitätsreaktion auf Kupfer

mit Ammoniakflüssigkeit einen bläulichen Niederschlag von Kupferhydroxyd $Cu(OH)_2$, der sich im Überschuß des Fällungsmittels zu der dunkelblauen **Kupfersulfat-Ammoniakverbindung** $Cu(NH_3)_4SO_4$ löst:

$$CuSO_4 + 2NH_3 + 2H_2O \rightarrow Cu(OH)_2 + (NH_4)_2SO_4$$

Kupfer-   Ammoniak Wasser   Kupfer-   Ammoniumsulfat   hydroxyd   sulfat

$$Cu(OH)_2 + (NH_4)_2SO_4 + 2NH_3 \rightarrow Cu(NH_3)_4SO_4 + 2H_2O$$

Kupfer-   Ammonium- Ammoniak Kupfersulfat- Wasser
hydroxyd   sulfat   Ammoniak

Außer Kupfer besitzen noch mehrere Elemente, vor allem Kobalt, Nickel, Chrom, Zink und die Metalle der Platingruppe, die Fähigkeit, **Metallammoniakverbindungen** zu bilden. Vornehmlich durch Untersuchungen Werners ist dies Gebiet erweitert worden. Man teilt die in Frage stehenden Verbindungen in zwei Hauptklassen ein, in Verbindungen, die vier oder sechs Mol. Ammoniak auf ein Metallatom enthalten bzw. sich hiervon ableiten lassen.

2. auf Eisen und Zink:

Schwefelwasserstoff fällt Kupfer aus saurer, Zink und Eisen dagegen nur aus neutraler bzw. ammoniakalischer Lösung als Sulfide aus (aus essigsaurer Lösung fällt Zink ebenfalls aus). Fällt man daher aus einer mit 10 ccm verdünnter Schwefelsäure angesäuerten Lösung von 0,2 g Kupfersulfat in 10 ccm Wasser mittels 2 ccm Natriumsulfidlösung (H_2S-Wirkung s. S. 59, Fußnote) alles Kupfer als Kupfersulfid aus:

$$CuSO_4 + H_2S \rightarrow CuS + H_2SO_4,$$

Kupfer-   Schwefel- Kupfer- Schwefel-
sulfat   wasserstoff sulfid   säure

so darf das nach kräftigem Schütteln erhaltene farblose Filtrat durch überschüssige Ammoniakflüssigkeit höchstens grünlich gefärbt, aber nicht getrübt werden. Eisen würde als schwarzes Eisensulfid FeS, Zink als weißes Zinksulfid ZnS ausfällen. Spuren Eisen, die eine grünliche Verfärbung erzeugen, sind also zulässig.

Die Eigentümlichkeit, daß Kupfer durch Schwefelwasserstoffwasser aus saurer Lösung gefällt wird, Zink und Eisen dagegen nicht, findet nach der Ionentheorie folgende Erklärung:

Kupfersulfid ist in Wasser wenig löslich, in dieser Lösung haben wir zwischen dem dissoziierten und undissoziierten Anteil folgendes Gleichgewicht:

$$Cu^{\cdot\cdot} + S'' \rightleftarrows CuS$$

Bezeichnen wir mit a und b die Ionen, mit c den ungespaltenen Anteil, so gilt die Gleichung:

$$a \cdot b = c \cdot k \qquad k = \text{Konstante},$$

d. h. das Produkt der Ionen $a \cdot b$, das Löslichkeitsprodukt, hat für eine gesättigte Lösung einen bestimmten Wert. Wenn nun in einer Lösung $\overset{..}{Cu}$- und $\overset{''}{S}$-Ionen vorhanden sind, so wird CuS sich nur dann ausscheiden, wenn die Ionen in solcher Zahl vorhanden sind, daß das Löslichkeitsprodukt überschritten ist.

Schwefelwasserstoff ist in wässeriger Lösung nur zu einem geringen Teil dissoziiert. Bringen wir neue $\overset{.}{H}$-Ionen in eine solche Lösung, z. B. durch Ansäuern, so müssen notwendigerweise $\overset{''}{S}$-Ionen verschwinden, wenn k in der Gleichung:

$$a \cdot b = c \cdot k$$
$$H_2 \overset{.}{S}'' \qquad H_2 S$$

konstant bleiben soll, d. h. durch Ansäuern wird die Ionisation des Schwefelwasserstoffs zurückgedrängt. Aber auch jetzt noch, wenn nicht zu stark angesäuert ist, ist die Konzentration der $\overset{''}{S}$-Ionen groß genug, um in einer Kupfersalzlösung mit den $\overset{..}{Cu}$-Ionen den Wert des Löslichkeitsproduktes:

$$\overset{..}{Cu} + \overset{''}{S} \rightleftarrows CuS$$

zu überschreiten, d. h. Kupfer aus seiner Lösung auszuscheiden. In dem Maße, wie CuS sich abscheidet, werden neue $\overset{''}{S}$-Ionen in Lösung treten und weiter $\overset{..}{Cu}$-Ionen als CuS abscheiden und so fort, m. a. W.: das Kupfer wird in schwach saurer Lösung durch Schwefelwasserstoff quantitativ gefällt.

Bei Zink- — Zn — und Eisen- — Fe — Salz werden in saurer Lösung durch Schwefelwasserstoff die Werte der betr. Löslichkeitsprodukte nicht erreicht. Selbst in neutraler Lösung ist die bei den Umsetzungen:

$$Zn(Fe)SO_4 + H_2S \rightarrow Zn(Fe)S + H_2SO_4$$

Zink-(Eisen-)   Schwefel-   Zink-(Eisen-)   Schwefel-
sulfat   wasserstoff   sulfid   säure

frei werdende Mineralsäure stark genug, die H_2S-Ionisation so weit zurückzudrängen, daß der Wert des Löslichkeitsproduktes für ZnS nur teilweise, für FeS nicht erreicht wird. M. a. W.: in neutraler Lösung fällt Schwefelwasserstoff Zink unvollständig, Eisen nicht aus. Sorgt man aber dafür, daß die $\overset{.}{H}$-Ionen der Säure verschwinden, indem man durch Ammoniakzusatz NH_3 in die Lösung bringt, das sich mit den $\overset{.}{H}$-Ionen zu $\overset{.}{NH_4}$-Ionen verbindet, dann vermögen die $\overset{''}{S}$-Ionen des Schwefelwasserstoffs Zn und Fe quantitativ als ZnS und FeS zu fällen:

$$Zn(Fe)SO_4 + H_2S + 2NH_3 \rightarrow Zn(Fe)S + (NH_4)_2S$$

Zink-(Eisen-)   Schwefel-   Ammoniak   Zink-(Eisen-)   Ammonium-
sulfat   wasserstoff   sulfid   sulfid

3. auf Kalzium- und Magnesiumsalze:

Das unter 2 nach dem Versetzen mit Natriumsulfidlösung erhaltene farblose und mit überschüssiger Ammoniakflüssigkeit versetzte Filtrat darf durch Natriumphosphatlösung höchstens schwach getrübt werden. Das Natriumphosphat des Deutschen Arzneibuches ist ein sekundäres Salz (s. unter Kalziumphosphat). Bei Gegenwart von Ammoniak fällt Kalzium als tertiäres Salz aus, Magnesium scheidet sich als Ammonium-Magnesiumphosphat ab:

a) $3CaSO_4 + 2Na_2HPO_4 + 2NH_3 \rightarrow 2Na_2SO_4 + (NH_4)_2SO_4 + Ca_3(PO_4)_2$

Kalziumsulfat   Natriumphosphat   Ammoniak   Natriumsulfat   Ammoniumsulfat   Kalziumphosphat (tertiär)

b) $MgSO_4 + Na_2HPO_4 + NH_3 \rightarrow MgNH_4PO_4 + Na_2SO_4$

Magnesiumsulfat   Natriumphosphat   Ammoniak   AmmoniumMagnesiumphosphat   Natriumsulfat

8. Calcium phosphoricum — Kalziumphosphat.

Darstellung. 20 g weißer Marmor werden in einer Porzellanschale allmählich mit 100 g verdünnter Salzsäure (12,5 %) übergossen und nach Beendigung der Kohlensäureentwicklung noch kurze Zeit auf dem Wasserbade erwärmt, bis die Salzsäure nicht mehr einwirkt und Lackmuspapier nur noch schwach gerötet wird. Man gibt nun 0,3 g Bromwasser und 0,1 g gefälltes Kalziumkarbonat zu und erwärmt bis zum Verschwinden des Bromgeruches. Man filtriert in ein Becherglas, fügt nach dem Erkalten 1 g Phosphorsäure hinzu und fällt unter stetigem Umrühren mit einer klaren abgekühlten Lösung von 61 g Natriumphosphat in 300 g Wasser das Kalziumphosphat aus. Der Niederschlag ist zunächst fein verteilt und wird erst bei längerem Umrühren kristallinisch. Er wird auf einem Filter oder leinenen Tuche mit destilliertem Wasser bis zur Chlorfreiheit ausgewaschen — das Abtropfende darf nach dem Ansäuern mit Salpetersäure durch Silbernitrat nur noch opalisierend getrübt werden —, nach starkem Auspressen bei 35—40° getrocknet und durch ein Sieb gegeben.

Betrachtung. Das vorliegende Kalziumphosphat ist vorwiegend ein sekundäres Salz. Die Salze mehrwertiger Säuren bezeichnet man als primär, sekundär oder tertiär, je nachdem ein, zwei oder drei der substituierbaren Wasserstoffatome mehrbasischer Säuren durch Metalle ersetzt sind. Die hier in Betracht kommende Phosphorsäure, zum Unterschiede von anderen Phosphorsäuren auch Orthophosphorsäure genannt, ist eine dreibasische Säure:

$$O = \overset{v}{P} \begin{smallmatrix} \diagup OH \\ -OH \\ \diagdown OH \end{smallmatrix}$$

Orthophosphorsäure

Beim sekundären Kalziumphosphat sind zwei Wasserstoffatome der Phosphorsäure durch das zweiwertige Kalziumatom ersetzt, so daß ihm folgende Strukturformel zukommt:

$$O = \overset{v}{P} \begin{smallmatrix} \diagup OH \\ -O \\ \diagdown O \end{smallmatrix} \!\!> Ca$$

Sekundäres Kalziumphosphat

Die natürlich vorkommenden Kalziumphosphate sind durchweg tertiäre Salze = Trikalziumphosphate, so Phosphorit $Ca_3(PO_4)_2$, Apatit $3Ca_3(PO_4)_2 + CaCl_2$ (oder CaF_2), Vivianit $Fe_3(PO_4)_2 + 8H_2O$ usw. Trikalziumphosphat bildet auch einen wesentlichen Bestandteil unseres Knochensystems.

Bei unserer Darstellung führten wir den Marmor — Kalziumkarbonat im hexagonal-rhomboedrischen System — mittels Salzsäure in lösliches Kalziumchlorid über:

$$CaCO_3 + 2HCl \rightarrow CaCl_2 + CO_2 + H_2O$$

Kalzium-   Chlor-   Kalzium- Kohlen- Wasser
karbonat wasserstoff   chlorid   säure

Aus dieser Lösung wurde weiterhin mit sekundärem Natriumphosphat sekundäres Kalziumphosphat gefällt:

$$CaCl_2 + Na_2HPO_4 \rightarrow CaHPO_4 + 2NaCl$$

Kalzium-   Sekundäres   Sekundäres   Natrium-
chlorid   Natrium-   Kalzium-   chlorid
          phosphat   phosphat

Da der Marmor oft eisenhaltig ist, behandelten wir vor der Fällung die Kalziumchloridlösung mit Bromwasser zur Überführung der Eisenoxydul(II)- in die zur Fällung geeignete Eisenoxyd(III)form:

$$2FeO + 2Br + H_2O \rightarrow Fe_2O_3 + 2HBr$$

Eisen-   Brom   Wasser   Eisen-   Brom-
oxydul (II)   oxyd (III) wasser-
                                  stoff

Mittels des zugefügten Kalziumkarbonats wird das dreiwertige Eisen gefällt, und zwar in dem Sinne, daß das an sich in Wasser unlösliche Kalziumkarbonat durch die verbliebene Restsäure in lösliches Kalziumhydrokarbonat (-bikarbonat) übergeführt wird, durch welches das Eisen hydrolytisch als Hydroxyd ausgeschieden wird:

a)
$$2\,CaCO_3 + 2\,HCl \longrightarrow CaCl_2 + Ca(HCO_3)_2$$

Kalzium-   Chlor-   Kalzium-   Kalziumhydrokarbonat   wasserstoff   chlorid   karbonat

b)
$$2\,FeCl_3 + 3\,Ca(HCO_3)_2 \longrightarrow 2\,Fe(HCO_3)_3 + 3\,CaCl_2$$

Eisen-   Kalziumhydro-   Eisenhydro-   Kalziumchlorid   karbonat   karbonat   chlorid
         (unbeständig)

c)
$$2\,Fe(HCO_3)_3 \longrightarrow 2\,Fe(OH)_3 + 6\,CO_2$$

Eisenhydro-   Eisenhydroxyd   Kohlen-
karbonat   dioxyd

Die vor der Fällung zugesetzte Phosphorsäure soll noch vorhandenes Kalziumbikarbonat entfernen.

Von den phosphorsauren Salzen der Erdalkalien (Kalzium, Strontium, Barium) sind nur die primären in Wasser löslich.

Die Phosphorsäure ist eine mittelstarke Säure. Sie dissoziiert nicht, wie man erwarten könnte, in $3\,H^{\cdot}\text{-} + PO_4{}'''$-Ionen, sondern vornehmlich in $H^{\cdot}\text{-} + H_2PO_4{}'$-Ionen. Diese Erscheinung zeigen alle mehrbasischen Säuren, selbst die starke Schwefelsäure dissoziiert zunächst nur in $H^{\cdot} + HSO_4{}'$, die gänzliche Dissoziation in $2\,H^{\cdot} + SO_4{}''$ erfolgt erst sekundär bei ganz starker Verdünnung. Das Anion $H_2PO_4{}'$ dissoziiert aber noch zu einem geringen Teil weiter, wobei die $H_2PO_4{}'$-Ionen im Gleichgewichtszustande bedeutend vorherrschen:

$$H_2PO_4{}' \rightleftharpoons H^{\cdot} + HPO_4{}''$$

In wässeriger Lösung ist sekundäres Natriumphosphat zum großen Teil in $2\,Na^{\cdot} + HPO_4{}''$ dissoziiert. Die Konzentration der $HPO_4{}''$-Ionen ist aber größer, als das Gleichgewicht $H_2PO_4{}' \rightleftharpoons H^{\cdot} + HPO_4{}''$ verträgt, es erfolgt daher hydrolytische Spaltung (s. d.), indem die überschüssigen $HPO_4{}''$-Ionen sich mit den $H^{\cdot}$-Ionen des zum geringen Teil dissoziierten Wassers zu ungespaltenen $H_2PO_4{}'$-Ionen vereinigen:

$$HPO_4{}'' + H^{\cdot} + OH' \rightleftharpoons H_2PO_4{}' + OH'$$

Es entsteht nun ein Überschuß an OH'-Ionen, die die schwach alkalische Reaktion der wässerigen Natriumphosphatlösung bedingen. Die Konzentration der $HPO_4{}''$-Ionen ist aber stark genug, um bei Anwesenheit von $Ca^{\cdot\cdot}$-Ionen das Löslichkeitsprodukt (s. d.) zwischen diesen beiden zu überschreiten, d. h. beim Versetzen von wässeriger Kalziumchloridlösung mit Natriumphosphat fällt sekundäres Kalziumphosphat aus:

$$Ca^{\cdot\cdot} + HPO_4{}'' \longrightarrow CaHPO_4$$

In starken Säuren, z. B. Mineralsäuren, sind die sekundären und tertiären Erdalkaliphosphate löslich. Schüttelt man sekundäres Kalziumphosphat mit Wasser an, so haben wir in der Lösung[1] zwischen dem dissoziierten und undissoziierten Anteil folgendes Gleichgewicht:

$$CaHPO_4 \rightleftarrows Ca^{\cdot\cdot} + HPO_4''$$

Säuern wir nun mit starken Säuren an, so bringen wir $H^{\cdot}$-Ionen hinein. Es sind jetzt mehr $H^{\cdot}$-Ionen vorhanden, als die Gleichgewichte der Systeme:

$$H_3PO_4 \rightleftarrows H^{\cdot} + H_2PO_4'$$
$$H_2PO_4' \rightleftarrows H^{\cdot} + HPO_4''$$

vertragen können. Um das gestörte Gleichgewicht wiederherzustellen, werden HPO_4''- und H_2PO_4'-Ionen verschwinden, indem sie sich mit den zugeführten $H^{\cdot}$-Ionen zu ungespaltenen H_3PO_4-Molekeln vereinigen. Dadurch wird nun weiterhin auch obiges Gleichgewicht $CaHPO_4 \rightleftarrows Ca^{\cdot\cdot} + HPO_4''$ gestört, und es müssen, um auch dieses wiederherzustellen, weitere Teile des Kalziumphosphates in Lösung gehen. Fügt man nun so viel Säure hinzu, daß die Ionisation der Phosphorsäure fast gänzlich zurückgedrängt wird, so erfolgt völlige Lösung, die als Ionenreaktion folgendermaßen kurz zu formulieren ist:

$$CaHPO_4 + 2H^{\cdot} \rightarrow Ca^{\cdot\cdot} + H_3PO_4$$

Eigenschaften. Kalziumphosphat bildet ein weißes, leichtes, kristallinisches, in Wasser wenig, in Essigsäure schwer, in Salz- und Salpetersäure leicht und ohne Aufbrausen (zugleich Prüfung auf Kalziumkarbonat) lösliches Pulver. Es kristallisiert mit 2 Mol. Kristallwasser.

Prüfung.

1. **Identitätsreaktion auf Kalzium:**
Kalziumsalzlösungen geben mit Ammoniumoxalat in Essigsäure unlösliches Kalziumoxalat, welches von stärkeren Säuren, wie Salz- und Salpetersäure, gelöst wird. Kocht man daher Kalziumphosphat mit verdünnter Essigsäure und filtriert vom Ungelösten ab, so gibt das Filtrat — Kalziumazetatlösung bzw. primäres Kalziumphosphat — mit Ammoniumoxalatlösung einen weißen Niederschlag:

$$\begin{matrix} CH_3COO \\ CH_3COO \end{matrix} {>} Ca + \begin{matrix} COONH_4 \\ | \\ COONH_4 \end{matrix} \rightarrow \begin{matrix} COO \\ | \\ COO \end{matrix} {>} Ca + 2\,CH_3COONH_4$$

Kalziumazetat — Ammoniumoxalat — Kalziumoxalat — Ammoniumazetat

---

[1] Wir müssen also hier, wie S. 56 schon erwähnt, eine geringe Löslichkeit voraussetzen.

2. Identitätsreaktion auf orthophosphorsaures Salz:

Silbernitrat dient als Unterscheidungsmerkmal zwischen Orthophosphorsäure einerseits und Meta- — ($H_3PO_4 - H_2O$) und Pyrophosphorsäure ($2 H_3PO_4 - H_2O$) andererseits. Die Salzlösungen der Orthophosphorsäure geben mit Silbernitrat gelbes Silbersalz = Ag_3PO_4, die der Meta- und Pyrophosphorsäure weißes Silbersalz = $AgPO_3$ bzw. $Ag_4P_2O_7$.

Beim Befeuchten mit Silbernitratlösung färbt sich Kalziumphosphat deshalb gelb:

$$CaHPO_4 + 3 AgNO_3 \longrightarrow Ag_3PO_4 + Ca(NO_3)_2 + HNO_3$$

Kalzium-phosphat	Silbernitrat	Silber-phosphat	Kalzium-nitrat	Salpetersäure

3. auf Arsenverbindungen

als Verunreinigungen der Ausgangsmaterialien. Ein Gemisch von 1 g Kalziumphosphat und 3 ccm Natriumhypophosphitlösung darf nach viertelstündigem Erhitzen im siedenden Wasserbade keine dunklere Färbung annehmen. Arsenverbindungen werden zu elementarem Arsen reduziert (s. S. 63).

4. auf Sulfate:

Die mit Hilfe von Salpetersäure hergestellte wässerige Lösung von Kalziumphosphat ($1 + 19$) darf durch Bariumnitratlösung nicht sofort verändert werden.

Sulfate geben in Säuren unlösliches weißes Bariumsulfat:

$$H_2SO_4 + Ba(NO_3)_2 \longrightarrow BaSO_4 + 2 HNO_3$$

Schwefel-säure	Barium-nitrat	Barium-sulfat	Salpeter-säure

5. auf Chloride:

Die Lösung nach 4 darf durch Silbernitratlösung höchstens opalisierend verändert werden.

Chloride geben in Säuren unlösliches weißes Silberchlorid, ihr Nachweis ließe auf unvollständiges Auswaschen des Kalziumphosphats schließen:

$$NaCl + AgNO_3 \longrightarrow AgCl + NaNO_3$$

Natrium-chlorid	Silbernitrat	Silber-chlorid	Natrium-nitrat

Spuren sind wie auch bei 4 zulässig.

6. auf Schwermetallsalze:

Die Lösung nach 4 gibt mit überschüssiger Ammoniakflüssigkeit einen weißen Niederschlag von tertiärem Kalziumphosphat:

$$3 Ca(NO_3)_2 + 3 H_3PO_4 + 9 NH_3 \longrightarrow Ca_3(PO_4)_2 + (NH_4)_3PO_4 + 6 NH_4NO_3$$

Kalziumnitrat	Phosphor-säure	Ammoniak	Tertiäres Kalzium-phosphat	Ammonium-phosphat	Ammonium-nitrat

Dieser Niederschlag darf durch 3 Tropfen Natriumsulfidlösung nicht dunkler gefärbt werden. Schwermetallsalze geben meist schwarzes Metallsulfid (MeS).

7. auf richtige Zusammensetzung:

Beim Glühen geht das sekundäre Kalziumphosphat in das Kalziumsalz der Pyrophosphorsäure über. (Tertiäres Kalziumphosphat verändert sich nicht, weil in Ermangelung freier Wasserstoffatome kein Wasseraustritt erfolgen kann:)

$$2(CaHPO_4 \cdot 2H_2O) \rightarrow 5H_2O + Ca_2P_2O_7$$

Sekund. Kalziumphosphat Wasser Mol.- Kalzium-
Mol.-Gew. = 344   Gew. = 90   pyrophos-
phat Mol.-Gew. = 254

Der Gewichtsverlust beträgt $344 : 90 = 100 : x$; $x = \dfrac{9000}{343}$ $= 26{,}16\,\%$. Das Arzneibuch nimmt Rücksicht auf einen kleinen Gehalt an tertiärem Kalziumphosphat und schreibt einen Gewichtsverlust von 25—26,2 % vor.

9. Magnesium carbonicum — Basisches Magnesiumkarbonat.

Darstellung. Man stellt einerseits eine Lösung von 125 g kristallisiertem Magnesiumsulfat in ca. 1 Liter kaltem Wasser, andererseits eine Lösung von 150 g kristallisiertem Natriumkarbonat in 1 Liter Wasser her. In einer Schale oder einem geräumigen Becherglase wird dann unter Umrühren die Natriumkarbonatlösung zu der Magnesiumsulfatlösung gegeben. Es erfolgt sofort weißer Niederschlag und Entwicklung von Kohlensäure. Man erhitzt ca. 15 Minuten zum Sieden, wäscht den Niederschlag einige Male zunächst durch Dekantieren, dann nach dem Sammeln auf einem leinenen Tuche so lange mit heißem Wasser aus, bis das abtropfende Wasser keine Sulfatreaktion mehr gibt. — Mit Bariumnitratlösung darf nach dem Ansäuern mit Salpetersäure keine Trübung erfolgen. — Der Niederschlag wird dann im Trockenschrank (nicht über 100°) getrocknet und in feines Pulver verwandelt.

Betrachtung. Kohlensaures Magnesium findet sich in der Natur weitverbreitet in den Mineralien **Magnesit** $MgCO_3$ und **Dolomit** $MgCa(CO_3)_2$. Von diesen Verbindungen unterscheidet sich das durch Fällung erhaltene kohlensaure Magnesium durch seine Zusammensetzung.

Wie bei Alaun (s. d.) näher erörtert, erleiden Salze aus schwachen Basen oder schwachen Säuren in wässeriger Lösung hydrolytische Spaltung. Letztere ist je nach dem Stärkegrade der Komponenten eine geringere oder größere; sie kann sich, wenn nur eine Komponente — Base oder Säure — schwach ist, nur in der sauren oder alkalischen Reaktion der wässerigen Lösungen solcher Neutralsalze äußern, sie führt aber in dem Maße, wie die eine oder gleichzeitig beide Komponenten schwächer werden, durch alle Zwischenstufen hindurch über teilweise (Bi. subnitr.) zur völligen Zersetzung. (Ferrikarbonat in Ferrihydroxyd s. Fe. oxydat. cum Saccharo.)

Magnesium bekundet in seinen Oxydverbindungen einen schwach basischen Charakter, ebenso ist die Kohlensäure eine schwache Säure. Das nach der Umsetzung:

$$MgSO_4 + Na_2CO_3 \longrightarrow MgCO_3 + Na_2SO_4$$

Magnesium- Natrium- Magnesium- Natriumsulfat karbonat karbonat sulfat

zu erwartende neutrale Magnesiumkarbonat $MgCO_3$ erleidet daher vornehmlich bei höherer Temperatur eine hydrolytische Spaltung derart, daß zufolge unserer Herstellungsbedingungen unter Kohlensäureentwicklung ein basisches Salz von der ungefähren Zusammensetzung $Mg(OH)_2 \cdot 3\,MgCO_3 \cdot 3\,H_2O$ resultiert. Da die frei werdende Kohlensäure einen Teil des Magnesiumkarbonats als doppeltkohlensaures Magnesium:

$$MgCO_3 + CO_2 + H_2O \longrightarrow Mg(HCO_3)_2$$

Magnesium- Kohlen- Wasser Magnesiumkarbonat säure bikarbonat

in Lösung halten kann, so hat man durch längeres Kochen (s. Darstellung) die Kohlensäure auszutreiben.

Eigenschaften. Das „kohlensaures oder auch basisch kohlensaures Magnesium" genannte Präparat bildet ein weißes Pulver, das in Wasser fast unlöslich, in kohlensäurehaltigem Wasser (s. o.) und in wässerigen Ammonsalzlösungen leichter löslich ist. Beim Glühen entweichen Wasser und Kohlensäure, es hinterbleibt Magnesiumoxyd MgO = **Magnesia usta.**

Prüfung.

1. **Identitätsreaktion auf Magnesium:**

Man löst Magnesiumkarbonat in verdünnter Schwefelsäure auf zu Magnesiumsulfat, es findet heftige Kohlensäureentwicklung statt:

$$Mg(OH)_2 \cdot 3\,MgCO_3 + 4\,H_2SO_4 \longrightarrow 4\,MgSO_4 + 3\,CO_2 + 5\,H_2O$$

Bas. Magnesiumkarbonat Schwefel- Magnesium- Kohlen- Wasser
säure sulfat säure

Nach Zusatz von Ammoniumchloridlösung und Ammoniakflüssigkeit — bei Abwesenheit von Ammonsalz wird durch Ammoniak Magnesiumhydroxyd gefällt — entsteht beim Versetzen mit Natriumphosphatlösung ein kristallinischer weißer Niederschlag von Ammoniummagnesiumphosphat:

$$MgSO_4 + Na_2HPO_4 + NH_3 \longrightarrow MgNH_4PO_4 + Na_2SO_4$$

Magnesium-   Natrium-   Ammoniak   Ammonium-   Natriumsulfat   phosphat   Magnesium-   sulfat
                            phosphat

Beim Glühen geht Ammoniummagnesiumphosphat unter Ammoniak- und Wasserverlust in Magnesiumpyrophosphat über. Letzteres ist die geeignetste Wägungsform bei der gravimetrischen (gewichtsanalytischen) Magnesiumbestimmung:

$$2MgNH_4PO_4 \longrightarrow Mg_2P_2O_7 + 2NH_3 + H_2O$$

Ammonium-   Magnesium- Ammoniak Wasser
Magnesiumphosphat   pyrophosphat

Die Erscheinung, daß in ammoniumsalzhaltigen Magnesiumsalzlösungen durch Ammoniak kein Magnesiumhydroxyd $Mg(OH)_2$ gefällt wird, oder daß sich letzteres in Ammonsalzlösung löst, hat nach Ostwald folgende Erklärung:

Magnesiumhydroxyd ist in Wasser wenig löslich und zum geringen Teil in $Mg^{..}$- und OH'-Ionen dissoziiert. Bringt man nun in die Lösung ein Ammonsalz, wie Ammoniumchlorid, das reichliche $NH_4^{.}$- — Ammonium — Ionen aufweist, so werden sich letztere mit den OH'-Ionen des Magnesiumhydroxyds zu undissoziiertem NH_4OH bzw. zu $NH_3 + H_2O$ vereinigen. Das Gleichgewicht zwischen dem gelösten und ungelösten Magnesiumhydroxyd ist durch das Verschwinden der OH'-Ionen gestört. Um dasselbe wiederherzustellen, werden neue Mengen des Magnesiumhydroxyds in Lösung gehen und so fort, bis alles Magnesiumhydroxyd gelöst ist.

2. auf Alkalikarbonate:

Erhitzt man 2 g Magnesiumkarbonat mit 50 g heißem, frisch abgekochtem, also kohlensäurefreiem Wasser zum Sieden, so darf die noch heiß abfiltrierte Flüssigkeit Lackmuspapier nur schwach bläuen (herrührend von geringen Mengen gelösten Magnesiumkarbonats). Alkalikarbonate würden der Lösung eine stark alkalische Reaktion erteilen.

3. auf fremde Salze:

Das Filtrat nach 2 darf beim Verdampfen höchstens 0,01 g Rückstand hinterlassen. Ein größerer Rückstand deutet auf fremde Salze.

4. auf Schwermetallsalze:

Die mit Hilfe von verdünnter Essigsäure hergestellte wässerige Lösung (1 + 19) darf durch 3 Tropfen Natriumsulfidlösung nicht sofort verändert werden. Schwermetalle fallen als Sulfide aus (H₂S-Wirkung s. S. 59, Fußnote):

$$Me\,Salz + H_2S \longrightarrow MeS + Säure$$

Metallsalz   Schwefel-   Metall-
wasserstoff   sulfid

5. auf Sulfat:

Die Lösung nach 4 darf durch Bariumnitratlösung innerhalb einiger Minuten nicht sofort getrübt werden. Sulfate geben mit Bariumsalzen in Säuren unlösliches Bariumsulfat:

$$Na_2SO_4 + Ba(NO_3)_2 \longrightarrow BaSO_4 + 2\,NaNO_3$$

Natriumsulfat   Bariumnitrat   Bariumsulfat   Natriumnitrat

Spuren von Sulfat sind statthaft; ein größerer Gehalt rührt von ungenügendem Auswaschen des Magnesiumkarbonatniederschlages her.

6. auf Chloride:

Die Lösung nach 4 darf nach dem Ansäuern mit Salpetersäure durch Silbernitratlösung innerhalb 5 Minuten nur opalisierend getrübt werden. Chloride geben mit Silbernitratlösung in Säuren unlösliches Silberchlorid:

$$MgCl_2 + 2\,AgNO_3 \longrightarrow 2\,AgCl + Mg(NO_3)_2$$

Magnesium-   Silbernitrat   Silber-   Magnesium-
chlorid   chlorid   nitrat

Spuren von Chloriden sind zulässig. Das Ansäuern mit Salpetersäure soll die Ausfällung des Silbers als Silberazetat verhindern. Letzteres ist in Salpetersäure löslich.

7. auf Eisensalze:

Beim Versetzen von 20 ccm einer mit Hilfe verdünnter Salzsäure hergestellten wässerigen Lösung des Präparates (1 + 19) mit 0,5 ccm Kaliumferrozyanidlösung darf höchstens schwache Bläuung eintreten. Kaliumferrozyanid — gelbes Blutlaugensalz — ist ein Reagens auf Eisenoxydsalze und setzt sich mit letzteren zu Ferriferrozyanid — Berlinerblau — um:

$$4\,FeCl_3 + 3\,K_4FeCy_6 \longrightarrow Fe_4(FeCy_6)_3 + 12\,KCl$$

Ferrichlorid   Kaliumferro-   Ferriferrozyanid   Kalium-
zyanid   Berlinerblau   chlorid

8. Gehaltsbestimmung:

Beim Glühen von 0,2 g Magnesiumkarbonat in einem Porzellan- oder Platintiegel müssen mindestens 0,08 g Rückstand — MgO — hinterbleiben = 24 % Mg, wie aus den Gleichungen hervorgeht:

$$Mg(OH)_2 \cdot 3\,MgCO_3 \cdot 3\,H_2O \longrightarrow 4\,MgO + 3\,CO_2 + 4\,H_2O$$

Bas. Magnesiumkarbonat   Magnesium-   Kohlen-   Wasser
Mol.-Gew.: 365,4   oxyd   säure
Mol.-Gew.: 161,3

$$365,4 : 161,3 = 0,2 : x; \quad x = \frac{161,3 \cdot 0,2}{365,4} = 0,08\ MgO.$$

Der Prozentgehalt an Mg bei einem Glührückstand von 0,0 8g
MgO für 0,2 g angewandte Substanz (= 40 % MgO) berechnet sich:

$$MgO : Mg = 40 : x; \quad x = \frac{24,32 \cdot 40}{40,32} = 24,1$$

Mol.- Atom.-
Gew.   Gew.
40,32 24,32

9. auf Kalziumsalze:

Der bei der Gehaltsbestimmung nach 8 erhaltene Glührückstand muß nach dem Schütteln mit 8 ccm Wasser ein Filtrat
geben, das durch Ammoniumoxalatlösung innerhalb 5 Minuten
höchstens opalisierend getrübt wird. Kalksalze, im Glührück-
stande als CaO vorhanden — falls Beimengung von Kalziumkarbonat vorliegt — und beim Behandeln mit Wasser $Ca(OH)_2$
— Kalkwasser — bildend, geben mit Ammoniumoxalat in Essigsäure unlösliches, weißes Kalziumoxalat:

$$Ca(OH)_2 + \begin{array}{c} COONH_4 \\ | \\ COONH_4 \end{array} \rightarrow \begin{array}{c} COO \\ | \\ COO \end{array}\!\!\!\!Ca + 2NH_3 + 2H_2O$$

Kalzium-   Ammonium-   Kalzium-   Ammoniak Wasser
hydroxyd   oxalat   oxalat

10. Ammonium chloratum — Ammoniumchlorid; Salmiak.

Darstellung. In einer Porzellanschale gibt man zu 36 g Salzsäure (25 proz.) allmählich unter Umrühren 45 g Ammoniakflüssigkeit (10 proz.) bzw. so viel, daß die Mischung deutlich nach Ammoniak riecht und Lackmuspapier bläut. Beim Zusammenbringen
beider Flüssigkeiten beobachtet man die Bildung weißer Nebel
von Ammoniumchlorid. Nunmehr wird auf dem Wasserbade zur
völligen Trockne eingedampft. Ausbeute: stark 13 g = rund
100 %.

Betrachtung. Ammoniakflüssigkeit oder Salmiakgeist, d. i. die
wässerige Lösung des Ammoniakgases NH_3, reagiert alkalisch und
ist eine Lauge. Demnach hat man in dieser Lösung OH'-Ionen
anzunehmen, und der Vorgang beim Lösen von Ammoniak in
Wasser wäre folgendermaßen zu formulieren:

$$III. \; N\!\!\begin{array}{c} \diagup H \\ \!\!-H \\ \diagdown H \end{array} + H_2O \rightarrow V. \; N\!\!\begin{array}{c} H \\ \diagup H \\ \!\!-H \\ \diagdown H \\ \diagdown OH \end{array}$$

Ammoniak Wasser   Ammonium-
                        hydroxyd

Das Ammoniak mit dreiwertigem Stickstoff geht hierbei in die Ammoniumbase mit fünfwertigem Stickstoff über. Die einwertige Gruppe „—NH$_4$" heißt Ammoniumgruppe und ist gleichsam den einwertigen Alkalimetallen Kalium und Natrium an die Seite zu stellen. Sie bildet wie diese Metalle mit Säuren Salze, die man Ammoniumsalze nennt. Die Salzbildung aus Ammoniak und Säure, bei unserem Präparate Salzsäure, wird oft als bloßer Additionsvorgang:

$$NH_3 + HCl \longrightarrow NH_4Cl$$

Ammoniak   Chlor-   Ammonium-
wasser-   chlorid
stoff

formuliert, sie ist in Wirklichkeit ein Sättigungsvorgang zwischen Ammoniumhydroxyd und Säure entsprechend der üblichen Salzbildung aus Base und Säure:

Ammonium-   Chlor-   Ammonium- Wasser
hydroxyd   wasser-   chlorid
stoff

Nach der heutigen Strukturlehre ist NH$_4$Cl als eine **Verbindung zweiter Ordnung** anzusehen. Die Verbindungen zweiter Ordnung kommen dadurch zustande, daß Moleküle einfach gesättigter Verbindungen, in unserem Falle NH$_3$ und HCl, sich durch Äußerung sogenannter **Nebenvalenzen** noch weiter miteinander verbinden (Näheres über Verbindungen zweiter und höherer Ordnung, wie auch über Haupt- und Nebenvalenzen siehe die Lehrbücher).

Eigenschaften. Ammoniumchlorid bildet ein weißes kristallinisches, in Wasser leicht, in Weingeist schwer lösliches Pulver. Die kalt bereitete wässerige Lösung reagiert schwach sauer durch hydrolytische Spaltung infolge des schwach basischen Charakters des Ammoniumhydroxyds. Ammoniumchlorid ist wie alle Ammoniumsalze beim Erhitzen leichtflüchtig und gibt hierbei, ohne zu schmelzen, ein weißes Sublimat. Der Salmiakdampf ist teilweise dissoziiert in NH$_3$ und HCl. Auf diesem Verhalten beruht die Verwendung des Salmiaks als Lötmittel; die das Löten hindernden oberflächigen Metalloxyde werden durch den Chlorwasserstoff als Metallchloride verflüchtigt.

Prüfung.

1. Identitätsreaktion:

a) auf Ammoniumsalz:

Die wässerige Lösung von Ammoniumchlorid entwickelt beim Erwärmen mit Natronlauge Ammoniak, erkenntlich am Geruch oder mittels Kurkuma- oder roten Lackmuspapiers. Wie stärkere Säuren schwächere Säuren, so machen stärkere Basen — hier Natriumhydroxyd — schwächere Basen — Ammoniumhydroxyd, das in NH_3 und H_2O zerfällt, — aus ihren Verbindungen frei:

$$NH_4Cl + NaOH \rightarrow NH_3 + H_2O + NaCl$$

Ammonium- Natrium- Ammoniak Wasser Natriumchlorid hydroxyd chlorid

b) auf Chlorid:

Die Lösung nach a) gibt mit Silbernitratlösung einen weißen, in Säuren unlöslichen, in Ammoniak zu $Ag(NH_3)_3Cl$ (s. Metall-ammoniakverbindungen) löslichen Niederschlag von Silberchlorid:

$$NH_4Cl + AgNO_3 \rightarrow AgCl + NH_4NO_3$$

Ammonium- Silber- Silber- Ammoniumchlorid nitrat chlorid nitrat

2. auf Schwermetallsalze:

Die mit 3 Tropfen verdünnter Essigsäure versetzte wässerige Lösung von Ammoniumchlorid $(1 + 19)$ darf durch 3 Tropfen Natriumsulfidlösung nicht verändert werden. Schwermetalle fallen als Metallsulfide aus (H_2S-Wirkung s. S. 59):

$$Me\ Salz + H_2S \rightarrow MeS + Säure$$

Schwefel- Metall-
wasserstoff sulfid

3. auf Sulfate:

Die Lösung nach 2. darf durch Bariumnitratlösung nicht ver-ändert werden. Sulfate geben weißes, in Säuren unlösliches Ba-riumsulfat:

$$(NH_4)_2SO_4 + Ba(NO_3)_2 \rightarrow BaSO_4 + 2NH_4NO_3$$

Ammonium- Barium- Barium- Ammoniumsulfat nitrat sulfat nitrat

4. auf Kalziumsalze:

Die Lösung nach 2. darf durch Ammoniumoxalatlösung nicht verändert werden. Kalziumsalze geben in Essigsäure unlösliches weißes Kalziumoxalat:

$$CaCl_2 + \begin{matrix} COONH_4 \\ | \\ COONH_4 \end{matrix} \rightarrow \begin{matrix} COO \\ | \\ COO \end{matrix}\!\!\Big\rangle Ca + 2NH_4Cl$$

Kalzium- Ammonium- Kalziumoxalat Ammoniumchlorid oxalat chlorid

5. auf Rhodansalze:

Die mit einigen Tropfen Salzsäure versetzte wässerige Lösung von Ammoniumchlorid $(1 + 19)$ darf durch Eisenchloridlösung nicht gerötet werden. Die Rhodanwasserstoffsäure gibt ein blutrotes Fe-(III)Salz (s. Gehaltsbestimmung von Silbernitrat):

$$3\,CNSNH_4 + FeCl_3 \longrightarrow Fe(CNS)_3 + 3\,NH_4Cl$$

Ammonium-   Eisen-   Eisen (III)-   Ammoniumrhodanid   chlorid   rhodanid   chlorid

6. auf Eisensalze:

Die Lösung nach 5 darf durch 0,5 ccm Kaliumferrozyanidlösung nicht sofort gebläut werden. Eisen-(III)Salze (Ferrisalze) geben mit Kaliumferrozyanid Ferriferrozyanid (Berlinerblau):

$$4\,FeCl_3 + 3\,K_4FeCy_6 \longrightarrow Fe_4(FeCy_6)_3 + 12\,KCl$$

Eisen-   Kalium-   Ferriferrozyanid   Kaliumchlorid   ferrozyanid   chlorid

7. auf Arsenverbindungen:

Ein Gemisch von 1 g Ammoniumchlorid und 3 ccm Natriumhypophosphitlösung darf nach viertelstündigem Erhitzen im siedenden Wasserbade keine dunklere Färbung annehmen. Arsenverbindungen werden zu Arsen reduziert:

$$As_2O_3 + 3\,NaH_2PO_2 \longrightarrow 3\,NaH_2PO_3 + 2\,As$$

Arsenige   Natriumhypo-   Natrium-   Arsen
Säure   phosphit   phosphit

8. auf empyreumatische und nicht flüchtige Stoffe:

Man dampft in einem Tiegel 1 g Ammoniumchlorid mit 1 ccm Salpetersäure auf dem Wasserbade zur Trockne ein. Der Rückstand muß weiß sein und darf höchstens am Rande einen gelben Anflug (von Spuren Eisen herrührend) zeigen; er muß bei höherer Temperatur sich verflüchtigen, ohne einen wägbaren Rückstand zu hinterlassen.

11. Liquor Aluminii acetici — Essigsaure Tonerdelösung; Aluminiumazetatlösung.

Darstellung. 100 g eisenfreies Aluminiumsulfat löst man in 270 g kaltem Wasser, filtriert in eine geräumige Steinschale und bringt durch Wasserzusatz auf das spezifische Gewicht $1{,}152\ \frac{15^0}{15^0}$ bzw. Dichte $1{,}149\ \frac{20^0}{4^0}$. Bei Innehaltung obiger Gewichtsverhältnisse ist nur eine geringe Menge Wasser erforderlich. In 367 g dieser Lösung trägt man allmählich unter stetigem Umrühren eine Anreibung von 46 g Kalziumkarbonat mit 60 g Wasser ein. Es findet heftige Kohlensäureentwicklung statt. Sobald diese beendet ist, bringt man zu der etwas dicklichen Mischung in kleinen Anteilen unter ständigem Umrühren 120 g verdünnte Essigsäure, wobei wiederum Kohlensäureentwicklung stattfindet. Die Temperatur darf hierbei nicht über 20^0 steigen. Man läßt nun mindestens 3 Tage lang unter öfterem Umrühren stehen, bis die Kohlensäureentwicklung gänzlich beendet ist. Nachdem sich der Niederschlag von Kalziumsulfat völlig abgesetzt hat, trennt man auf einem leinenen Tuche Niederschlag von Flüssigkeit, ohne hierbei auszuwaschen, und bringt die Flüssigkeit nach dem Filtrieren mit Wasser auf das spezifische Gewicht von mindestens $1{,}046 \frac{15^0}{15^0}$ bzw. Dichte von mindestens $1{,}044 \frac{20^0}{4^0}$.

Betrachtung. Der chemische Prozeß bei der Darstellung spielt sich in zwei Phasen ab:

1. Das Aluminiumsulfat wird durch das in ganz geringem Überschuß angewandte Kalziumkarbonat unter Kohlensäureentwicklung als $^2/_3$ basisch kohlensaures Aluminium gefällt:

$$Al_2(SO_4)_3 + 3\,CaCO_3 + 2\,H_2O \longrightarrow Al_2(OH)_4CO_3 + 3\,CaSO_4 + 2\,CO_2$$

Aluminium- sulfat	Kalzium- karbonat	Wasser	$^2/_3$ basisch. Aluminiumkarbonat	Kalzium- sulfat	Kohlen- säure

Das zu erwartende neutrale Aluminiumkarbonat $Al_2(CO_3)_3$ erleidet wegen der schwach basischen und schwach sauren Eigenschaften seiner Komponenten hydrolytische Spaltung (s. d.) unter Bildung obiger Verbindung. Das bei der Umsetzung entstandene Kalziumsulfat fällt mit aus.

2. Das $^2/_3$ basisch kohlensaure Aluminium löst sich in der im weiteren Verlauf der Darstellung zugesetzten Essigsäure unter Kohlensäureentwicklung zu $^1/_3$ basisch Aluminiumazetat auf:

$$Al_2(OH)_4CO_3 + 4\,CH_3COOH \longrightarrow 2\,Al(OH)\,(CH_3COO)_2 + 3\,H_2O + CO_2$$

$^2/_3$ bas. Aluminium- karbonat	Essigsäure	$^1/_3$ bas. Aluminiumazetat	Wasser	Kohlen- säure

Die unserem Präparate zugrunde liegende chemische Verbindung bezeichnet man entweder als $^1/_3$ basisch essigsaures Aluminium oder als basisches Aluminium-$^2/_3$-azetat, d. h. ein Molekül der Verbindung enthält eine Hydroxyl $=$ (OH) und zwei Azetat $=$ (CH$_3$COO)-Gruppen.

Die essigsaure Tonerdelösung ist eins der diffizilsten Präparate des Arzneibuches. Zur Erlangung eines dauernd haltbaren Liquors ist es erforderlich, die vorgeschriebenen Gewichtsmengen, die ungefähr mit den theoretischen Reaktionswerten — Äquivalenten — übereinstimmen, genau einzuhalten und auf Reinheit (Eisenfreiheit) der Ausgangsmaterialien, des Kalziumkarbonats und des Aluminiumsulfats, zu achten. Ein schon etwas über die zulässige

Grenze hinausgehender Eisengehalt wirkt als ionenbildende Substanz auf die essigsaure Tonerdelösung als kolloidale Lösung (s. Liquor ferri oxychlorati dialysati) derart ein, daß das Aluminium als unlösliches basisches Azetat abgeschieden wird in Verbindung mit basischen Eisenazetaten. Des weiteren ist der schwankende Gehalt des Aluminiumsulfats zu berücksichtigen, das Arzneibuch schreibt ein solches mit 18 Mol. Kristallwasser vor, es finden sich aber einwandfreie Handelswaren, die einen geringeren Wassergehalt — 16 % — aufweisen. Hierdurch ändern sich natürlich die Reaktionswerte des Kalziumkarbonats und der Essigsäure.

Durch einen Überschuß an Kalziumkarbonat und Essigsäure wird ferner Kalziumazetat in das Präparat gelangen, welches sich häufig in Handelswaren vorfindet und, außer daß es als grobe Verunreinigung zu betrachten ist, Zersetzung in demselben Sinne bewirken kann wie die Eisenbeimengungen.

Der essigsauren Tonerde finden sich stets geringe Mengen Aluminiumsulfat und Kalziumsulfat beigemengt. Das rührt daher, daß einerseits die Fällung des Aluminiumsulfats durch Kalziumkarbonat nach 1 nicht ganz quantitativ verläuft, andererseits, daß Kalziumsulfat teilweise löslich ist.

Durch einen Zusatz von 0,1—0,2 % Borsäure läßt sich die Haltbarkeit erhöhen oder eine trübe gewordene Aluminiumazetatlösung klären. Es liegt dann aber keine Arzneibuchware mehr vor.

Eigenschaften. Aluminiumazetatlösung bildet eine klare, farblose, schwach nach Essigsäure riechende, sauer reagierende Flüssigkeit von süßlich zusammenziehendem Geschmack.

Prüfung.

1. Identitätsreaktion auf $^2/_3$ Azetat:

Beim Erhitzen von 10 ccm Aluminiumazetatlösung mit einer Lösung von 0,2 g Kaliumsulfat in 10 ccm Wasser im siedenden Wasserbade erfolgt Koagulierung unter Ausscheidung von Aluminiumhydroxyd:

$$3\,Al(CH_3COO)_2(OH) + 3\,K_2SO_4 \rightarrow Al_2(SO_4)_3 + 6\,CH_3COOK + Al(OH)_3$$

$^1/_3$ bas. Aluminiumazetat   Kaliumsulfat   Aluminiumsulfat   Kaliumazetat   Aluminiumhydroxyd

Beim Abkühlen findet der rückwirkende Prozeß statt, die Lösung wird wieder flüssig und klar, das Aluminiumhydroxyd gelöst. Wir haben es hier also mit einer reversiblen Reaktion (s. d.) zu tun, deren Gleichgewicht bei Temperaturerhöhung nach rechts, bei Temperaturerniedrigung nach links verschoben ist.

2. auf Arsenverbindungen:

Eine Mischung von 1 ccm Aluminiumazetatlösung und 3 ccm Natriumhypophosphitlösung darf nach viertelstündigem Erhitzen im siedenden Wasserbade keine dunklere Färbung annehmen. Arsenverbindungen werden zu elementarem Arsen reduziert (s. S. 63).

3. auf Eisensalze:

Eine Mischung von 6 ccm Aluminiumazetatlösung mit 14 ccm Wasser darf durch 0,5 ccm Kaliumferrozyanidlösung höchstens schwach gebläut werden. Eisenoxydsalze geben mit Kaliumferrozyanid Ferriferrozyanid = Berlinerblau:

$$4\,Fe(CH_3COO)_3 + 3\,K_4FeCy_6 \rightarrow Fe_4(FeCy_6)_3 + 12\,CH_3COOK$$

Ferriazetat   Kaliumferro-   Ferriferrozyanid   Kaliumazetat
zyanid   Berlinerblau

Spuren von Eisen sind zulässig (s. o.).

4. auf Schwermetall-, vor allem Blei- und Kupfersalze:

Eine Mischung von 5 ccm Aluminiumazetatlösung und 1 cm verdünnter Essigsäure darf durch 3 Tropfen Natriumsulfidlösung (H_2S-Wirkung s. S. 59, Fußnote) nicht dunkel gefärbt werden.

Blei und Kupfer z. B. fallen als schwarze Metallsulfide aus, Spuren verursachen Bräunung der Flüssigkeit:

$$Pb(Cu)\,(CH_3COO)_2 + H_2S \rightarrow Pb(Cu)S + 2\,CH_3COOH$$

Blei-Kupferazetat   Schwefel-   Blei-Kupfer-   Essigsäure
wasserstoff   sulfid

5. auf Aluminium-, Kalzium-, Magnesiumsulfat:

Beim Vermischen der essigsauren Tonerde mit 2 Raumteilen Weingeist darf sofort nur Opaleszenz eintreten. Ein Niederschlag ist durch eins oder mehrere dieser Salze, die in Weingeist unlöslich sind, bedingt. Geringe Mengen Aluminium- und Kalziumsulfat finden sich stets vor (s. o.).

6. auf Kalziumazetat:

Der oben erwähnte häufige Befund an Kalziumazetat in Handelswaren wird von der Prüfungsvorschrift des Arzneibuches nicht berührt. Das Kalziumazetat ist aber als grobe Verunreinigung zu betrachten, es empfiehlt sich darum, auf dieses zu prüfen. Zu dem Zwecke werden 10 ccm Aluminiumazetatlösung mit 5 ccm einer 10proz. wässerigen Aluminiumsulfatlösung versetzt. Einwandfreier Liquor gibt selbst nach zwei Stunden keine Veränderung, während ein solcher mit merklichem Kalziumazetatgehalt schon nach einigen Minuten einen Niederschlag von Kalziumsulfat gibt:

$$6\,Ca(CH_3COO)_2 + 2\,Al_2(SO_4)_3 \rightarrow 6\,CaSO_4 + 4\,Al(CH_3COO)_3$$

Kalziumazetat   Aluminiumsulfat   Kalziumsulfat   Aluminiumazetat

7. Gehaltsbestimmung:

In einem 300-ccm-Becherglase werden 5 g Aluminiumazetatlösung mit 1 g Ammoniumchlorid und, nachdem dieses gelöst ist,

unter Umrühren mit einem Glasstab mit 2,5 ccm Ammoniakflüssigkeit versetzt. Nach Zusatz von 250 g heißem Wasser wird
auf dem Drahtnetz zum Sieden erhitzt und 1 Minute lang im
Sieden erhalten. Es scheidet sich Aluminiumhydroxyd aus:

$$Al(CH_3COO)_2(OH) + 2NH_3 + 2H_2O \longrightarrow Al(OH)_3 + 2CH_3COONH_4$$
Bas. Aluminium-$^2/_3$-azetat   Ammoniak   Wasser   Aluminium-   Ammoniumazetat
hydroxyd

Das zugesetzte Ammoniumchlorid soll das Mitausfallen der
stets in geringer Menge vorhandenen Kalziumsalze als $Ca(OH)_2$
verhindern.

Nach dem Absetzen des Niederschlages gießt man die Flüssigkeit durch ein quantitatives Filter, wäscht den Niederschlag durch
fünfmaliges Dekantieren mit heißem Wasser aus und bringt ihn
dann quantitativ auf das Filter. Der Niederschlag samt Filter
wird noch feucht in einen gewogenen Tiegel gebracht und zuerst
bei dreiviertel aufgelegtem Deckel über kleiner Flamme getrocknet
und schließlich geglüht, bis der Rückstand rein weiß geworden ist.
Nach dem Erkalten im Exsikkator (nur bis zum Erkalten, nicht
länger, im Exsikkator lassen, da Aluminiumoxyd hygroskopisch
ist) wird sofort gewogen. Der Glührückstand besteht aus Aluminiumoxyd:

$$2Al(OH)_3 \longrightarrow Al_2O_3 + 3H_2O$$
Aluminium-   Aluminium-   Wasser
hydroxyd   oxyd

und soll mindestens 0,118 g betragen.

Der Prozentgehalt an basischem Aluminiumazetat berechnet
sich daraus wie folgt:

$$Al_2O_3 : 2Al(CH_3COO)_2(OH) = 0,118 : x;$$
Mol.-Gew.   Mol.-Gew. 324,06
101,94

$$x = \frac{20 \cdot 0,118 \cdot 324,06}{101,94} = 7,5.$$

12. Liquor Plumbi subacetici — Bleiessig.

In einem Mörser verreibt man 100 g Bleiglätte mit 300 g Bleiazetat, bringt diese Mischung in eine Flasche und übergießt sie
mit 1 Liter destilliertem Wasser. Man läßt wohlverschlossen etwa
eine Woche unter häufigem Umschütteln stehen, bis das Gemisch
gleichmäßig weiß oder rötlichweiß geworden ist und die feste
Masse sich ganz oder fast ganz gelöst hat. Man läßt absetzen
und filtriert. Das spezifische Gewicht soll sein 1,235 bis 1,240
bei $\frac{15^0}{15^0}$, entsprechend einer Dichte von 1,232 bis 1,237 $\frac{20^0}{4^0}$.

Betrachtung. Bleiazetat vermag sich mit Bleioxyd (Bleiglätte) je nach den Versuchsbedingungen zu verschiedenen basischen Salzen zu verbinden. Es sind $1/2$-, 1-, 2-, 5fach basische Bleiazetatverbindungen bekannt. Im vorliegenden Präparate ist das $1/2$ basische Salz enthalten, man nennt es auch basisch Blei-$2/3$-Azetat, weil ein Molekül der Verbindung zwei Bleiazetatgruppen und drei Bleiatome enthält.

Die Umsetzung erfolgt im Sinne folgender Gleichung:

$$2(CH_3COO)_2Pb \cdot 3H_2O + PbO \rightarrow [(CH_3COO)_2Pb]_2 \cdot PbO \cdot H_2O + 5H_2O$$

Bleiazetat   Bleiglätte   Basisch Blei-$2/3$-azetat   Wasser
Bleioxyd

Eigenschaften. Bleiessig ist eine klare, farblose Flüssigkeit von süßem und adstringierendem Geschmack, die, wie das Wort „basisch" schon andeutet, alkalisch reagiert, Lackmuspapier bläut, aber doch noch zu schwach basisch ist, um Phenolphthaleinlösung zu röten. Bleiessig ist gut verschlossen, am besten in kleinen Flaschen, aufzubewahren, denn bei Luftzutritt fällt die Kohlensäure der Luft Blei als basisches Bleikarbonat (Bleiweiß) aus, verändert somit Wirkungskraft und das spezifische Gewicht des Bleiessigs.

Prüfung.

1. Identitätsreaktion:

Bleiessig gibt mit überschüssiger Eisenchloridlösung eine rötliche Mischung, die sich beim Stehen in einen weißen Niederschlag — Bleichlorid — und eine dunkelrote Flüssigkeit — $1/3$ basisches Ferriazetat — trennt:

$$3[(CH_3COO)_2Pb]_2 \cdot PbO \cdot H_2O + 6FeCl_3 \rightarrow 9PbCl_2 + 6Fe(CH_3COO)_2(OH)$$

Bas. Blei-$2/3$-azetat   Ferrichlorid   Bleichlorid $1/3$ bas. Ferriazetat

Der weiße Niederschlag von Bleichlorid löst sich in einer genügenden Menge heißen Wassers auf, während die abfiltrierte dunkelrote Flüssigkeit beim Erhitzen $2/3$ basisches Ferriazetat abscheidet:

$$6Fe(CH_3COO)_2(OH) + 6H_2O \rightleftarrows 6Fe(CH_3COO)(OH)_2 + 6CH_3COOH$$

$1/3$ bas. Ferriazetat   Wasser $2/3$ bas. Ferriazetat   Essigsäure

Man ersieht hieraus, daß die hydrolytische Spaltung (s. d.) mit Temperaturerhöhung an Stärke gewinnt, das Gleichgewicht der reversiblen Reaktion (s. d.) verschiebt sich mehr und mehr nach rechts, bei Siedehitze scheidet sich aus Eisenazetatlösung durch Hydrolyse $2/3$ basisches Ferriazetat aus.

2. auf Eisen- und Kupfersalze:

Sie können als Beimengungen der Ausgangsmaterialien in das Präparat gelangt sein. Kupfersalze würden sich schon durch ihren bläulichen Farbenton — Bleiessig muß farblos sein — zu

erkennen geben, Eisensalze dadurch, daß beim Versetzen von
1 ccm Bleiessig mit 3 ccm verdünnter Essigsäure eine dunkelrote
Färbung entsteht durch Bildung von Ferriazetat, das leicht der
hydrolytischen Spaltung in basisches Ferriazetat bzw. Ferrihydroxyd unterliegt (s. o.).

13. Sulfur praecipitatum — Gefällter Schwefel; Schwefelmilch.

Darstellung. In einem eisernen Kessel werden 12,5 g gebrannter
Kalk mit 75 g Wasser gelöscht, zu einem Brei verrieben und nach
Zusatz von 25 g Schwefel und 250 g Wasser unter beständigem
Umrühren mit einem Holzspatel und unter Ersatz des verdampfenden Wassers eine Stunde lang gekocht. Die entstandene rotgelbe Lösung wird durch einen Spitzbeutel gegossen, der Rückstand nochmals mit ca. 150 g Wasser eine halbe Stunde lang gekocht und die Auskochung durch denselben Spitzbeutel zur ersten
Kolatur gegossen. Der Rückstand wird einige Male mit heißem
Wasser nachgewaschen. Nach mehrtägigem Stehen in einer verschlossenen Flasche filtriert man in eine weithalsige Flasche, verdünnt mit Wasser auf 600 g und setzt zur Fällung des Schwefels
unter Umrühren so viel (ca. 95 g) einer 6—7 proz. Salzsäure (1 Teil
25 proz. Salzsäure mit 2—3 Teilen Wasser) hinzu, bis die überstehende Flüssigkeit noch eben hellgelb erscheint und noch alkalisch reagiert. Bei der Fällung entwickelt sich reichlich Schwefelwasserstoff, man hat dieselbe daher im Freien vorzunehmen. Der
abgeschiedene Schwefel wird zunächst durch Dekantieren und
schließlich im Spitzbeutel so lange mit destilliertem Wasser gewaschen, bis das Abtropfende nicht mehr alkalisch reagiert und
chlorfrei ist, d. h. nach dem Ansäuern mit Salpetersäure mit
Silbernitratlösung keine Trübung gibt. Der Schwefel wird sanft
gepreßt und bei 20—30° getrocknet.

Betrachtung. Vom festen Schwefel kennt man zwei kristalli-
sierte und zwei amorphe Formen. Der Schwefel kristallisiert
rhombisch und monoklin, als amorpher Schwefel ist er entweder
weich und in Schwefelkohlenstoff löslich oder pulverförmig und
in Schwefelkohlenstoff unlöslich. Diese verschiedenen Modifikationen bezeichnet man auch als die allotropen Zustände des
Schwefels.

Als eine weitere Form sei der kolloide Schwefel (s. Kolloide) erwähnt, der eine solche feine Verteilung zeigt, daß er sich
in Wasser löst. U. a. kann er durch geeignete Maßnahmen aus

Natriumthiosulfat durch Behandeln mit Schwefelsäure erhalten werden:

$$Na_2S_2O_3 + H_2SO_4 \rightarrow Na_2SO_4 + S + SO_2 + H_2O$$

Natrium-　Schwefel-　Natrium-　Schwe-　Schwefel-　Wasser
thiosulfat　säure　sulfat　fel　dioxyd

Wir haben es bei unserem Präparate mit dem in Schwefelkohlenstoff löslichen amorphen Schwefel zu tun. Er wird erhalten bei der Zersetzung von Polysulfiden ($CaS.n$, $K_2S.n$, $Na_2S.n$ usw.) durch Säuren.

Die Polysulfide werden durch Kochen von Schwefel mit einer Base erhalten, in unserem Falle Kalziumpolysulfid durch Kochen von Schwefel mit der Base Kalziumhydroxyd, welch letztere aus gebranntem Kalk Kalziumoxyd durch Behandeln mit Wasser, Löschen des Kalks, erhalten wird, wobei ein Teil Wasser bei der entwickelten Wärme dampfförmig entweicht:

$$CaO + H_2O \rightarrow Ca(OH)_2$$

Kalzium-　Wasser　Kalzium-
oxyd　hydroxyd

Beim Kochen mit Schwefel bildet sich als Polysulfid vornehmlich Kalziumpentasulfid — CaS_5, daneben findet auch noch Bildung von Kalziumthiosulfat — CaS_2O_3 — statt, welches sich beim Kochen teilweise in Schwefel und Kalziumsulfit, bzw. durch Oxydation des letzteren in Kalziumsulfat spaltet:

a)
$$CaS_2O_3 \rightarrow CaSO_3 + S$$

Kalzium-　Kalzium-　Schwefel
thiosulfat　sulfit

b)
$$CaSO_3 + O \rightarrow CaSO_4$$

Kalzium-　Sauer-　Kalzium-
sulfit　stoff　sulfat

Die im weiteren Verlauf der Darstellung erfolgende Zersetzung des Kalziumpentasulfids durch Salzsäure geschieht nach folgender Gleichung:

$$CaS_5 + 2\,HCl \rightarrow CaCl_2 + H_2S + 4\,S$$

Kalzium-　Chlor-　Kalzium-　Schwefel-　Sulfur
pentasulfid　wasser-　chlorid　wasserstoff　praecipit.
stoff

Ein Überschuß an Salzsäure ist streng zu vermeiden, die ursprünglich rotgelbe Farbe des Kalziumpentasulfids muß am Ende der Fällung als hellgelb vorherrschen. Etwa vorhandenes Arsen wird hierdurch in Lösung gehalten. Ein Zuviel an Salzsäure zersetzt ferner das Kalziumthiosulfat in Schwefel und Schwefeldioxyd SO_2, welch letzteres sich mit dem bei der Fällung auftretenden Schwefelwasserstoff weiterhin zu Schwefel umsetzt:

a)
$$CaS_2O_3 + 2\,HCl \rightarrow CaCl_2 + H_2O + S + SO_2$$

Kalzium-　Chlor-　Kalzium-　Wasser　Schwe-　Schwefel-
thiosulfat　wasserstoff　chlorid　fel　dioxyd

b)
$$SO_2 + 2H_2S \longrightarrow 2H_2O + 3S$$
Schwefel- Schwefel- Wasser Schwefel
dioxyd wasserstoff

Die Ausbeute an Schwefel würde allerdings vergrößert werden, aber der bei den letzten Vorgängen gebildete Schwefel ist wegen seiner zähen und kompakten Eigenschaft nicht verwertbar und direkt als Verunreinigung zu betrachten.

Eigenschaften. Die Schwefelmilch ist, wie schon erwähnt, amorph, in Schwefelkohlenstoff löslich und von gelblich-weißem Aussehen. Aus der Lösung in Schwefelkohlenstoff wird bei langsamem Verdunsten die rhombische Form erhalten.

Prüfung.

1. Identitätsreaktion:

Der gefällte Schwefel, wie natürlich auch die anderen Formen, verbrennt an der Luft mit bläulicher Flamme zu Schwefeldioxyd = dem Anhydrid der schwefligen Säure, einem stechend riechenden Gase:

$$S + 2O \longrightarrow SO_2$$
Schwe- Sauer- Schwefel-
fel stoff dioxyd

2. auf freie Säure und Alkalikarbonate:

Mit Wasser angefeuchteter gefällter Schwefel darf weder sauer noch alkalisch reagieren, Lackmuspapier weder röten noch bläuen. Bei mangelhafter feuchter Aufbewahrung und Einwirkung des Sonnenlichtes wird der Schwefel teilweise oxydiert. Freie Säure kann ferner von der Fällung her (s. d.) anwesend sein. Alkalikarbonate können zugegen sein, wenn das Präparat aus Kalium- oder Natriumpolysulfiden (hergestellt aus dem entsprechenden Alkalikarbonat und Schwefel, s. das folgende Präparat Kalium sulfuratum) gewonnen ist.

3. auf Schwefelwasserstoff:

von der Fällung bei ungenügendem Auswaschen herrührend. Wird 1 g Schwefelmilch mit 10 ccm Wasser von 40—50° geschüttelt, so darf das Filtrat durch Bleiazetatlösung nicht verändert werden. Bleisalze geben mit Schwefelwasserstoff schwarzes Bleisulfid PbS:

$$Pb(CH_3COO)_2 + H_2S \longrightarrow PbS + 2CH_3COOH$$
Bleiazetat Schwefel- Bleisulfid Essigsäure
wasserstoff

4. auf Salzsäure:

von der Fällung bei ungenügendem Auswaschen herrührend. Das Filtrat nach 3 darf durch Silbernitratlösung höchstens opalisierend getrübt werden. Spuren von Salzsäure sind also zulässig. Halogenwasserstoffsäuren (mit Ausnahme von Fluor) oder deren

Salze geben mit Silbernitrat in Säuren unlösliches Silberhaloid AgHlg:

$$HCl + AgNO_3 \rightarrow AgCl + HNO_3$$

Chlor-   Silber-   Silber-   Salpeter-
wasserstoff   nitrat   chlorid   säure

5. **auf Arsen- und Selenverbindungen:**
Arsen und Selen sind häufige Begleiter des natürlich vorkommenden Schwefels.

1 g gefällter Schwefel wird in einer Porzellanschale mit 10 ccm roher Salpetersäure (61—65%) auf dem Wasserbade eingedampft. Hierbei wird Arsen zu Arsensäure, Selen zu Selensäure oxydiert. Der Rückstand wird mit 5 ccm Salzsäure ausgezogen und filtriert. 2 ccm des Filtrats werden mit 3 ccm Natriumhypophosphitlösung $^1/_4$ Stunde lang im siedenden Wasserbade erhitzt. Bei Anwesenheit von Arsen- und Selenverbindungen erfolgt hierbei Reduktion zu elementarem Arsen — Braunfärbung — bzw. Selen — Rotfärbung — (s. S. 63).

6. **auf mineralische Beimengungen:**
Dieselben geben sich zu erkennen, wenn beim Verbrennen der Schwefelmilch mehr als 0,5% Rückstand hinterbleibt.

14. Kalium sulfuratum — Schwefelleber.

Darstellung. In einer eisernen Schale mischt man 30 g gepulvertes Kaliumkarbonat und 15 g Schwefel, bedeckt die Schale und erhitzt auf mäßigem Feuer. Die Masse sintert zusammen und schmilzt allmählich zu einer zähen, braunen Masse. Man vermeide Überhitzung, die Masse soll nicht dünnflüssig werden. Es findet reichliche Kohlensäureentwicklung statt. Von Zeit zu Zeit rührt man mit einem eisernen Spatel um; sobald der Schwefel sich aber entzündet, deckt man wieder zu. Wenn die Kohlensäureentwicklung fast ganz nachgelassen hat und eine Probe sich klar ohne Schwefelabscheidung in Wasser löst, nimmt man die Schale vom Feuer, gießt den Inhalt auf eine glatte Stein- oder Eisenplatte und zerschlägt die erstarrte, aber noch heiße Masse mit einem Hammer in kleine Stücke. Letztere bringt man sofort in gut getrocknete Flaschen, die man sorgfältig verschließt.

Betrachtung. Beim Kochen von Schwefel mit Basen bilden sich, wie wir beim vorigen Präparat sahen, Polysulfide. Bei unserem Darstellungsverfahren, beim Erhitzen von 2 Teilen Kaliumkarbonat und 1 Teil Schwefel, entstehen unter Kohlensäureentwicklung vornehmlich Kaliumtrisulfid und Kaliumthiosulfat:

$$3K_2CO_3 + 8S \rightarrow 2K_2S_3 + K_2S_2O_3 + 3CO_2$$

Kalium-   Schwefel   Kalium-   Kalium-   Kohlen-
karbonat   trisulfid   thiosulfat   dioxyd

Bei stärkerem Erhitzen der Masse bis zur Dünnflüssigkeit würde das Kaliumthiosulfat in Kaliumpentasulfid und Kaliumsulfat übergehen:

$$4\,K_2S_2O_3 \longrightarrow 3\,K_2SO_4 + K_2S_5$$

Kalium-   Kaliumsulfat   Kalium-
thiosulfat   pentasulfid

Das Kaliumpentasulfid würde weiterhin in Kaliumtrisulfid und Schwefel, der zu Schwefeldioxyd verbrennt, zerlegt werden:

$$K_2S_5 + 4\,O \longrightarrow K_2S_3 + 2\,SO_2$$

Kalium- Sauer- Kalium- Schwefel-
pentasulfid stoff trisulfid dioxyd

Da die letzten beiden Prozesse zum kleinen Teil neben dem ersten Hauptprozeß einherlaufen, so ist die Schwefelleber als ein Gemisch aus Kaliumtrisulfid, Kaliumthiosulfat und wenig Kaliumsulfat zu betrachten.

Eigenschaften. Schwefelleber bildet frisch bereitet lederbraune, später gelbgrüne Stücke, die sich in zwei Teilen Wasser zu einer fast klaren, gelbgrünen, Lackmuspapier bläuenden Flüssigkeit lösen. Die Schwefelleber riecht kräftig nach Schwefelwasserstoff. Die Lösung wird durch verdünnte Säuren zersetzt in Schwefel und Schwefelwasserstoff (s. Sulf. praec.), und zwar erfolgt die Zersetzung des Kaliumtrisulfids nach folgender Gleichung:

$$K_2S_3 + 2\,HCl \longrightarrow 2\,KCl + H_2S + 2\,S$$

Kalium- Chlor-   Kalium- Schwefel- Schwe-
trisulfid wasserstoff chlorid wasserstoff fel

Das Kaliumthiosulfat der Schwefelleber wird durch die Säure zunächst in Schwefel und Schwefeldioxyd zerlegt. Letzteres setzt sich mit dem aus Kaliumtrisulfid entwickelten Schwefelwasserstoff sogleich zu Schwefel und Wasser um:

a)
$$K_2S_2O_3 + 2\,HCl \longrightarrow 2\,KCl + H_2O + SO_2 + S$$

Kalium-   Chlor-   Kalium- Wasser Schwefel- Schwe-
thiosulfat wasserstoff chlorid   dioxyd   fel

b)
$$SO_2 + 2\,H_2S \longrightarrow 3\,S + 2\,H_2O$$

Schwefel- Schwefel- Schwefel Wasser
dioxyd wasserstoff

In gleicher Weise wirkt auch die Kohlensäure der Luft ein, darum wird aus Schwefelleber beim Liegen an der feuchten Luft Schwefelwasserstoff entwickelt:

$$K_2S_3 + CO_2 + H_2O \longrightarrow K_2CO_3 + H_2S + 2\,S$$

Kalium- Kohlen- Wasser   Kalium- Schwefel- Schwefel
trisulfid dioxyd   karbonat wasserstoff

Prüfung.

1. Identitätsreaktion:

Erhitzt man die wässerige Lösung der Schwefelleber (1 + 19) mit überschüssiger Essigsäure, so erfolgt, wie oben gesehen, unter Schwefelabscheidung reichlich Schwefelwasserstoffentwicklung:

$$K_2S_3 + 2\,CH_3COOH \longrightarrow 2\,CH_3COOK + H_2S + 2\,S$$

Kalium-   Essigsäure   Kaliumazetat   Schwefel-   Schwe-
trisulfid   wasserstoff   fel

In dem Filtrat scheidet sich nach dem Erkalten beim Versetzen mit Weinsäurelösung als Identitätsreaktion auf Kaliumsalz Kaliumbitartrat (Weinstein) aus:

$$CH_3COOK + HOOC \cdot (CHOH)_2 \cdot COOH \longrightarrow$$

Kaliumazetat   Weinsäure

$$\longrightarrow HOOC \cdot (CHOH)_2 \cdot COOK + CH_3COOH$$

Kaliumbitartrat   Essigsäure

15. Stibium sulfuratum aurantiacum — Goldschwefel; Antimonpentasulfid.

Darstellung. Die Herstellung dieses Präparates zerfällt in zwei Teile:

1. Gewinnung des Natriumsulfantimoniats, des Schlippschen Salzes, durch Behandeln von Antimontrisulfid mit Natronlauge und Schwefel.

2. Zersetzen des Schlippschen Salzes mittels einer Säure zu Goldschwefel.

Die Natronlauge bereitet man sich zweckmäßig selbst durch Umsetzung von Kalkmilch mit Soda. In einer Schale löscht man 52 g gebrannten Kalk (s. Sulf. praecip.) und rührt mit ca. 250 g Wasser zu einem gleichmäßigen Brei an. Man fügt eine heiße Lösung von 150 g Soda in 450 g Wasser zu (Fällung von Kalziumkarbonat) und kocht einige Minuten. In die siedende Flüssigkeit trägt man nun ein Gemisch von 72 g schwarzem Antimontrisulfid und 18 g sublimiertem Schwefel ein und kocht unter Ersatz des verdampfenden Wassers ca. $2^1/_2$ Stunden. Die schwarze Farbe des Antimontrisulfids ist indessen verschwunden. Die Flüssigkeit wird koliert, der Rückstand mit ca. 200 g Wasser nochmals $^1/_2$ Stunde gekocht, ebenfalls koliert, und beide vereinigten Kolaturen werden filtriert. Das Filtrat wird auf dem Wasserbade eingeengt und zur Kristallisation ca. 12 Stunden an einem kühlen Ort beiseite gestellt. Die Mutterlauge wird zur weiteren Kristallisation nochmals eingeengt. Die farblosen Kristalle — Schlippsches Salz — (Ausbeute ca. 100 g) werden auf einer Nutsche oder einem Filter mit ganz verdünnter Natronlauge nachgewaschen.

Zum zweiten Prozeß übergehend, werden die Kristalle in ca. 300 g heißem Wasser gelöst, nach dem Filtrieren mit Wasser auf $1^1/_2$—2 Liter verdünnt und einem in einer geräumigen Porzellanschale befindlichen, erkalteten Gemisch von 40 g konzentrierter reiner Schwefelsäure und 800 g Wasser allmählich unter Umrühren zugesetzt. (Operation an einem zugigen Ort oder im Abzug vorzunehmen.) Unter heftiger Schwefelwasserstoffentwicklung fällt der Goldschwefel rot aus. Der Niederschlag wird zunächst durch Dekantieren, dann auf dem Filter so lange mit Wasser gewaschen, bis er schwefelsäurefrei ist — das Ablaufende darf mit Bariumnitratlösung keine Trübung geben — und dann bei mäßiger Temperatur getrocknet. Ausbeute ca. 35 g.

Betrachtung. Die Umsetzung zwischen Kalziumhydroxyd und Natriumkarbonat geschieht nach folgender Gleichung:

$$Ca(OH)_2 + Na_2CO_3 \rightarrow CaCO_3 + 2NaOH$$

Kalzium-	Natrium-	Kalzium-	Natrium-
hydroxyd	karbonat	karbonat	hydroxyd

In Parallele mit den Sauerstoffsäuren des Arsens und Antimons: $H_3As(Sb)O_3$ und $H_3As(Sb)O_4$ kennen wir die entsprechenden schwefelhaltigen Säuren: $H_3As(Sb)S_3$ sulfarsenige-sulfantimonige Säure und $H_3As(Sb)S_4$ Sulfarsen-Sulfantimonsäure, die aber nur in Form ihrer Salze beständig sind. Wie sich ferner die Anhydride der Sauerstoffsäuren des Arsens und Antimons mit Alkalien zu den Alkalisalzen der ·betreffenden Sauerstoffsäuren verbinden, so lösen sich auch die Tri- und Pentasulfide des Arsens und Antimons in den entsprechenden Schwefelverbindungen der Alkalien, Kalium-Natriumsulfid, zu dem Kalium-Natriumsalz der sulfarsenigen, bzw. sulfantimonigen oder Sulfarsen-, bzw. Sulfantimonsäure auf:

$$Sb_2S_3 + 3K_2S \rightarrow 2K_3SbS_3$$

Antimon-	Kalium-	Kaliumsulf-
trisulfid	sulfid	antimoniat

$$Sb_2S_5 + 3K_2S \rightarrow 2K_3SbS_4$$

Antimon-	Kalium-	Kaliumsulf-
pentasulfid	sulfid	antimoniat

Die Sulfarsenate und -antimoniate können aber auch aus dem Trisulfid erhalten werden, wenn man statt der einfachen mehrfach Schwefelalkalien einwirken läßt:

$$Sb_2S_3 + 2Na_2S_2 \rightarrow Na_3SbS_4 + NaSbS_3$$

Antimon-	Natrium-	Natriumsulf-	Natriumsulfo-
trisulfid	disulfid	antimoniat	metantimoniat

Die Reaktion ist dahin aufzufassen, daß Sb_2S_3 durch den überschüssigen Schwefel in Sb_2S_5 übergeführt wird analog der Oxydation von Sb_2O_3 zu Sb_2O_5.

Diese Bedingungen sind bei unserem Präparate gegeben, denn wie wir schon beim Präparate Sulfur praecipitatum sahen, entstehen beim Kochen von Natronlauge mit Schwefel Natriumpolysulfide, welche im obigen Sinne auf Antimontrisulfid einwirken. Nebenher entsteht bei unserem Herstellungsverfahren auch noch die Sauerstoffverbindung, das Natriummetantimoniat, welches ungelöst im Rückstande verbleibt. Die Gesamtreaktion bei der Herstellung des Schlippschen Salzes verläuft im Sinne folgender Gleichung:

$$18\,NaOH + 4\,Sb_2S_3 + 8\,S \longrightarrow 5\,Na_3SbS_4 + 3\,NaSbO_3 + 9\,H_2O$$

| Natrium-
hydroxyd | Antimon-
trisulfid | Schwefel | Natrium-
sulfantimoniat
(Schlippsches Salz) | Natriummet-
antimoniat | Wasser |

Durch Säuren wurden aus den Sulfosalzen die Sulfosäuren in Freiheit gesetzt; diese sind aber, wie schon erwähnt, unbeständig und zerfallen in Schwefelwasserstoff und das entsprechende Sulfid. Die aus dem Schlippschen Salz durch Schwefelsäure in Freiheit gesetzte Sulfantimonsäure zerfällt augenblicklich in Schwefelwasserstoff und Antimonpentasulfid = Goldschwefel:

a)
$$2\,Na_3SbS_4 + 3\,H_2SO_4 \longrightarrow 2\,H_3SbS_4 + 3\,Na_2SO_4$$

| Natrium-
sulfantimoniat
(Schlippsches Salz) | Schwefel-
säure | Sulfantimon-
säure
unbeständig | Natriumsulfat |

b)
$$2\,H_3SbS_4 \longrightarrow Sb_2S_5 + 3\,H_2S$$

| Sulfantimon-
säure | Antimon-
pentasulfid
Goldschwefel | Schwefel-
wasserstoff |

Eigenschaften. Der Goldschwefel bildet ein feines, orangerotes, fast geruchloses Pulver, welches in Wasser, Alkohol und Äther unlöslich ist. Unter dem Einfluß von Licht und Feuchtigkeit erleidet der Goldschwefel Oxydation zu Antimonoxyd und Schwefelsäure, er ist daher vor Licht geschützt und trocken aufzubewahren.

Prüfung.

1. Identitätsreaktion:

Beim Erhitzen des Goldschwefels im Reagenzrohr sublimiert Schwefel, und schwarzes Antimontrisulfid hinterbleibt:

$$Sb_2S_5 \longrightarrow Sb_2S_3 + 2\,S$$

| Antimon-
pentasulfid | Antimon-
trisulfid | Schwefel |

2. auf Arsenverbindungen:

In einer kleinen Porzellanschale werden 0,5 g Goldschwefel allmählich in 5 ccm rohe Salpetersäure eingetragen und auf dem Wasserbade zur Trockne eingedampft. Arsenverbindungen werden hierbei zu Arsensäure oxydiert. Der Rückstand wird mit 5 ccm verdünnter Salzsäure (12,5 %) ausgezogen. Erhitzt man 2 ccm des Filtrats mit 4 ccm Natriumhypophosphitlösung $^1/_4$ Stunde lang im siedenden Wasserbade, so darf keine dunklere Färbung eintreten. Arsenverbindungen werden zu elementarem Arsen reduziert (s. S. 63).

3. **auf Salz- und Schwefelsäure:**

Sie kommen als Fällungsmittel in Frage und können nicht hinreichend entfernt sein, sie sind in diesem Falle als Natriumsalz anwesend. Eine Ausschüttelung von 1 g Goldschwefel mit 20 g Wasser darf nach dem Filtrieren

a) **als Reaktion auf Chlorid**
durch Silbernitratlösung:

$$NaCl + AgNO_3 \longrightarrow AgCl + NaNO_3$$
Natrium-   Silber-   Silber-   Natrium-
chlorid   nitrat   chlorid   nitrat

b) **als Reaktion auf Sulfat**
durch Bariumnitratlösung:

$$Na_2SO_4 + Ba(NO_3)_2 \longrightarrow BaSO_4 + 2\,NaNO_3$$
Natrium-   Barium-   Barium-   Natrium-
sulfat   nitrat   sulfat   nitrat

nicht mehr als schwach getrübt werden. Spuren sind also zulässig.

4. **auf Hyposulfite, z. B. Natriumthiosulfat:**

Dieselben können zugegen sein, wenn bei der Fällung nicht genügend Säure verwendet ist. Ihre Gegenwart gibt sich durch eine bräunliche Trübung oder Fällung — Silbersulfid Ag_2S — bei Prüfung 3a zu erkennen. Die Umsetzung erfolgt im Sinne folgender Gleichung:

a)
$$Na_2S_2O_3 + 2\,AgNO_3 \longrightarrow Ag_2S_2O_3 + 2\,NaNO_3$$
Natrium-   Silbernitrat   Silber-   Natrium-
thiosulfat   thiosulfat   nitrat
weiß

b)
$$Ag_2S_2O_3 + H_2O \longrightarrow Ag_2S + H_2SO_4$$
Silber-   Wasser   Silber-   Schwefel-
thiosulfat   sulfid   säure
weiß   schwarz

16. Zincum sulfuricum — Zinksulfat.

Darstellung. In einem Kolben gibt man zu einer Mischung von 15 g Schwefelsäure mit 85 g Wasser (Schwefelsäure in das Wasser gießen, nicht umgekehrt!) 12 g gewöhnliches metallisches Zink. Unter heftiger Wasserstoffentwicklung geht die Lösung vor sich, später erwärmt man etwas auf dem Wasserbade. Beimengungen des Zinks, wie Blei, Kadmium, Kupfer, Arsen, bleiben als ungelöster Schlamm zurück. Eisen ist dagegen fast stets mit in

Lösung gegangen. Eine Probe gibt mit einer Lösung von rotem Blutlaugensalz — Kaliumferrizyanid — grünlich bis bläuliche Färbung (Turnbulls-Blau = Ferroferrizyanid). Zur Überführung des Ferrosulfats in die zur Abscheidung geeignete Oxydform — Ferrisulfat — wird die vom Schlamm abfiltrierte Lösung mit Chlorgas gesättigt und 24 Stunden lang in einem verschlossenen Gefäße stehengelassen. Wenn nach dieser Zeit noch deutlicher Chlorgeruch wahrnehmbar ist, so ist mit Sicherheit alles Ferrosulfat in Ferrisulfat übergeführt. Die Flüssigkeit wird nun in einer Porzellanschale auf dem Wasserbade erhitzt und so viel einer Anreibung von Zinkoxyd in Wasser zugeführt, bis alles Eisen ausgefällt ist. Das Filtrat wird nach Zusatz von etwas Schwefelsäure (um die Bildung von basischem Zinksulfat zu verhindern) auf dem Wasserbade eingeengt und zur Kristallisation beiseite gestellt. Die Kristalle müssen wiederholt bis zur Chlorfreiheit umkristallisiert werden. Eine wässerige Lösung des Salzes darf durch Silbernitratlösung nicht verändert werden.

Betrachtung. Chemisch reines Zink entwickelt mit reiner verdünnter Schwefelsäure bei gewöhnlicher Temperatur keinen Wasserstoff. Bringt man jedoch einen Platindraht mit dem Zink in Berührung, so beobachtet man an ersterem Entwicklung von Wasserstoff. In demselben Sinne wirken die Beimengungen des Zinks, wie Eisen usw., so daß gewöhnliches unreines Zink schon bei gewöhnlicher Temperatur mit verdünnter Schwefelsäure reagiert.

Nach einer Hypothese von Nernst ist jedes Metall bestrebt, in Berührung mit Wasser oder einer Lösung positive Metallionen in Lösung zu treiben mit einer für die einzelnen Metalle verschieden großen Kraft, die man als Lösungsdruck oder Lösungstension der Metalle bezeichnet. Für Zink ist die Lösungstension beträchlich größer als für Kupfer, Platin, Eisen usw. In dem Maße, wie Zink z. B. seine $+$ Metallionen in Lösung bringt, wird es selbst elektrisch negativ, und es wird sich bald ein Gleichgewicht einstellen. Sorgt man aber dafür, daß die negative Elektrizität des Zinkstabes abgeleitet wird, z. B. durch den Platindraht, so kann das Zink aufs neue Kationen (s. Ionentheorie) in Lösung bringen. An dem negativen Platindraht haben nun aber die $+$ Wasserstoffionen der Schwefelsäure Gelegenheit, sich zu entladen und in den atomistischen Zustand überzugehen, d. h. Wasserstoff entweicht. (Theorie der Elemente, Umwandlung chemischer Energie in elektrische Energie.)

Die Bildung des Zinksulfats erfolgt also:

$$\mathrm{Zn} + 2\,\mathrm{H}^{\cdot\cdot} + \mathrm{SO_4}'' \longrightarrow \mathrm{Zn}^{\cdot\cdot} + \mathrm{SO_4}'' + 2\,\mathrm{H}$$

Schwefelsäure   Zinksulfat Wasserstoff

Im selbigen Sinne wird das dem Zink beigemengte Eisen zu Ferrosulfat gelöst. Letzteres wurde im weiteren Verlauf der Darstellung mittels Chlor oxydiert:

$$2\,FeSO_4 + H_2SO_4 + 2\,Cl \longrightarrow Fe_2(SO_4)_3 + 2\,HCl$$

Ferrosulfat　Schwefel-　Chlor　Ferrisulfat　Chlor-
　　　　　　　säure　　　　　　　　　　wasserstoff

und durch Zinkoxyd als Eisenhydroxyd abgeschieden:

$$Fe_2(SO_4)_3 + 3\,ZnO + 3\,H_2O \longrightarrow 2\,Fe(OH)_3 + 3\,ZnSO_4$$

Ferrisulfat　Zinkoxyd　Wasser　Ferrihydroxyd　Zinksulfat

Eigenschaften. Zinksulfat kristallisiert mit 7 Molekülen Kristallwasser $= ZnSO_4 \cdot 7\,H_2O$ und bildet farblose, an der Luft verwitternde Kristalle.

Es löst sich leicht in Wasser, in Weingeist ist es wie die meisten anorganischen Salze unlöslich. Seine wässerige Lösung reagiert infolge hydrolytischer Spaltung (s. d.) sauer. Zink zeigt als Base schwachen Charakter.

Prüfung.

1. Identitätsreaktion auf Zinksalz $= Zn^{\cdot\cdot}$-Ionen:

a) Zinkoxyd bekundet außer schwach basischem auch sauren Charakter. Versetzt man die wässerige Zinksulfatlösung mit wenig Natronlauge, so entsteht ein weißer Niederschlag von Zinkhydroxyd, der sich in überschüssiger Natronlauge zu Zinkatsalz löst. (Analogie mit Aluminium:)

$$ZnSO_4 + 2\,NaOH \longrightarrow Zn(OH)_2 + Na_2SO_4$$

Zinksulfat　Natrium-　　Zinkhydroxyd　Natrium-
　　　　　　hydroxyd　　　　　　　　　　sulfat

$$Zn(OH)_2 + 2\,NaOH \longrightarrow Zn(ONa)_2 + 2\,H_2O$$

Zinkhydroxyd　Natrium-　　Natriumzinkat　Wasser
　　　　　　　hydroxyd

b) Ebenso erzeugt Ammoniak in wässeriger Zinksulfatlösung Fällung von Zinkhydroxyd, das sich im überschüssigen Ammoniak zu einer Zink-Ammoniakverbindung (s. Metallammoniakverbind.) löst (Unterschied von Aluminium):

$$ZnSO_4 + 2\,NH_3 + 2\,H_2O \longrightarrow Zn(OH)_2 + (NH_4)_2SO_4$$

Zinksulfat Ammoniak　Wasser　Zinkhydroxyd Ammoniumsulfat

$$Zn(OH)_2 + (NH_4)_2SO_4 + 2\,NH_3 \longrightarrow Zn(NH_3)_4SO_4 + 2\,H_2O$$

Zinkhydroxyd Ammonium-　Ammoniak　　Zinksulfat-　　Wasser
　　　　　　　sulfat　　　　　　　　　　Ammoniak

Sowohl aus der Lösung in Natronlauge wie in Ammoniak wird durch Schwefelwasserstoff bzw. Natriumsulfid Zink als weißes Zinksulfid ausgeschieden:

$$Zn(ONa)_2 + H_2S \longrightarrow ZnS + 2\,NaOH$$

Natrium-　Schwefel-　Zink-　Natriumzinkat　　wasserstoff　sulfid　hydroxyd

2. Identitätsreaktion auf Sulfat = SO_4''-Ionen:
Die wässerige Zinksulfatlösung gibt mit Bariumnitratlösung
einen weißen, in Säuren unlöslichen Niederschlag von Bariumsulfat:

$$ZnSO_4 + Ba(NO_3)_2 \rightarrow BaSO_4 + Zn(NO_3)_2$$

Zinksulfat Bariumnitrat Bariumsulfat Zinknitrat

3. auf Blei-, Aluminium-, Eisensalze:
Diese Metalle würden bei der Prüfung 1b als in überschüssigem
Ammoniak unlösliche Hydroxydverbindungen ausfallen:

$$Al_2(SO_4)_3 + 6NH_3 + 6H_2O \rightarrow 2Al(OH)_3 + 3(NH_4)_2SO_4$$

Aluminium- Ammoniak Wasser Aluminium- Ammoniumsulfat hydroxyd sulfat

Setzt man weiter im Sinne der Identitätsreaktion 1b zu der
klaren Lösung von 0,5 g Zinksulfat in einer Mischung von 10 ccm
Wasser und 5 ccm Ammoniakflüssigkeit 1 Tropfen Natriumsulfidlösung hinzu, so muß eine rein weiße, auch beim Übersättigen mit Essigsäure keine andere Farbe annehmende Fällung
von Zinksulfid — ZnS — entstehen. Von etwa vorhandenen
fremden Schwermetallsalzen würden Blei- und Eisensalze den
Niederschlag durch Bildung von Bleisulfid — PbS — bzw. Eisensulfid — FeS — mehr oder weniger schwärzen. Aluminium gibt
kein Sulfid.

4. auf Ammoniumsalze:
Diese entwickeln mit starken Basen Ammoniak. Beim Behandeln von Zinksulfat mit Natronlauge darf sich kein Ammoniak
entwickeln. Darüber gehaltenes, angefeuchtetes gelbes Kurkumapapier darf sich nicht braun färben:

$$(NH_4)_2SO_4 + 2NaOH \rightarrow 2NH_3 + Na_2SO_4 + 2H_2O$$

Ammonium- Natrium- Ammoniak Natrium- Wasser
sulfat hydroxyd sulfat

5. auf Nitrat:
2 ccm einer wässerigen Zinksulfatlösung (1 + 9) werden mit
der gleichen Raummenge konzentrierter Schwefelsäure gemischt
und nach dem Abkühlen mit 1 ccm Ferrosulfatlösung vorsichtig
überschichtet. Bei Gegenwart von Nitraten entsteht an der
Berührungsstelle beider Flüssigkeiten ein dunkelbrauner Ring.
Es findet folgende Reaktion statt:
Ein Teil Ferrosulfat reduziert die Salpetersäure zu Stickstoffoxyd:

$$6FeSO_4 + 3H_2SO_4 + 2HNO_3 \rightarrow 3Fe_2(SO_4)_3 + 2NO + 4H_2O$$

Ferrosulfat Schwefel- Salpeter- Ferrisulfat Stickstoff- Wasser
säure säure oxyd

Das Stickstoffoxyd löst sich in Ferrosulfat mit dunkelbrauner
Farbe wahrscheinlich zu einem komplexen Eisen-Stickstoffoxydion.

6. auf Chlorid:

Die wässerige Zinksulfatlösung (1 + 9) darf durch Silbernitratlösung nicht getrübt werden. Chlorid gibt mit Silbernitrat in Säuren unlösliches Silberchlorid:

$$ZnCl_2 + 2\,AgNO_3 \longrightarrow 2\,AgCl + Zn(NO_3)_2$$
$$\text{Zinkchlorid} \quad \text{Silbernitrat} \quad \text{Silberchlorid} \quad \text{Zinknitrat}$$

7. auf freie Schwefelsäure:

Schüttet man 1 g Zinksulfat mit 5 ccm Weingeist häufiger während zehn Minuten, so darf das Filtrat nach dem Verdünnen mit 5 ccm Wasser nicht sauer reagieren. Zinksulfat ist in Alkohol unlöslich, Schwefelsäure löslich.

8. auf Arsenverbindungen:

Ein Gemisch von 1 g Zinksulfat und 3 ccm Natriumhypophosphitlösung darf nach viertelstündigem Erhitzen im siedenden Wasserbade keine dunklere Färbung annehmen. Arsenverbindungen werden zu elementarem Arsen reduziert (s. S. 63).

17. Kalium bromatum — Kaliumbromid.

Darstellung. In einem Erlenmeyer-Kolben übergießt man 16 g Brom mit 50 g Wasser und trägt unter ständigem Kühlen am besten mit Eiswasser in kleinen Anteilen 7,5 g Eisenpulver ein. Die Reaktion ist äußerst heftig unter bedeutender Wärmeentwicklung. Die Beendigung der Reaktion erkennt man an dem Verschwinden der braunroten Bromfarbe. Man filtriert die grünliche Eisenbromürlösung in einen Kolben von ungelöstem Eisen ab, wäscht den Rückstand mit etwas Wasser nach und fügt in kleinen Anteilen noch 5,3 g Brom hinzu. Die Lösung von Ferroferribromid gießt man unter Umrühren allmählich zu einer in einer Porzellanschale befindlichen heißen Lösung von 18,5 g Kaliumkarbonat in ca. 150 g Wasser. Die Flüssigkeit muß schwach alkalisch reagieren, andernfalls setzt man noch etwas Kaliumkarbonat zu. Man erhitzt noch einige Zeit zum Sieden, um den Niederschlag dichter zu machen, filtriert die Flüssigkeit in eine Porzellanschale und wäscht den Niederschlag einige Male mit heißem Wasser nach. Das Filtrat wird, wenn erforderlich, mit Bromwasserstoffsäure — letztere wird als Nebenprodukt bei der Bromierung aromatischer Kohlenwasserstoffe erhalten, siehe Bromkampfer — neutralisiert und zur Kristallisation eingeengt. Zur Erhaltung größerer Kristalle wendet man hier zweckmäßig die Kristallisation durch langsames Verdunsten an. Die Kristalle werden zwischen Fließpapier bei mäßiger Wärme getrocknet.

Betrachtung. Die Halogene verbinden sich entsprechend ihrer Bezeichnung wie mit vielen anderen Elementen auch mit Eisen direkt zu Eisenhaloidsalz. Die Intensität der Einwirkung nimmt mit steigendem Atomgewicht der Halogene ab und damit auch die Beständigkeit der betreffenden Verbindungen. Die Einwirkung von Jod auf Eisen haben wir bei Sirupus ferri jodati schon kennengelernt. In analoger Weise geschieht die Vereinigung von Brom und Eisen zu Eisenbromür, Eisen(II)bromid:

$$Fe + 2\,Br \longrightarrow FeBr_2$$

Eisen Brom Eisenbromür

Bei weiterem Zusatz von Brom zur Eisenbromür-Verbindung wird ein Teil des Eisenbromürs zu Eisenbromid oxydiert, und es entsteht Ferroferribromid:

$$Fe{<}^{Br}_{Br}$$
$$Fe{<}^{Br}_{Br} + 2\,Br \longrightarrow \left(Fe{<}^{Br}_{Br}\text{\scriptsize Br}\right)_2 \cdot Fe{<}^{Br}_{Br}$$
$$Fe{<}^{Br}_{Br}$$

Ferrobromid Brom Ferroferribromid

Bei der nun folgenden Umsetzung mit Kaliumkarbonat sollte man die Bildung von Ferroferrikarbonat erwarten. Aus Gründen, die bei Ferrum oxydatum cum Saccharo näher erörtert werden, ist die Verbindung unbeständig und zerfällt in Kohlensäure und die entsprechenden Oxyde. Die Umsetzung zwischen Ferroferribromid und Kaliumkarbonat erfolgt im Sinne folgender Gleichung:

$$(FeBr_3)_2 \cdot FeBr_2 + 4\,K_2CO_3 + 8\,H_2O \longrightarrow$$

Ferroferribromid   Kalium-   Wasser
karbonat

$$\longrightarrow [Fe(OH)_3]_2 \cdot Fe(OH)_2 + 8\,KBr + 4\,CO_2 + 4\,H_2O$$

Hydrat des Eisenoxyduloxyds Kalium- Kohlen- Wasser
bromid säure

Eine weitere Darstellung des Kaliumbromids geschieht durch Eintragen von Brom in Kalilauge unter Erwärmen. Das gemäß untenstehender Gleichung neben Kaliumbromid sich bildende Kaliumbromat wird durch Kohlenpulver reduziert:

$$6\,KOH + 6\,Br \longrightarrow 5\,KBr + KBrO_3 + 3\,H_2O$$

Kalium- Brom Kalium- Kalium- Wasser
hydroxyd bromid bromat

$$KBrO_3 + 3\,C \longrightarrow KBr + 3\,CO$$

Kalium- Kohlen- Kalium- Kohlen-
bromat stoff bromid oxyd

Technisch geschieht die Gewinnung des Kaliumbromids u. a. vornehmlich aus den bromhaltigen Staßfurter Abraumsalzen.

Diese an Kalium-, Magnesiumsalzen, Bromiden usw. reichen Abraumsalze lagern über den Steinsalzschichten und haben ihren Namen daher, daß sie, früher als wertlos betrachtet, abgeräumt werden mußten, um zum Steinsalz gelangen zu können. Heute haben die Abraumsalze große wirtschaftliche Bedeutung.

Eigenschaften. Kaliumbromid bildet farblose, würfelförmige, glänzende Kristalle, in Wasser leicht, in Weingeist schwerer löslich.

Versetzt man eine wässerige Kaliumbromidlösung mit Chlorwasser oder mit Chloraminlösung nach dem Ansäuern mit Salzsäure (Chlorwirkung s. S. 50), so findet Ausscheidung von Brom statt, welches beim Schütteln mit Chloroform in letzteres mit braunroter Farbe übergeht. Auch bei den anderen Halogenen beobachten wir analoge Erscheinungen. In der Reihenfolge ihrer Gruppierung in der siebenten Gruppe des „Periodischen Systems" (s. d.) treiben die Halogene die nächstfolgenden mit höherem Atomgewicht aus ihren Wasserstoffverbindungen aus.

Beim Präparat Zincum sulfuricum wurde dargelegt, daß die Elemente mit einer gewissen Lösungstension ihre Ionen in Lösung senden. Ein Ion kann mithin nur dann wieder aus der Lösung austreten, wenn eine der Lösungstension entgegengesetzte, ihr aber überlegene Kraft darauf einwirkt. Dies ist das Grundwesen der Elektrolyse (s. d.). Die hierbei tätigen Kräfte sind elektromotorische Kräfte, deren Spannungen für die einzelnen Ionen verschieden groß sind. Die Zersetzungsspannungen unter Bezugnahme auf normale Lösungen (der Wert für H ist gleich 0,0 gesetzt) sind für einige Ionen folgende:

Kationen	Anionen
$Ag^{\cdot} = -0{,}77$	$J' = 0{,}52$
$Cu^{\cdot\cdot} = -0{,}32$	$Br' = 0{,}99$
$Zn^{\cdot\cdot} = +0{,}77$	$Cl' = 1{,}41$

In der Reihenfolge von unten nach oben treibt das vorhergehende Element das nächstfolgende aus seiner Lösung aus. Bringt man in eine Kupfersulfatlösung einen Zinkstab, so setzt sich auf letzterem Kupfer metallisch ab. Zink besitzt eine bedeutend größere Lösungstension als Kupfer und treibt daher zahlreiche + Zn-Ionen in Lösung. Dabei wird der Zinkstab selbst negativ elektrisch mit einer Spannung, die genügt, die + Cu-Ionen aus der Lösung auszutreiben. Im selbigen Sinne wirken die Halogene gemäß ihrer Stellung in der Spannungsreihe aufeinander ein, und zwar derart, daß Brom und Jod von Chlor, Jod von Brom und Chlor aus ihren Lösungen ausgetrieben werden. Versetzt man z. B. eine Kaliumbromidlösung mit Chlorwasser, so treibt das Chlor negativ geladene Cl-Ionen in Lösung mit einer Lösungstension, die größer ist als die des Broms. Es wird dadurch positive Elektrizität verfügbar, die vermöge ihrer Spannung Bromionen elektroneutralisiert und somit aus der Lösung ausscheidet:

$$Cl \longrightarrow Cl' + \cdot$$

$$Br \;\vert\overline{\cdot}\vert \longrightarrow Br$$
$$+$$

Prüfung.

1. Identitätsreaktion auf Kalium $=$ K·-Ionen:

Die wässerige Lösung von Kaliumbromid gibt mit Weinsäure einen kristallinischen Niederschlag von Weinstein:

$$
\begin{array}{lll}
\text{COOH} & & \text{COOH} \\
| & & | \\
(\text{CHOH})_2 + \text{KBr} \longrightarrow & (\text{CHOH})_2 + \text{HBr} \\
| & & | \\
\text{COOH} & & \text{COOK}
\end{array}
$$

| Weinsäure | Kalium-bromid | Kalium-bitartrat Weinstein | Bromwasser-stoff |

2. auf Natrium:

Erhitzt man etwas Kaliumbromid am Platindraht in der Bunsenflamme, so muß letztere die violette Kaliumflamme geben. Die gelbe Natriumflamme darf nur vorübergehend auftreten.

3. auf Alkalikarbonate:

Dieselben können von der Herstellung herrühren und geben sich durch alkalische Reaktion zu erkennen. Angefeuchtetes rotes Lackmuspapier darf durch Kaliumbromid nicht sofort gebläut werden.

4. auf Kaliumbromat:

Letzteres kann einem Präparate beigemengt sein, das durch Eintragen von Brom in Kalilauge gewonnen wird (s. o.).

Kaliumbromat würde sich beim Versetzen der wässerigen Kaliumbromidlösung mit verdünnter Schwefelsäure durch Gelbfärbung — Bromausscheidung — zu erkennen geben, hiermit geschütteltes Chloroform löst das ausgeschiedene Brom mit braunroter Farbe auf. Durch Schwefelsäure aus ihren Salzen in Freiheit gesetzte Bromwasserstoffsäure und Bromsäure wirken nämlich in folgender Weise aufeinander ein:

$$5\,\text{HBr} + \text{HBrO}_3 \longrightarrow 6\,\text{Br} + 3\,\text{H}_2\text{O}$$

| Bromwasser-stoff | Bromsäure | Brom | Wasser |

5. auf Kaliumjodid:

Versetzt man 10 ccm der wässerigen Kaliumbromidlösung (1 + 19) mit 3 Tropfen Eisenchloridlösung, so erfolgt bei Anwesenheit von Kaliumjodid nach einigem Stehen Jodausscheidung, die sich bei Zusatz von Stärkelösung durch Blaufärbung letzterer zu erkennen gibt.

Auf Seite 57 ist ausgeführt, daß dem Ferriion die Oxydationswirkung auf die Jodide zukommt. Das Jod hat, wie oben gesehen, eine geringere Lösungstension als Brom, die Jodionen haben also eher Neigung, wieder in den elementaren Zustand überzugehen als die Bromionen. Die Spannung der beim Übergang der Ferriionen in Ferroionen verfügbar werdenden positiven Elektrizität reicht wohl aus, Jodionen, nicht aber Bromionen zu elektroneutralisieren. Darum wird Kaliumbromid durch Ferrichlorid nicht verändert.

$$FeCl_3 + KJ \longrightarrow FeCl_2 + KCl + J$$

Eisen- Kalium- Eisen- Kalium- Jod
chlorid jodid chlorür chlorid

6. auf Schwermetallsalze und Sulfate:

Die wässerige Kaliumbromidlösung (1 + 19) darf nicht verändert werden

a) durch 3 Tropfen Natriumsulfidlösung nach dem Ansäuern mit 3 Tropfen verdünnter Essigsäure (H_2S-Wirkung, s. S. 59 Fußnote). Viele Schwermetalle, z. B. Kupfer, Blei, scheiden sich als dunkel-schwarz gefärbte Sulfide aus:

$$MeBr_2 + H_2S \longrightarrow MeS + 2HBr$$

Metall- Schwefel- Metall- Bromwasser-
bromid wasserstoff sulfid stoff

b) durch Bariumnitratlösung. Sulfate geben weißes, in Säuren unlösliches Bariumsulfat:

$$K_2SO_4 + Ba(NO_3)_2 \longrightarrow BaSO_4 + 2KNO_3$$

Kalium- Bariumnitrat Barium- Kaliumnitrat
sulfat sulfat

7. auf Eisensalze:

20 ccm der mit einigen Tropfen Salzsäure angesäuerten wässerigen Kaliumbromidlösung (1 + 19) dürfen durch 0,5 ccm Kaliumferrozyanidlösung nicht sofort gebläut werden. Kaliumferrozyanid gibt mit Eisenoxydsalzen bei Spuren Grünfärbung, bei merklicheren Mengen Blaufärbung bzw. Niederschlag unter Bildung von Ferriferrozyanid = Berlinerblau. Durch den Salzsäurezusatz werden etwaige Eisenbeimengungen (Eisenhydroxyd) in Lösung gebracht:

$$4FeCl_3 + 3K_4FeCy_6 \longrightarrow Fe_4(FeCy_6)_3 + 12KCl$$

Eisen- Kalium- Ferriferrozyanid Kalium-
chlorid ferrozyanid Berlinerblau chlorid

8. auf Arsenverbindungen:

Ein Gemisch von 1 g Kaliumbromid und 3 ccm Natriumhypophosphitlösung darf nach viertelstündigem Erhitzen im siedenden Wasserbade keine dunklere Färbung annehmen. Arsenverbindungen werden zu elementarem Arsen reduziert (s. S. 63).

9. Wertbestimmung:

Das Arzneibuch verwendet die Methode nach Fr. Mohr. Diese Methode dient zur Bestimmung der Haloidsalze mit Ausnahme der Fluorsalze in neutralen Lösungen und benutzt als Indikator Kaliumchromat.

Läßt man zu einer mit Kaliumchromat versetzten Haloidsalzlösung, z. B. Kaliumbromidlösung, Silbernitratlösung zuträufeln, so entsteht eine Fällung von rotem Silberchromat, die aber beim Umrühren sofort verschwindet, indem das Silberchromat sich mit dem Haloidsalz zu Silberhaloid und Kaliumchromat umsetzt:

a)
$$K_2CrO_4 + 2AgNO_3 \rightarrow Ag_2CrO_4 + 2KNO_3$$
Kalium-   Silbernitrat   Silber-   Kaliumnitrat
chromat   chromat

b)
$$Ag_2CrO_4 + 2KBr \rightarrow 2AgBr + K_2CrO_4$$
Silberchromat   Kalium-   Silberbromid   Kaliumbromid   chromat

Erst wenn alles Halogen in Silberhaloid übergeführt ist, ruft der nächste Tropfen Silbernitratlösung eine rote Fällung von Silberchromat hervor. Der Endpunkt der Reaktion ist scharf. Wegen der Löslichkeit des Silberchromats in Salpetersäure und Ammoniak kann die Methode nach Mohr nur in neutralen Lösungen Anwendung finden.

Zur Bestimmung des Bromgehaltes in Kaliumbromid trocknet man etwa 5 g des letzteren bei 100^0 etwa $^1/_2$ Stunde lang. Von der getrockneten Substanz wägt man in einem Bechergläschen genau 4 g ab, löst in etwas Wasser und füllt in einem 500 ccm Kolben mit Wasser bis zur Marke auf. 50 ccm dieser Lösung (= 0,4 g Kaliumbromid) pipettiert man in einen Erlenmeyer-Kolben und titriert nach Zusatz einiger Tropfen Kaliumchromatlösung bis zum Farbenumschlag. Es sollen bis zu diesem Punkte höchstens 33,9 ccm $N/_{10}$-Silbernitratlösung verbraucht werden.

Wenn ein *reines* 100proz. Kaliumbromid vorläge, wären 33,6 ccm $N/_{10}$-Silbernitratlösung erforderlich. Das Deutsche Arzneibuch gestattet aber einen Gehalt an Kaliumchlorid bis zu 1,5%, das naturgemäß mittitriert wird, aber nicht als Kaliumbromid berechnet werden darf. Das Arzneibuch sagt: „Je 0,2 ccm $N/_{10}$-Silbernitratlösung, die über den für reines Kaliumbromid zu berechnenden Wert von 33,6 ccm hinausgehen, entsprechen 1% Kaliumchlorid, wenn sonstige Verunreinigungen fehlen.‟

Hierzu kommt man durch folgende Überlegung:

$$1 \text{ ccm } N/_{10}\text{-Silbernitratlösung zeigt an:} \begin{cases} 0{,}011902 \text{ g KBr} \\ 0{,}007456 \text{ g KCl} \end{cases}$$

Bestände das Präparat je zur Hälfte aus KBr und KCl, so wären für 0,4 g Substanz erforderlich:

a) $0{,}011902 : 1 = 0{,}2 : x = 16{,}84$ ccm N/10 $AgNO_3$ für 0,2 g KBr
b) $\underline{0{,}007456 : 1 = 0{,}2 : x = 26{,}08}$ ccm N/10 $AgNO_3$ für 0,2 g KCl

$$42{,}92 \text{ ccm N}/10 \text{ AgNO}_3 \text{ für } 0{,}4 \text{ g KBr} + 50^0/_0 \text{ KCl}$$

Ein solches Präparat würde also gegenüber reinem Kaliumbromid $42{,}92 - 33{,}6 = 9{,}32$ ccm $N/_{10}$-Silbernitratlösung mehr beanspruchen. Wenn diese 9,32 ccm Mehrverbrauch 50 % Kaliumchlorid anzeigen, dann zeigen 0,2 ccm Mehrverbrauch $\dfrac{50 \cdot 0{,}2}{9{,}32}$ $=$ rund $1^0/_0$ Kaliumchlorid an.

Bei der Konzedierung eines Gehaltes von $1{,}5^0/_0$ Kaliumchlorid geht man von der Annahme aus, daß zur Herstellung des Kaliumbromids ein Handelsbrom mit einem Chlorgehalt von 1 % verwandt ist. Aus 100 g eines solchen Broms erhält man gemäß der stöchiometrischen Berechnung:

$$\text{Br} : \text{KBr} = 99 : x = 147{,}43 \text{ g KBr}$$
$$\underset{79{,}92 \quad 119{,}02}{\text{A.-G. M.-G.}}$$

$$\text{Cl} : \text{KCl} = 1 : x = \underline{\quad 2{,}10 \text{ g KCl}}$$
$$\underset{35{,}46 \quad 74{,}56}{\text{A.-G. M.-G.}} \qquad 149{,}53 \text{ g Gesamtsalz.}$$

Das entspricht einem Kaliumbromid mit einem Chlorgehalt von $1{,}4\%$. Das Deutsche Arzneibuch läßt, wie gesagt, $1{,}5^0/_0$ zu.

18. Ferrum oxydatum cum Saccharo — Ferrum oxydatum saccharatum — Eisenzucker.

Darstellung. In einem geräumigen Gefäße, am besten einem Becherglase, verdünnt man 30 g Eisenchloridlösung mit 150 g Wasser und versetzt unter Umrühren allmählich mit einer kalten filtrierten Lösung von 26 g Natriumkarbonat in 150 g Wasser. Man beobachtet, daß anfangs der entstehende Niederschlag sich wieder löst, man wartet daher vor jedem neuen Zusatz von Natriumkarbonatlösung die Wiederauflösung des Niederschlages ab. Schließlich gelingt die Lösung nicht mehr. Den Eisenhydroxydniederschlag wäscht man am besten durch Dekantieren mit Wasser bis zur fast völligen Chlorfreiheit aus (das Waschwasser darf nach dem Verdünnen mit der 5fachen Menge Wasser und nach dem Ansäuern mit Salpetersäure durch Silbernitratlösung nur opalisierend getrübt werden), preßt ihn in einem leinenen Tuche gelinde und vermischt ihn in einer Porzellanschale mit 50 g gepulvertem Zucker. Man erwärmt auf dem Wasserbade und setzt so viel Natronlauge (ca. 3,5 g höchstens 5 g) zu, als zur völligen Lösung erforderlich ist, und dampft die klare Lösung zur Trockne ein. Mit gepulvertem Zucker bringt man das Gewicht auf 100 g.

Betrachtung. Beim Versetzen der Eisenchloridlösung mit Natriumkarbonatlösung sollte man die Bildung von Ferrikarbonat erwarten:

$$2\,FeCl_3 + 3\,Na_2CO_3 \longrightarrow Fe_2(CO_3)_3 + 6\,NaCl$$

Ferrichlorid   Natrium-   Ferrikarbonat Natrium-
karbonat   unbeständig   chlorid

Das Ferriion hat aber äußerst schwach basische Eigenschaften, so daß Salze von ganz schwachen Säuren, z. B. Kohlensäure, gar nicht existieren. Ferrikarbonat wird sofort hydrolytisch gespalten (s. d.), wobei Kohlensäure entweicht:

$$Fe_2(CO_3)_3 + 3\,H_2O \longrightarrow 2\,Fe(OH)_3 + 3\,CO_2$$

Ferrikarbonat   Wasser   Ferrihydroxyd Kohlensäure

Der Eisenhydroxydniederschlag löst sich anfangs in der überschüssigen Eisenchloridlösung zu Eisenoxychlorid auf, erst wenn sämtliches Natriumkarbonat zugesetzt ist, ist die Fällung quantitativ.

Auf die Zuckerarten kann hier nur kurz eingegangen werden.

Die Zuckerarten (Kohlenhydrate) teilt man in zwei Hauptgruppen ein, in solche, die sich in einfache Zuckerarten spalten lassen, und in solche, die nicht weiter spaltbar sind. Letztere nennt man Monosaccharide (die wichtigsten von der Formel: $C_6H_{12}O_6$). Aus diesen bauen sich die höheren Zuckerarten bis hinauf zur Stärke auf. Je nach der Zahl der hierbei beteiligten Monosaccharid-Moleküle bezeichnet man die höheren Zuckerarten als Di-, Tri-, Polysaccharide.

Der Rohrzucker (identisch mit dem Rübenzucker) ist ein Disaccharid von der empirischen[1] Formel $C_{12}H_{22}O_{11}$. Er besteht zur Hälfte aus Glukose (Traubenzucker) und Fruktose (Fruchtzucker). In seiner Strukturformel[1]:

$$CH_2OH - CHOH - CHO - CHOH - CHOH - C{<}{}^{H}_{O}$$

$$CH_2OH - CHO - CHOH - CHOH - C - CH_2OH$$

---

[1] Die empirische oder Bruttoformel gibt nur die atomistische Zusammensetzung des Moleküls wieder, wie H_2O, SO_2, die Konstitutions- oder Strukturformel dagegen gibt ein Bild von der Art der Bindung der einzelnen Atome untereinander im Molekül:

$$H_2O = {}^{H}_{H}{>}O; \qquad SO_2 = S{<}{}^{O}_{O}$$

sehen wir zahlreiche Hydroxylgruppen. Eine solche Anhäufung von Hydroxylgruppen ist für die Zuckerarten charakteristisch, sie erteilt ihnen den Charakter mehrwertiger Alkohole und befähigt sie unter dem verstärkenden Einfluß der Karbonylgruppe „$C = O$", die den Zuckerarten noch den besonderen Charakter eines Aldehyds oder Ketons (s. d.) verleiht, mit Basen Verbindungen einzugehen unter Bildung von Saccharaten.

So löst sich auch Eisenhydroxyd bei Gegenwart von Natronlauge[1] in Zucker zu Eisensaccharat; diese Verbindung ist als ein Alkoholat aufzufassen, indem die Hydroxylgruppen mit Eisenhydroxyd in Reaktion getreten sind:

$$\text{Fe}\Big\langle\begin{matrix} \text{OH} \\ \text{OH} \\ \text{OH} \end{matrix}\ +\ \begin{matrix} \text{H OHC} \\ \text{H OHC} \\ \text{H OHC} \end{matrix}\ \longrightarrow\ \text{Fe}\Big\langle\begin{matrix} \text{OHC} \\ \text{OHC} \\ \text{OHC} \end{matrix}\ +\ 3\,\text{H}_2\text{O}.$$

In dieser Verbindung sind die Eigenschaften des Eisenions teilweise geschwunden, wir haben es mit einer komplexen (s. d.) Verbindung zu tun. In wässeriger Lösung des Eisenzuckers bleiben charakteristische Eisenreaktionen aus, z. B. erzeugt Kaliumferrozyanid keine Veränderung, erst nach dem Behandeln mit einer Säure, die die komplexe Verbindung zersetzt und das Eisensalz der zugesetzten Säure entstehen läßt, tritt die Reaktion auf das Eisenion ein. Daß aber auch andere Eisenionreaktionen eintreten, wie Fällung mit Ammoniumsulfid, zeigt an, daß auch Eisenionen, wenn auch äußerst gering, vorhanden sein müssen.

Gegenüber der vorstehenden Deutung wird auch die Auffassung vertreten, daß es sich lediglich um eine kolloide Form (s. Kolloide S. 118 ff.) des Eisenhydroxyds handelt. Das Eisenhydroxyd löst sich infolge der Gegenwart des Zuckers in Wasser kolloid auf unter dem peptisierenden Einfluß der Natronlauge. Die Kolloidteilchen dieser Lösung sind negativ geladen.

Eigenschaften. Der Eisenzucker bildet ein rotbraunes Pulver von süßem, schwachem Eisengeschmack. Mit 20 Teilen heißem Wasser gibt er eine klare, rotbraune Lösung, die kaum alkalisch reagiert.

Prüfung.

1. auf Chlorid:
von der Darstellung herrührend bei ungenügendem Auswaschen. Die wässerige Lösung (1 + 19) von Eisenzucker wird mit über-

---

[1] Über die Rolle, die das Natriumhydroxyd spielt, ist nichts Genaueres bekannt.

schüssiger verdünnter Salpetersäure erhitzt, um die komplexe Verbindung zu zerstören. Nach dem Erkalten darf in der Eisennitratlösung durch Silbernitratlösung nur Opaleszenz eintreten. Spuren von Chlorid sind also statthaft. Halogene geben mit Silbernitrat Silberhaloid, welches in Säuren unlöslich ist:

$$NaCl + AgNO_3 \longrightarrow AgCl + NaNO_3$$
Natrium-   Silber-   Silber-   Natrium-
chlorid   nitrat   chlorid   nitrat

2. Gehaltsbestimmung:

1 g Eisenzucker wird in einem mit Glasstöpsel verschließbaren Erlenmeyer-Kolben in 10 ccm verdünnter Schwefelsäure unter Erwärmen auf dem Wasserbade gelöst. Die rotbraune Farbe verschwindet allmählich ganz, die komplexe Eisensaccharatverbindung wird gesprengt, es bildet sich das Ferrisalz der Schwefelsäure. Daneben entsteht auch etwas Oxydulsalz = Ferrosulfat. Um letzteres zu Ferrisulfat zu oxydieren, wird nach dem Erkalten so viel Kaliumpermanganatlösung (0,5 %) zugesetzt, daß die rote Färbung einige Zeit bestehen bleibt:

$$10\,FeSO_4 + 8\,H_2SO_4 + 2\,KMnO_4 \longrightarrow 5\,Fe_2(SO_4)_3 + K_2SO_4 + 2\,MnSO_4 + 8\,H_2O$$
Ferro-   Schwefel- Kaliumper-   Ferrisulfat   Kalium-   Mangan-   Wasser
sulfat   säure   manganat   sulfat   sulfat

Wenn wieder Entfärbung eingetreten ist, setzt man 2 g Kaliumjodid zu und läßt eine Stunde verschlossen stehen. Es findet Jodausscheidung statt; die aus dem Kaliumjodid durch die überschüssige Schwefelsäure in Freiheit gesetzte Jodwasserstoffsäure HJ ist ein kräftiges Reduktionsmittel, sie führt Eisenoxydsalze in Eisenoxydulsalze über, selbst dabei Oxydation zu Jod erfahrend (siehe auch S. 57):

$$Fe_2(SO_4)_3 + 2\,HJ \longrightarrow 2\,FeSO_4 + H_2SO_4 + 2\,J$$
Ferrisulfat   Jod-   Ferro-   Schwefel- Jod
Mol.-Gew. 399,9, wasserstoff sulfat   säure
111,7 Fe

Das ausgeschiedene Jod löst sich in der überschüssigen Kaliumjodidlösung mit rotbrauner Farbe auf und wird in der bei Sirup. Ferri jodati angegebenen Weise mit $N/_{10}$ Natriumthiosulfatlösung bis zur Entfärbung titriert (Indikator: Stärkelösung). Zur Bindung des ausgeschiedenen Jods sollen 5,01—5,37 ccm der Natriumthiosulfatlösung (Feinbürette) verbraucht werden:

$$2\,J + 2\,Na_2S_2O_3 \longrightarrow 2\,NaJ + Na_2S_4O_6$$
Jod   Natrium-   Natrium- Natriumtetra-
At.-Gew. thiosulfat   jodid   thionat
126,9

Aus den letzten zwei Gleichungen geht hervor, daß einem Mol. Natriumthiosulfat ein Atom Jod und ein Atom Eisen äquivalent sind.

1 ccm $N/_{10}$-Natriumthiosulfatlösung ($^1/_{10}$ Mol.-Gew. auf 1 Liter) entspricht demnach

$$= 0,01269 \text{ g Jod,}$$
$$= 0,005584 \text{ g Eisen.}$$

Der Prozentgehalt an Eisen soll demnach betragen:

$$5,01 \text{ bis } 5,37 \cdot 0,00558 \cdot 100 = 2,8 \text{ bis } 3.$$

19. Ferrum carbonicum cum Saccharo — Ferrum carbonicum saccharatum — Zuckerhaltiges Ferrokarbonat.

Darstellung. In eine geräumige (ca. 3 Liter Inhalt) Flasche gibt man eine klare Lösung von 35 g Natriumbikarbonat in 500 g Wasser von ca. 50° (höhere Temperatur führt das Natriumbikarbonat unter Kohlensäureentwicklung teilweise in Natriumkarbonat über) und filtriert hierzu eine Lösung von 50 g Ferrosulfat in 200 g siedendem Wasser. Unter Kohlensäureentwicklung entsteht ein grauweißer Niederschlag von Ferrokarbonat, der sich allmählich durch Oxydation graugrün färbt. Um letztere möglichst einzuschränken, füllt man die Flasche sofort mit kochendem Wasser bis oben an, schüttelt um und setzt lose verschlossen zum Absetzen beiseite. Nach völligem Absetzen wird durch Einstellen der Flasche in ein Wasserbad (Asbest- oder Holzunterlage) bis zur völligen Umsetzung auf 80° erhitzt, und darauf die klare Flüssigkeit abgehebert, die Flasche dann wiederum mit abgekochtem, heißem Wasser gefüllt, nach abermaligem Absetzen die Flüssigkeit abgehebert und dieses Dekantierverfahren so oft wiederholt, bis die Flüssigkeit fast ganz sulfatfrei geworden ist, d. h. durch Bariumnitratlösung nach dem Ansäuern mit Salpetersäure kaum noch getrübt wird. Den von Flüssigkeit möglichst befreiten Niederschlag bringt man alsdann in eine tarierte Porzellanschale, die eine Mischung aus 10 g gepulvertem Milchzucker und 30 g Zuckerpulver enthält, verdampft das Gemisch im Dampfbade zur Trockne, zerreibt es zu Pulver und mischt noch so viel Zuckerpulver hinzu, daß das Gesamtgewicht 100 g beträgt. Das Präparat ist in gut verschließbaren Gefäßen aufzubewahren.

Betrachtung. Vom Eisen kennt man zwei Reihen von Verbindungen, die sich von $\overset{\text{II}}{\text{FeO}}$ — Ferroverbindungen — und von $\overset{\text{III}}{\text{Fe}_2\text{O}_3}$ — Ferriverbindungen — ableiten. Erstere gehen durch Oxydation, zum Teil an der Luft, bald in letztere über. Beim vorigen Präparate, **Ferrum oxydatum cum Saccharo**, sahen wir, daß das dreiwertige Ferriion eine derart schwache Base ist, daß seine Verbindung mit der schwachen Kohlensäure, das Ferrikarbonat, bei gewöhnlicher Temperatur gänzlich unbeständig ist. Im Gegensatz hierzu vermag das zweiwertige Ferroion vermöge seiner stärker basischen Eigenschaften ein Ferrokarbonat zu bilden. Letzteres geht durch Oxydation sehr rasch in die dreiwertige Form und somit in Ferrioxyd über Fe_2O_3, welches dem fertigen Präparate auch bei sorgsamer Darstellung bis zu 25% des Gesamteisengehaltes beigemengt ist. Man hat also Sorge zu tragen, bei der Darstellung den Luftsauerstoff möglichst fernzuhalten, rasch zu arbeiten und nur abgekochtes Wasser zu verwenden. Im trockenen Zustand ist Ferrokarbonat haltbarer, vor allem vermögen verschiedene Stoffe, wie Zucker, das Ferrokarbonat in eine ziemlich haltbare Form zu bringen.

Die Umsetzung zwischen Ferrosulfat und Natriumbikarbonat veranschaulicht folgende Gleichung:

$$FeSO_4 + 2NaHCO_3 \rightarrow FeCO_3 + Na_2SO_4 + CO_2 + H_2O$$

Ferrosulfat	Natrium-bikarbonat	Ferro-karbonat	Natrium-sulfat	Kohlen-säure	Wasser

Eigenschaften. Das zuckerhaltige Ferrokarbonat bildet ein grünlichgraues, mittelfeines, süß und schwach nach Eisen schmekkendes Pulver.

Prüfung.

1. Identitätsreaktion auf gute Beschaffenheit, auf Ferro- und Ferrisalz:

In Salzsäure soll sich das Präparat unter reichlicher Kohlensäureentwicklung lösen zu einer grünlichgelben Flüssigkeit. Bei längerer und mangelhafter Aufbewahrung wird das Präparat durch den Luftsauerstoff oxydiert, die grünlichgraue Farbe geht in Braun über, und es findet beim Behandeln mit Salzsäure nur schwache Kohlensäureentwicklung statt.

Es wurde oben erwähnt, daß dem Präparate stets mehr oder weniger Ferrioxyd beigemengt ist. Demnach gibt die salzsaure Ferro-Ferrichloridlösung

a) als Reaktion auf Oxydulsalz

mit Kaliumferrizyanidlösung — Bildung von Ferroferrizyanid, Turnbulls Blau — (s. Fußnote S. 114):

$$3FeCl_2 + 2K_3FeCy_6 \rightarrow Fe_3(FeCy_6)_2 + 6KCl$$

Ferrochlorid	Kaliumferri-zyanid	Ferroferrizyanid Turnbulls Blau	Kalium-chlorid

b) als Reaktion auf Eisenoxydsalz

mit Kaliumferrozyanidlösung — Bildung von Ferriferrozyanid, Berlinerblau — einen blauen Niederschlag:

$$4\,FeCl_3 + 3\,K_4FeCy_6 \longrightarrow Fe_4(FeCy_6)_3 + 12\,KCl$$

Ferrichlorid   Kaliumferro-   Ferriferrozyanid   Kalium
zyanid   Berlinerblau   chlorid

2. auf Sulfat:

Die mit Hilfe von wenig Salzsäure hergestellte wässerige Lösung des Präparates (1 + 49) darf durch Bariumnitratlösung nicht sofort getrübt werden. Sulfate geben mit Bariumnitrat in Säuren unlösliches, weißes Bariumsulfat, ihr Gehalt kann von ungenügendem Auswaschen des Ferrokarbonatniederschlages herrühren, Spuren sind zulässig:

$$Na_2SO_4 + Ba(NO_3)_2 \longrightarrow BaSO_4 + 2\,NaNO_3$$

Natriumsulfat   Bariumnitrat   Bariumsulfat   Natriumnitrat

3. Gehaltsbestimmung:

Man löst in einem mittels Glasstöpsels verschließbaren Erlenmeyer-Kolben 0,5 g des Präparates in 5 ccm verdünnter Schwefelsäure, ohne zu erwärmen, und versetzt die Lösung zur völligen Überführung in Ferrisalz mit $^1/_2$ proz. Kaliumpermanganatlösung bis zur schwachen, kurze Zeit bestehen bleibenden Rötung. Sobald wieder Entfärbung eingetreten ist, gibt man 2 g Kaliumjodid hinzu, läßt eine Stunde verschlossen stehen und titriert das ausgeschiedene Jod mit $N/_{10}$-Natriumthiosulfatlösung bis zur Farblosigkeit (Indikator: Stärkelösung). Von der Natriumthiosulfatlösung sollen 8,50—8,95 ccm (Feinbürette) erforderlich sein. Diese Gehaltsbestimmung entspricht genau der des vorigen Präparates **Ferrum oxydatum cum Saccharo**. (Näheres s. d.) 1 ccm $N/_{10}$-Natriumthiosulfatlösung entspricht $= 0{,}005584$ g Eisen. Der Prozentgehalt an Eisen soll mithin betragen:

$$8{,}50 \text{ bis } 8{,}95 \cdot 0{,}005584 \cdot 200 = 9{,}5 - 10.$$

20. Liquor Ferri sesquichlorati — Eisenchloridlösung.

Darstellung. In einem langhalsigen Kolben übergießt man 125 g abgeriebenen Eisendraht oder Eisennägel in kleinen Anteilen mit 600 g Salzsäure (25 % HCl). Sobald die Wasserstoffentwicklung nachläßt, erwärmt man auf dem Wasser- oder Sandbade, bis keine Gasentwicklung mehr bemerkbar ist. Die noch warme Lösung wird durch ein gewogenes und mit Wasser angefeuchtetes Filter filtriert, und schließlich der Rückstand auf das Filter gespült und mit warmem Wasser nachgewaschen. Das Filter mit Inhalt wird bei ca. 100° getrocknet und durch Nachwägen das Gewicht des in Lösung gegangenen Eisens bestimmt. Das Filtrat wird in einen Kolben gegeben, und auf 100 g gelösten Eisens 260 g Salzsäure (25 % HCl) und 135 g Salpetersäure (25 % HNO_3) zugefügt. Der Kolben wird mit einem Trichter bedeckt und auf dem Wasserbade so lange erwärmt (Dämpfe nicht einatmen), bis eine Probe, mit Kaliumferrizyanidlösung im Reagenzglase versetzt, keine Blaufärbung mehr gibt, d. h. alles Ferrochlorid in Ferrichlorid übergeführt ist. Die Flüssigkeit wird in einer tarierten Porzellanschale auf dem Dampfbade so weit eingeengt, daß auf 100 g gelösten Eisens 483 g Flüssigkeit bleiben. Zur Vertreibung anhaftenden freien Chlors, von Stickoxyden, freier Salz- und Salpetersäure verdünnt man mit Wasser, dampft wieder auf 483 g ein und wiederholt dieses Verfahren so oft, bis sich keine Salpetersäure mehr nachweisen läßt (s. Prüf.). Die noch heiße Lösung wird mit so viel Wasser verdünnt, daß das Gesamtgewicht das 10 fache des gelösten Eisens und das spezifische Gewicht 1,280—1,290 bei $\frac{15^0}{15^0}$ beträgt, entsprechend Dichte 1,275—1,285 $\frac{20^0}{4^0}$.

Betrachtung. Viele Metalle, darunter Eisen, werden von Salzsäure unter Wasserstoffentwicklung angegriffen. Eisen wird zu Ferrochlorid gelöst:

$$Fe + 2HCl \longrightarrow FeCl_2 + 2H,$$

Eisen   Chlor-   Ferro-   Wasser-
wasserstoff chlorid   stoff

einem Oxydulsalz, das, wie wir beim vorigen Präparate sahen, leicht in die Oxydform übergeht, besonders wenn energische Oxydationsmittel, wie Salpetersäure, darauf einwirken. Dies geschieht bei unserer Darstellung durch Erwärmen der Eisenchlorürlösung mit einem Salz-Salpetersäuregemisch. Der Reaktionsmechanismus ist dahin aufzufassen, daß bei allen Oxydationsvorgängen mittels Salpetersäure aus zwei Mol. der letzteren drei Atome Sauerstoff verfügbar werden unter Bildung von Stickstoffoxyd. Der frei gewordene Sauerstoff oxydiert die Salzsäure zu Chlor, und letzteres verbindet sich additiv mit dem Ferrochlorid. Das Stickstoffoxyd wird durch den Luftsauerstoff zu braunrote Dämpfe bildendem Stickstoffdioxyd oxydiert:

a) $\qquad\qquad 2HNO_3 \longrightarrow 2NO + 3O + H_2O$

Salpetersäure Stickstoff- Sauer- Wasser
oxyd   stoff

b) $\qquad\qquad 6HCl + 3O \longrightarrow 6Cl + 3H_2O$

Chlor-   Sauer-   Chlor   Wasser
wasserstoff stoff

c)
$$6\,FeCl_2 + 6\,Cl \longrightarrow 6\,FeCl_3$$
Ferrochlorid   Chor   Ferrichlorid

d)
$$2\,NO + 2\,O \longrightarrow 2\,NO_2$$
Stickstoff-   Sauer-   Stickstoff-
oxyd   stoff   dioxyd

Die Beendigung der Oxydation wurde daran erkannt, daß eine Probe der Flüssigkeit mit Kaliumferrizyanid keine Bläuung gab. Nur Ferrosalze bilden mit Kaliumferrizyanid das Turnbulls-Blau = Ferroferrizyanid[1]:

$$3\,FeCl_2 + 2\,K_3FeCy_6 \longrightarrow Fe_3(FeCy_6)_2 + 6\,KCl$$
Ferrochlorid   Kaliumferri-   Ferroferrizyanid   Kalium-
zyanid   chlorid

Bei dem weiterhin erfolgenden Eindampfen zur Vertreibung der freien Salz- und Salpetersäure, des Chlors und der Stickoxyde wird ein Teil der Ferrichloridlösung unter Entweichen von Chlorwasserstoffsäure in Ferrihydroxyd umgesetzt, welches sich in der überschüssigen Ferrichloridlösung zu Ferrioxychlorid löst, so daß das fertige Präparat stets kleinere Mengen von letzterem enthält:

a)
$$FeCl_3 + 3\,H_2O \longrightarrow Fe(OH)_3 + 3\,HCl$$
Ferri-   Wasser   Ferri-   Chlor-
chlorid   hydroxyd   wasserstoff
entweicht

b)
$$2\,Fe(OH)_3 + FeCl_3 \longrightarrow 3\,Fe(OH)_2Cl$$
Ferrihydroxyd   Ferrichlorid   Ferrioxychlorid

Eigenschaften. Die Eisenchloridlösung ist eine gelbbraune, sauer reagierende Flüssigkeit. Die saure Reaktion ist eine Folge der hydrolytischen Spaltung (s. d.), die Eisenchlorid in wässeriger Lösung zufolge des schwach basischen Charakters des Ferriions erleidet. Die braunrote Farbe ist größtenteils dem undissoziierten Molekül $FeCl_3$ zuzuschreiben — auch in Äther, in dem keine Ionisation erfolgt, löst sich Eisenchlorid mit gleicher Farbe — teilweise auch dem durch Hydrolyse gebildeten Ferrihydroxyd. Eine ganz verdünnte, nahezu farblose, wässerige Eisenchloridlösung färbt sich nämlich beim Kochen rotbraun, da die hydrolytische Spaltung mit steigender Temperatur zunimmt; beim Erkalten tritt wieder Entfärbung ein.

Prüfung.

1. **Identitätsreaktion auf Chlorid = Cl'-Ionen:**

Mit Wasser verdünnte Eisenchloridlösung (1 + 9) gibt mit Silbernitratlösung weißen, in Säuren unlöslichen Niederschlag von Silberchlorid:

$$FeCl_3 + 3\,AgNO_3 \longrightarrow 3\,AgCl + Fe(NO_3)_3$$
Ferri-   Silbernitrat   Silberchlorid   Ferrinitrat
chlorid

---

[1] Es ist wahrscheinlich, daß beim Zusammenbringen von Ferrosalz und Kaliumferrizyanid beide Salze ihre Oxydationsstufe infolge der oxydierenden Wirkung des Kaliumferrizyanids wechseln, so daß das Turnbulls-Blau tatsächlich mit dem Berlinerblau identisch ist.

2. Identitätsreaktion auf Eisenoxydsalz = Fe⁂-Ionen:
Die Verdünnung nach 1 gibt beim Versetzen mit Kaliumferrozyanidlösung Fällung von Ferriferrozyanid = Berlinerblau:

$$4\,FeCl_3 + 3\,K_4FeCy_6 \longrightarrow Fe_4(FeCy_6)_3 + 12\,KCl$$

Ferrichlorid   Kaliumferrozyanid   Ferriferrozyanid Berlinerblau   Kaliumchlorid

3. auf freies Chlor:
Ebenfalls von der Darstellung bei ungenügendem Eindampfen
herrührend.   Ein mit Zinkjodidstärkelösung getränkter Papierstreifen darf sich beim Annähern an die Eisenchloridlösung nicht
bläuen. Wie bei der Gehaltsbest. des Chlorwassers und bei Kaliumbromid näher erörtert, treibt Chlor das Jod aus seinen Verbindungen aus.   Letzteres färbt Stärke blau:

$$ZnJ_2 + 2\,Cl \longrightarrow ZnCl_2 + 2\,J$$

Zinkjodid   Chlor   Zinkchlorid   Jod

**4. auf neutrales Eisenchlorid, bzw. überschüssige
freie Salzsäure:**
Werden 3 Tropfen Eisenchloridlösung mit 10 ccm $N/_{10}$-Natriumthiosulfatlösung langsam auf etwa 50^0 erwärmt, so müssen sich
beim Erkalten einige Flöckchen Eisenhydroxyd abscheiden.   Der
Vorgang ist folgender:
Beim Versetzen mit Natriumthiosulfatlösung entsteht zunächst
Violett-Rotfärbung, wahrscheinlich durch Bildung von Ferrithiosulfat $Fe_2(S_2O_3)_3$.   Diese Farbe verschwindet aber bald, und die
Lösung enthält dann Ferrosalz und Natriumtetrathionat:

$$2\,FeCl_3 + 2\,Na_2S_2O_3 \longrightarrow 2\,NaCl + 2\,FeCl_2 + Na_2S_4O_6$$

Ferrichlorid   Natriumthiosulfat   Natriumchlorid   Ferrochlorid   Natriumtetrathionat

Da in dieser Weise nur das Ferrichlorid auf das Natriumthiosulfat oxydierend einwirkt, wird sich das Eisenhydroxyd des in
der Eisenchloridlösung vorhandenen Eisenoxychlorids abscheiden.
Ein Gehalt an letzterem wird somit sogar gefordert. Bei Gegenwart freier Säure würde Ferrihydroxydausscheidung nicht erfolgen.

5. auf Arsenverbindungen:
Ein Gemisch von 1 ccm Eisenchloridlösung und 3 ccm Natriumhypophosphitlösung darf nach viertelstündigem Erhitzen im
siedenden Wasserbade keine bräunliche Färbung annehmen.
Arsenverbindungen werden zu elementarem Arsen reduziert
(s. S. 63).
Da die Eigenfarbe der Eisenchloridlösung das Erkennen der
Reaktion erschwert, empfiehlt sich nach Brause ein Zusatz von
0,5 g kristallisiertem Zinnchlorür — $SnCl_2 \cdot 2\,H_2O$ —.   Letzteres

entfärbt die Eisenchloridlösung und erhöht die Empfindlichkeit der Reaktion.

6. auf Ferrochlorid:

Anwesend bei unvollständiger Oxydation.

Eine Mischung von 1 ccm Eisenchloridlösung mit 10 ccm Wasser und 5 Tropfen Salzsäure darf mit 10 Tropfen Kaliumferrozyanidlösung keine grüne oder blaue Färbung geben (s. o.).

7. auf Kupfersalz:

Versetzt man eine Mischung von 5 ccm Eisenchloridlösung und 20 ccm Wasser mit überschüssiger Ammoniakflüssigkeit, so wird alles Eisen als Eisenhydroxyd gefällt, das Filtrat muß klar und farblos sein:

$$FeCl_3 + 3NH_3 + 3H_2O \longrightarrow Fe(OH)_3 + 3NH_4Cl$$

Ferri- Ammoniak Wasser   Ferrihydroxyd Ammoniumchlorid   chlorid

Kupfersalze geben mit Ammoniak zunächst Fällung von Kupferhydroxyd $Cu(OH)_2$, das sich im Überschuß von Ammoniak mit blauer Farbe zur Metallammoniakverbindung — Cu $(NH_3)_4Cl_2$ — löst. (Siehe Kupfersulfat.)

8. auf Schwefelsäure:

Das Filtrat nach 7 darf nach dem Ansäuern mit Essigsäure durch Bariumnitratlösung nicht verändert werden. Mit letzterer gibt Schwefelsäure weißes, in Säuren unlösliches Bariumsulfat:

$$H_2SO_4 + Ba(NO_3)_2 \longrightarrow BaSO_4 + 2HNO_3$$

Schwefel- Barium-   Barium-   Salpetersäure   nitrat   sulfat   säure

9. auf Zink- und Kupfersalze:

Das Filtrat nach 7 darf durch Kaliumferrozyanidlösung nicht verändert werden. Zink gibt weißes, Kupfer rotbraunes Zink- bzw. Kupferferrozyanid:

$$2ZnCl_2 + K_4FeCy_6 \longrightarrow Zn_2FeCy_6 + 4KCl$$

Zinkchlorid Kaliumferro-   Zinkferro-   Kalium-
          zyanid   zyanid   chlorid

10. auf salpetrige und Salpetersäure:

2 ccm des Filtrats nach 7 werden mit 2 ccm konzentrierter Schwefelsäure gemischt und nach dem Erkalten mit 1 ccm Ferrosulfatlösung überschichtet. An der Berührungsstelle beider Flüssigkeiten darf sich keine dunkelbraune Zone bilden. Die Reaktion beruht darauf, daß die salpetrige und Salpetersäure durch Ferrosulfat zu Stickstoffoxyd reduziert werden, welch letzteres sich mit dem überschüssigen Ferrosulfat mit brauner Farbe zu Eisenstickoxydion verbindet:

$$6FeSO_4 + 2HNO_3 + 3H_2SO_4 \longrightarrow 3Fe_2(SO_4)_3 + 2NO + 4H_2O$$

Ferrosulfat Salpeter- Schwefel-   Ferrisulfat Stickstoff- Wasser
         säure   säure   oxyd

11. auf Alkali- und Erdalkalisalze:

Dieselben bleiben beim Verdampfen und Glühen von ca. 5 ccm des Filtrats nach 7 als wägbarer Rückstand zurück.

12. Gehaltsbestimmung:

5 g Eisenchloridlösung werden in einem Meßkölbchen mit Wasser auf 100 ccm verdünnt. 5 ccm dieser Mischung (= 0,25 g $FeCl_3$-Lösung) werden in einen mittels Glasstopfens verschließbaren Erlenmeyer-Kolben abpipettiert, 2 ccm Salzsäure zur Überführung des Eisenoxychlorids in Eisenchlorid:

$$Fe(OH)_2Cl + 2\,HCl \longrightarrow FeCl_3 + 2\,H_2O$$

Ferrioxychlorid   Chlor-   Ferri-   Wasser
wasserstoff   chlorid

und 1,5 g Kaliumjodid zugesetzt und eine Stunde verschlossen stehengelassen. Es findet Jodausscheidung statt, indem entsprechend der Reaktion bei der Gehaltsbestimmung des **Ferrum oxydat. cum Saccharo** (s. d.) Kaliumjodid bzw. die daraus durch Säuren in Freiheit gesetzte Jodwasserstoffsäure Ferrichlorid zu Ferrochlorid reduziert, selbst Oxydation zu Jod erfahrend:

$$FeCl_3 + HJ \longrightarrow FeCl_2 + HCl + J$$

Ferri-   Jod-   Ferro-   Chlor-   Jod
chlorid wasserstoff   chlorid wasserstoff

Das ausgeschiedene Jod löst sich in der überschüssigen Kaliumjodidlösung mit braunroter Farbe und wird analog der Gehaltsbestimmung der beiden vorhergehenden Eisenpräparate (s. d.) mit $N/_{10}$-Natriumthiosulfatlösung bis zur Entfärbung titriert (Feinbürette). (Indikator: Stärkelösung.) Es sollen 4,39—4,61 ccm $N/_{10}$-Natriumthiosulfatlösung erforderlich sein.

1 ccm $N/_{10}$-Natriumthiosulfatlösung entspricht = 0,005584 g Eisen. Der Prozentgehalt an Eisen soll demnach betragen:

$$\frac{4,39 \text{ bis } 4,61 \cdot 0,005584 \cdot 100}{0,25} = 9,8 \text{ bis } 10,3.$$

21. Liquor Ferri oxychlorati dialysati — Dialysierte Eisenoxychloridlösung.

Darstellung. In ein Becherglas, welches man von außen mit Eisstücken umgibt, bringt man 50 g Eisenchloridlösung und setzt unter Umrühren in kleinen Anteilen 33 g Ammoniakflüssigkeit zu. Es entsteht ein rotbrauner Niederschlag von Eisenhydroxyd, der sich beim Umrühren wieder löst. Vor jedem neuen Zusatz von Ammoniakflüssigkeit wartet man die völlige Wiederauflösung des Niederschlages ab. Es muß schließlich eine tief rotbraune Lösung resultieren. Diese Lösung bringt man in einen Zylinder oder Kolben, dessen Boden abgesprengt und durch Dialyse-Pergamentpapier verschlossen ist, und hängt sie in ein Gefäß mit klarem Wasser. Man beobachtet, daß aus der Lösung Eisenchlorid in das Wasser übertritt (diffundiert), Eisenhydroxyd bleibt als Lösung zurück. Man führt dieses Verfahren (Dialyse) so lange fort unter häufigem Erneuern des auslaugenden Wassers, bis in letzterem nach dem Ansäuern mit Salpetersäure durch Silbernitratlösung nur noch Spuren von Chlorid nachweisbar sind. Man prüft das spezifische Gewicht und bringt dasselbe je nach Befund entweder durch Verdünnen mit Wasser oder durch Abdampfen bei einer 40° nicht übersteigenden Temperatur auf $1{,}043\text{—}1{,}047\,\frac{15^0}{15^0}$, bzw. Dichte von $1{,}041\text{—}1{,}045\,\frac{20^0}{4^0}$.

Betrachtung. Graham hatte erkannt, daß alle kristallisierbaren Stoffe, sogenannte Kristalloide, durch Membranen gegen Wasser diffundieren, die nicht kristallisierbaren Stoffe, die Kolloide (colla = Leim) dagegen nicht. Die Kolloide nehmen heute das Interesse in hohem Maße in Anspruch, sie finden auch, z. B. kolloidales Silber, pharmazeutische Verwendung, und manche von ihnen zeigen in ihrer katalytischen Wirkung (s. d.) auffallende Ähnlichkeit mit der physiologischen Wirkung der organischen Fermente.

Die kolloidalen oder kolloiden Lösungen sind zu erhalten:

a) durch Fällung wie bei unserm Präparate; ein weiteres Beispiel ist Arsentrisulfid As_2S_3, erhältlich durch Einleiten von Schwefelwasserstoff in eine neutrale Arsensalzlösung,

b) durch Reduktion; Beispiel: kolloidales Silber aus einer organischen (Eiweiß-) Verbindung,

c) durch Zerstäuben von Metallen (Silber, Gold, Platin usw.) unter Wasser mittels des elektrischen Lichtbogens.

Die Eigenschaften der kolloiden Lösungen weichen von denen wirklicher Lösungen in wesentlichen Punkten ab. Beim Eindampfen kolloider Lösungen hinterbleiben keine kristallisierbaren Stoffe, sondern es hinterbleibt eine hornartige oder gallertige, amorphe Masse. Der Gefrier- und Siedepunkt des Lösungsmittels erleidet durch die Kolloide keine wesentliche Veränderung. Beim Erwärmen der kolloiden Lösungen oder beim Versetzen mit gewissen Elektrolyten (s. d.), wie Salzsäure, Kochsalz usw., scheiden sich die Kolloide ab, flocken aus und zeigen darin große Analogie mit dem Eiweiß, das als höchst organisierter Stoff den Typus der Kolloide darstellt. Der wesentliche Unterschied zwischen den echten und den kolloiden oder Scheinlösungen liegt in dem Aufteilungs- oder Dispersitätsgrad des gelösten

Stoffes. Dieser ist bei den kolloiden Lösungen von weniger hoher Ordnung als bei den echten Lösungen — man spricht daher auch von Suspensionen feinster Teilchen — aber er ist immer noch so groß, daß die Teilchen nur mit Hilfe des Ultramikroskopes sichtbar werden und daß die kolloiden Lösungen gegen das Licht als wirkliche Lösungen erscheinen. Bei Durchstrahlung mit einem Lichtkegel zeigen die kolloiden Lösungen dagegen eine Trübung, den Tyndalleffekt, ähnlich wie der Staub im Zimmer durch einen Lichtkegel sichtbar wird. Auf dem hohen Aufteilungsgrad beruht u. a. die bedeutende, vor allem in der katalytischen Wirkung (s. o.) zum Ausdruck kommende Oberflächenwirkung der Kolloide. Mit der Oberflächenentfaltung ist auch ein Adsorptionsvermögen für Ionen, teils für H', teils für OH', verbunden, so daß im elektrischen Feld die Kolloide ähnlich den Ionen (s. S. 54), wenn auch langsamer, wandern, m. a. W. die kolloiden Lösungen leiten auch den elektrischen Strom.

Die kolloide Lösung nennt man auch Sol, den durch Erwärmen dieses Sols oder durch Zusatz eines Elektrolyten ausgeschiedenen Stoff Gel, und man bezeichnet diese weiter entsprechend dem Lösungsmittel, z. B. bei Wasser Hydrosol, Hydrogel, bei Alkohol Alkoholsol, Alkoholgel.

Je nach der Natur des Gels und seiner Ausscheidungsart besitzt dieses die Fähigkeit, mit Wasser wieder in den Solzustand zurückzugehen, oder es bleibt ungelöst. Demgemäß unterscheidet man zwischen reversiblen und nichtreversiblen Kolloiden.

Im Sinne des obigen Darstellungsverfahrens entstand beim Versetzen der Eisenchloridlösung mit Ammoniak ein Niederschlag von Eisenhydroxyd:

$$FeCl_3 + 3NH_3 + 3H_2O \rightarrow Fe(OH)_3 + 3NH_4Cl$$

Ferrichlorid Ammoniak Wasser   Ferrihydroxyd Ammonium-
chlorid,

der sich in der überschüssigen Eisenchloridlösung zu Eisenoxychlorid löste:

$$2Fe(OH)_3 + FeCl_3 \rightarrow 3Fe(OH)_2Cl$$

Ferrihydroxyd Ferrichlorid Ferrioxychlorid

Dialysiert man die Eisenoxychloridlösung, so diffundiert das Eisenchlorid, welches das Eisenhydroxyd in Lösung hält, durch die Membran, und es hinterbleibt schließlich eine kolloidale Lösung von Eisenhydroxyd, die aber meist noch geringe Mengen Chlor festhält. Die Kolloidteilchen sind hier im Gegensatz zum Eisenzucker (s. d.) positiv geladen.

Eigenschaften. Dialysierte Eisenoxychloridlösung bildet eine klare, dunkelrote Flüssigkeit von schwachsaurer Reaktion.

Prüfung.

1. Identitätsreaktion:

Wie oben erwähnt, werden Kolloide aus ihren Lösungen durch gewisse Elektrolyte gefällt. So fällt ein Tropfen verdünnter Schwefelsäure aus der dialysierten Eisenoxychloridlösung das Hydrogel $Fe(OH)_3$ gallertartig aus.

2. auf Eisenchlorid:

Bei ungenügender Dialyse vorhanden.

In der dialysierten Eisenoxychloridlösung sind naturgemäß keine Eisenionen vorhanden, mithin darf durch Kaliumferrozyanidlösung nur wieder Hydrogel abgeschieden, aber kein Ferriferrozyanid = Berlinerblau gebildet werden:

$$4\,FeCl_3 + 3\,K_4FeCy_6 \longrightarrow Fe_4(FeCy_6)_3 + 12\,KCl$$

Ferrichlorid   Kaliumferro-   Ferriferrozyanid   Kalium-
zyanid   Berlinerblau   chlorid

Eine Mischung von 3 Tropfen dialysierter Eisenoxychloridlösung und 20 ccm Wasser darf daher mit 5 Tropfen Kaliumferrozyanidlösung nur eine braune, aber keine grünbraune bis dunkelgrüne Färbung geben.

3. auf Ammoniumsalz:

Ebenfalls bei ungenügender Dialyse vorhanden.

Beim Kochen von 20 ccm dialysierter Eisenoxychloridlösung mit Natronlauge darf sich kein Ammoniak entwickeln. Angefeuchtetes gelbes Kurkumapapier darf sich nicht bräunen. Starke Basen machen aus Ammoniumsalzen Ammoniak frei:

$$NH_4Cl + NaOH \longrightarrow NH_3 + NaCl + H_2O$$

Ammonium- Natrium-   Ammo- Natrium- Wasser
chlorid   hydroxyd   niak   chlorid

4. auf Kupfersalze:

Fällt man mittels Ammoniak das Hydrogel aus, so muß das Filtrat farblos sein. Bei Gegenwart von Kupfer würde das Filtrat infolge Bildung einer löslichen Kupfer-Ammoniakverbindung $Cu(NH_3)_4Cl_2$ (siehe Kupfersulfat) dunkelblau gefärbt sein.

5. auf Alkali- und Erdalkalisalze:

Das Filtrat von 4 hinterläßt, da dialysierte Eisenoxychloridlösung einen gewissen Chloridgehalt besitzt, beim Verdampfen einen Rückstand von Ammoniumchlorid. Letzteres ist beim Glühen völlig flüchtig. Ein Glührückstand würde aus oben bezeichneten Salzen bestehen.

6. auf unzulässigen Chloridgehalt:

Wie unter 5 schon erwähnt, besitzt dialysierte Eisenoxychloridlösung noch einen gewissen Gehalt an Chlorid, das in der Verbindung aber gleichsam maskiert und darum direkt nicht nachweisbar ist. Zerstört man aber durch Kochen mit Salpetersäure das Kolloid, so treten freie Chlorionen auf. Kocht man 5 ccm des Präparates mit 15 ccm Salpetersäure bis zur Klärung, so dürfen zur völligen Fällung des Chlorids — das klare Filtrat der Fällung darf durch Silbernitratlösung nicht mehr verändert werden — nicht mehr als 4,5 ccm $N/_{10}$-Silbernitratlösung verbraucht werden, was einem Gehalte von $4,5 \cdot 0,003546 \cdot 20 = 0,31\%$ Cl entspricht.

7. Gehaltsbestimmung:

In einem 100-ccm-Kolben werden 10 g dialysierte Eisenoxychloridlösung mit 16 ccm Salzsäure erwärmt, bis eine klare, rotgelbe Lösung entstanden, d. h. alles Eisen in Eisenchlorid übergeführt ist:

$$Fe(OH)_3 + 3\,HCl \longrightarrow FeCl_3 + 3\,H_2O$$

Ferri-   Chlor-   Ferrichlorid Wasser
hydroxyd wasserstoff

Nach dem Erkalten füllt man mit Wasser bis zur Marke auf. 10 ccm dieser Mischung (= 1 g Präparat) werden in einem mit Glasstopfen verschließbaren Kolben mit 1 ccm Salzsäure und 1,5 g Kaliumjodid versetzt, verschlossen 1 Stunde lang stehengelassen und mit $N/_{10}$ Natriumthiosulfatlösung (Feinbürette) titriert (Indikator: Stärkelösung), von der 5,91—6,45 ccm verbraucht werden müssen. Die Gehaltsbestimmung entspricht der des vorigen Präparates Liquor ferri sesquichlorati, siehe auch Ferrum oxydatum cum Saccharo.

1 ccm $N/_{10}$-Natriumthiosulfatlösung zeigt an: 0,005584 g Eisen. Der Prozentgehalt an Eisen soll demnach betragen:

$$5,91 \text{ bis } 6,45 \cdot 0,005584 \cdot 100 = 3,3 \text{ bis } 3,6.$$

22. Hydrargyrum oxydatum via humida paratum — Gelbes Quecksilberoxyd.

Darstellung. Man löst 1 g Quecksilberchlorid in 20 g Wasser unter Erwärmen auf und gießt diese Lösung, nachdem sie auf ca. 30° erkaltet ist, unter Umrühren in eine in einem Becherglase befindliche Mischung von 3 g Natronlauge und 5 g Wasser. Es entsteht ein gelbroter Niederschlag. Zur Vervollständigung der Umsetzung läßt man 1 Stunde unter häufigem Umrühren stehen, bringt dann den Niederschlag auf ein Filter und wäscht ihn mit Wasser von 30° so lange aus, bis das Waschwasser fast chloridfrei geworden ist. (Silbernitratlösung darf nach dem Ansäuern mit Salpetersäure höchstens Opaleszenz hervorrufen.) Der Niederschlag wird schließlich bei annähernd 30° vor Licht geschützt getrocknet.

Betrachtung. Man kennt zwei Reihen von Quecksilberverbindungen, solche, die sich von Hg_2O — Merkuroverbindungen — und solche, die sich von HgO — Merkuriverbindungen — ableiten lassen. Besser Quecksilber (I)-, bzw. Quecksilber (II)-verbindungen genannt.

Die Halogenverbindungen der letzten Reihe sind äußerst wenig ionisiert und nehmen mit steigendem Atomgewicht des Halogens an Beständigkeit zu. Um aus Quecksilberchlorid alles Quecksilber als Oxyd niederzuschlagen, bedarf es schon eines gewissen Überschusses an Kali, während bei Quecksilberjodid (ebenso bei Quecksilberzyanid) durch Kali keine Zersetzung mehr erfolgt.

Versetzt man eine Quecksilberchloridlösung mit Alkalien, so wird nicht das Hydroxyd, sondern gleich das Oxyd des zweiwertigen Quecksilbers gefällt:

$$HgCl_2 + 2\,NaOH \longrightarrow HgO + 2\,NaCl + H_2O$$

Quecksilber- Natrium- Quecksilber- Natrium- Wasser
chlorid   hydroxyd   oxyd   chlorid

Dieses durch Fällung gewonnene Quecksilberoxyd nennt man **Hydrargyrum oxydatum via humida paratum** zum Unterschiede von dem durch Erhitzen von Quecksilber oder Quecksilbernitrat, also auf trockenem Wege erhaltenen Quecksilberoxyd. In ihrer chemischen Zusammensetzung sind beide gleich, es liegen auch keine allotropen Zustände vor wie beim Schwefel (s. Sulfur praecip.), sondern ihr äußerlich durch die Farbe erkenntlicher Unterschied ist durch die verschiedene Feinheit der Oxyde bedingt. HgO v. h. p. ist gelbrot und feiner verteilt als das durch Erhitzen gewonnene tiefrote Quecksilberoxyd.

Eigenschaften. Beim Erhitzen spaltet sich Quecksilberoxyd wieder in seine Elemente. Die Zersetzung — Herstellung von Sauerstoff —:

$$HgO \rightleftarrows Hg + O$$

Quecksilber- Queck- Sauer-
oxyd   silber   stoff

findet teilweise auch unter dem Einflusse des Lichtes statt, weshalb das Präparat vor Licht geschützt aufzubewahren ist.

Durch das Zeichen $\rightleftarrows$ soll die Reversibilität des Prozesses angedeutet werden, bei erhöhter Temperatur ist das Gleichgewicht nach rechts, bei erniedrigter Temperatur nach links verschoben. Lavoisier benutzte 1774 zur Trennung der Luftbestandteile Stickstoff und Sauerstoff das Quecksilber, indem er letzteres in einem abgeschlossenen Raume nahe zum Sieden erhitzte. Das Quecksilber verbindet sich mit dem Luftsauerstoff zu Quecksilberoxyd, und Stickstoff hinterbleibt. Bei erhöhter Temperatur findet wieder Zerlegung statt.

In verdünnter Salz- und Salpetersäure löst sich Quecksilberoxyd zu dem Salz der entsprechenden Säure:

$$HgO + 2\,HCl \longrightarrow HgCl_2 + H_2O$$

Queck-   Chlor-   Queck- Wasser
silber-   wasser- silberoxyd   stoff   chlorid

Prüfung.

1. auf Quecksilber und Quecksilberoxydul:

Diese Stoffe sind in Salzsäure nicht löslich und würden sich beim Lösen von 0,5 g gelbem Quecksilberoxyd in 5 ccm verdünnter Salzsäure als unlöslich zu erkennen geben. Die Lösung darf aber höchstens schwach getrübt sein.

2. auf rotes Quecksilberoxyd:

Wegen seiner feineren Verteilung setzt sich das gelbe Quecksilberoxyd beim Schütteln mit Oxalsäurelösung — 1 g gelbes Quecksilberoxyd mit 20 ccm Oxalsäurelösung (10 %) — allmählich zu dem weißen, kristallinischen Quecksilberoxalat um, während das rote Quecksilberoxyd diese Umwandlung nicht oder nur sehr viel langsamer zeigt und als roter Rückstand hinterbleiben würde. Zur Vermeidung von Täuschungen beachte man aber, daß auch das gelbe Quecksilberoxyd sich nur langsam, zuweilen erst innerhalb eines Tages umsetzt:

$$Hg O + \begin{array}{c} H\;OOC \\ | \\ H\;OOC \end{array} \longrightarrow \begin{array}{c} COO \\ | \\ COO \end{array}\!\!\Big\rangle Hg + H_2O$$

Quecksilber- Oxalsäure Quecksilberoxalat Wasser
oxyd

3. auf Chlorid

(vorhanden bei ungenügendem Auswaschen des Niederschlages, bzw. bei unvollständiger Umsetzung):

Die Lösung von 0,2 g gelbem Quecksilberoxyd in etwa 20 Tropfen Salpetersäure und 10 ccm Wasser darf durch 3 Tropfen Silbernitratlösung höchstens opalisierend getrübt werden. Spuren von Chlorid sind zulässig:

$$NaCl + AgNO_3 \longrightarrow AgCl + NaNO_3$$

Natrium- Silber- Silber- Natriumchlorid nitrat chlorid nitrat

4. auf sonstige Verunreinigungen:

Quecksilberoxyd ist beim Erhitzen völlig flüchtig. 0,2 g gelbes Quecksilberoxyd dürfen beim Erhitzen keinen wägbaren Rückstand hinterlassen.

23. Hydrargyrum praecipitatum album — Weißes Quecksilberpräzipitat.

Darstellung. Man löst unter Erwärmen 2 g Quecksilberchlorid in 40 g Wasser und vermischt diese Lösung nach dem Erkalten unter Umrühren langsam mit so viel Ammoniakflüssigkeit (etwa 3 g), daß Lackmuspapier eben gebläut wird. Es entsteht ein weißer Niederschlag; diesen wäscht man auf einem Filter nach dem Ablaufen der Flüssigkeit mit 18 g Wasser aus und trocknet ihn vor Licht geschützt bei etwa 30°.

Bei der Herstellung gibt man in der Regel die Ammoniakflüssigkeit zur Quecksilberchloridlösung. Es wird auch gegenteilig verfahren. Auf beide Weisen unter sonst gleichen streng einzuhaltenden Bedingungen wird augenscheinlich ein Präparat gleicher Zusammensetzung erhalten.

Betrachtung. Die Umsetzung erfolgt im Sinne folgender Gleichung:

$$HgCl_2 + 2NH_3 \rightarrow Hg{<}^{Cl}_{NH_2} + NH_4Cl$$

<table>
<tr><td>Queck-
silber-
chlorid</td><td>Ammoniak</td><td>Merkuriamido-
chlorid. Hydrar-
gyrum praecipi-
tatum album</td><td>Ammonium-
chlorid</td></tr>
</table>

Hydrargyrum praecipitatum album ist aufzufassen als Quecksilberchlorid $HgCl_2$, in dem ein Chloratom durch die einwertige Amidogruppe NH_2 ersetzt ist. Das Ammoniak hat hier nur substituierend gewirkt. Die ebenfalls gebrauchte Benennung: **Merkuriammoniumchlorid** stellt das Präparat als ein durch Quecksilber substituiertes Ammoniumchlorid hin:

$$N{\lll}^{H_2}_{=Hg}_{Cl}$$

Die Verbindung verflüchtigt sich beim Erhitzen im Reagenzglase, ohne zu schmelzen, man nennt sie daher auch „**unschmelzbares Präzipitat**". Beim Kochen mit Ammoniumchloridlösung entsteht unter Lösung das **schmelzbare Präzipitat**, in welchem die Stickstoffatome 5 wertig sind:

$$Hg{<}^{Cl}_{NH_2} + NH_4Cl \rightarrow Hg{<}^{\overset{v}{N}H_3 - Cl}_{\overset{v}{N}H_3 - Cl}$$

<table>
<tr><td>Unschmelzbares
Präzipitat</td><td>Ammonium-
chlorid</td><td>Schmelzbares
Präzipitat</td></tr>
</table>

Darum gibt auch eine überschüssiges Ammoniumchlorid enthaltende Quecksilberchloridlösung mit Ammoniak keinen Niederschlag.

Eigenschaften. Weißes Quecksilberpräzipitat ist von rein weißer Farbe, in Wasser fast unlöslich, in Salzsäure, Salpetersäure usw. löslich, beim Erwärmen mit Natronlauge entsteht Quecksilberoxyd unter Ammoniakentwicklung:

$$Hg{<}^{NH_2}_{Cl} + NaOH \rightarrow HgO + NH_3 + NaCl$$

Merkuriamido-   Natrium-   Queck-   Ammo-   Natriumchlorid   hydroxyd   silber-   niak   chlorid
                        oxyd

Prüfung.

1. auf unvorschriftsmäßige Herstellung, Quecksilberchlorür:

Beim Erwärmen mit verdünnter Salpetersäure oder nach dem Deutschen Arzneibuch beim Erhitzen von 0,2 g fein zerriebenem, weißem Quecksilberpräzipitat mit 10 ccm verdünnter Essigsäure auf 70° muß in kurzer Zeit eine klare Lösung entstehen:

$$Hg{<}^{NH_2}_{Cl} + 2HNO_3 \rightarrow Hg(NO_3)_2 + NH_4Cl$$

Merkuriamido-   Salpeter-   Quecksilber-   Ammoniumchlorid   säure   nitrat   chlorid

Kalomel bleibt ungelöst zurück.

2. auf schmelzbares Präzipitat (s. o.):

Weißes Quecksilberpräzipitat muß beim Erhitzen im Reagenzrohr sich vollständig verflüchtigen, ohne zu schmelzen:

$$6Hg{<}^{NH_2}_{Cl} \rightarrow 3Hg_2Cl_2 + 4NH_3 + 2N$$

Merkuriamido-   Quecksilber-   Ammoniak   Stick-
chlorid   chlorür   stoff
       Kalomel

Im gleichen Sinne wirkt das Sonnenlicht langsam reduzierend auf das Präparat ein, letzteres muß daher vor Licht geschützt aufbewahrt werden.

3. Gehaltsbestimmung:

0,2 g des fein zerriebenen Präparates werden in einem mit Glasstöpsel verschließbaren Erlenmeyer-Kolben mit 50 ccm Wasser und 2 g Kaliumjodid versetzt und unter häufigem Umschütteln etwa 10 Minuten lang bis zur völligen Lösung stehen gelassen.

Es erfolgt folgende Umsetzung:

$$NH_2HgCl + 2KJ + 2H_2O \rightarrow KCl + HgJ_2 + NH_4OH + KOH$$

Merkuriamido-   Kalium-   Wasser   Kalium-   Queck-   Ammonium-   Kaliumchlorid   jodid   chlorid   silber-   hydroxyd   hydroxyd
                                        jodid

Das an sich unlösliche HgJ_2 verbindet sich mit dem überschüssigen KJ zu dem löslichen K_2HgJ_4 (s. das Präparat Hydrargyrum bijodatum).

Die nach der vorstehenden Gleichung entstandenen beiden Basen Ammonium- und Kaliumhydroxyd werden nunmehr mit $N/_{10}$-Salzsäure (Indikator: Methylorange) titriert, von der mindestens 15,6 ccm verbraucht werden müssen.

Diese Gehaltsbestimmung ist also eine alkalimetrische. Nach der Umsetzungsgleichung entsprechen 2 Mol. HCl 1 Mol. NH_2HgCl. 1 ccm $N/_{10}$-Salzsäure zeigt demnach an:

$$\frac{252,1 \ (\text{M. G. von } NH_2HgCl)}{2 \cdot 10000} = 0,012605 \text{ g } NH_2HgCl.$$

Der Mindestprozentgehalt an weißem Quecksilberpräzipitat soll demnach sein:

$$\frac{0,012605 \cdot 15,6 \cdot 100}{0,2} = 98,3.$$

24. Hydrargyrum cyanatum — Quecksilberzyanid.

Darstellung. 8 g Berlinerblau[1] reibt man in einer Porzellanschale mit 6 g gelbem Quecksilberoxyd unter allmählichem Zusatz von 40 g Wasser an, erhitzt 1—2 Stunden auf dem Wasserbade und schließlich ca. 10 Minuten auf dem Drahtnetze über offener Flamme zum Sieden. Die Blaufärbung muß nach dieser Zeit verschwunden sein, andernfalls setzt man noch etwas gelbes Quecksilberoxyd hinzu. Man filtriert, zieht den Rückstand mit heißem Wasser aus und dampft nach Zusatz von etwas Bläusaure[2] (zur Vermeidung von Oxysalzbildung) zur Kristallisation ein. Die Kristalle werden bei mäßiger Temperatur getrocknet.

Betrachtung. Die Zyangruppe: $(CN)_2 \rightarrow N \equiv C - C \equiv N$ zeigt große Analogie mit den Halogenen. Ihre Verbindungen KCN und KCNO können auf gleiche Weise durch Einleiten von Zyan in Kalilauge gewonnen werden wie die entsprechenden Chlorverbindungen KCl und KClO durch Einleiten von Chlor in Kalilauge. Das Silbersalz AgCN ist ebenfalls in Wasser und verdünnten Säuren unlöslich, in Ammoniak dagegen löslich usw. Auch bei der Quecksilberverbindung zeigt sich die Übereinstimmung, indem die bereits bei Hydrargyrum oxydatum v. h. p. besprochene Stabilität der Quecksilberhalogenverbindungen von

---

[1] Zur Herstellung von Berlinerblau versetzt man eine Verdünnung von 50 g Eisenchloridlösung in 100 g Wasser mit einer Lösung von 25 g Kaliumferrozyanid in 100 g Wasser, wäscht den Niederschlag zunächst einige Male durch Dekantieren mit heißem, salzsäurehaltigem Wasser, dann mit reinem Wasser und schließlich noch auf dem Filter mit reinem Wasser bis zur Chloridfreiheit aus. (Prüfung mit Silbernitrat.)

[2] Blausäure für diesen Zweck bereitet man sich durch Versetzen einer Lösung von 2,5 g Kaliumzyanid in 50 g verdünntem Weingeist mit 5,75 g Weinsäure. Nach einstündigem Stehen im verschlossenen Gefäß unter häufigem Umschütteln filtriert man vom ausgeschiedenen Weinstein ab.

der Chlorverbindung über die Jod- zur Zyanverbindung wächst. Quecksilberzyanid ist so wenig ionisiert, daß das elektrische Leitvermögen ihrer wässerigen Lösung kaum meßbar ist, die gewöhnlichen Quecksilberreaktionen treten nicht ein mit Ausnahme der Sulfidreaktion beim Einleiten von Schwefelwasserstoff, weil Quecksilbersulfid fast ganz unlöslich ist. Wo immer Quecksilber- und Zyanionen auch in noch so geringer Menge zusammentreffen, wird sich Quecksilberzyanid $Hg(CN)_2$ bilden.

Die obige Darstellung wird hierdurch auch erklärlich, Quecksilberoxyd und Berlinerblau sind äußerst wenig dissoziiert, aber zur Bildung von Quecksilberzyanid genügend. Die Umsetzung erfolgt nach folgender Gleichung:

$$Fe_4(FeCy_6)_3^* + 9\,HgO + 9\,H_2O \longrightarrow 4\,Fe(OH)_3 + 3\,Fe(OH)_2 + 9\,Hg(CN)_2$$

Ferriferrozyanid Berlinerblau	Quecksilber- oxyd	Wasser	Ferrihydroxyd	Ferro- hydroxyd	Quecksilber- zyanid

Eigenschaften. Quecksilberzyanid bildet farblose, durchscheinende Kristalle. Beim Erhitzen zerfällt es in seine Komponenten:

$$Hg(CN)_2 \longrightarrow Hg + (CN)_2$$

Quecksilber- zyanid	Queck- silber	Zyan

Nebenher entsteht Parazyan, welches eine braune, amorphe polymere Modifikation des Zyans darstellt.

Beim Erhitzen mit einer gleichen Menge Jod im Reagenzglase bildet sich zu unterst ein rotgelbes Sublimat, darüber ein aus kleinen Nadeln bestehendes, farbloses Sublimat. Die durch Zerfall des Quecksilberzyanids nach obiger Gleichung erhaltenen Komponenten vereinigen sich mit Jod zu dem roten Quecksilberjodid HgJ_2 und dem farblosen Jodzyan JCN.

Quecksilberzyanid ist in Wasser und Weingeist ziemlich leicht, in Äther schwer löslich.

Prüfung.

. 1. auf andere Quecksilbersalze (Quecksilberoxyzyanid, Quecksilberchlorid):

Die wässerige Lösung des Quecksilberzyanids (1 + 19) muß neutral reagieren. Wie schon oben erwähnt, zeichnet sich Quecksilberzyanid durch völliges Fehlen der Ionisation aus. Andere Quecksilbersalze sind mehr oder weniger hydrolytisch gespalten, weil Quecksilber eine schwache Base ist, und reagieren durchweg sauer.

2. auf Chloride — Quecksilberchlorid:

Durch den Ionisationsmangel sind natürlich die Reaktionen auf Zyan ebenfalls aufgehoben, demgemäß scheidet sich bei Zusatz

---

* Für „CN" bedient man sich häufig der Abkürzung „Cy".

von 2 Tropfen Silbernitratlösung zu der mit 1 ccm Salpetersäure versetzten wässerigen Lösung des Quecksilberzyanids (1 + 19) das sonst so schwer lösliche (s. o.) Silberzyanid AgCN nicht aus. Ein weißer Niederschlag zeigt Chlorid an:

$$HgCl_2 + 2\,AgNO_3 \longrightarrow Hg(NO_3)_2 + 2\,AgCl$$

Quecksilber- Silber-   Quecksilber- Silberchlorid   nitrat   nitrat   chlorid

3. auf sonstige Beimengungen:

Beim Erhitzen von Quecksilberzyanid darf kein Rückstand hinterbleiben.

25. Hydrargyrum bijodatum — Quecksilberjodid.

Darstellung. Man löst einerseits 12 g Quecksilberchlorid in 240 g Wasser, andererseits 15 g Kaliumjodid in 45 g Wasser. Beide Lösungen müssen klar sein. In die Quecksilberchloridlösung wird unter ständigem Umrühren in kleinen Anteilen die Kaliumjodidlösung eingetragen. Anfangs löst sich der entstehende gelbrote Niederschlag wieder auf, später jedoch wird der Niederschlag lebhaft rot und löst sich nicht mehr. Nach völligem Absetzen wird der Niederschlag zunächst durch Dekantieren, später auf einem Filter mit destilliertem Wasser bis zum Verschwinden der Chloridreaktion ausgewaschen. Das Abtropfende darf durch Silbernitratlösung nur opalisierend getrübt werden (herrührend von Silberjodid, da Quecksilberjodid in Wasser nicht ganz unlöslich ist, s. Prüf.). Der Niederschlag wird möglichst unter Lichtabschluß bei 50—70⁰ getrocknet.

Betrachtung. Die Umsetzung zwischen Quecksilberchlorid und Kaliumjodid geschieht im Sinne folgender Gleichung:

$$HgCl_2 + 2\,KJ \longrightarrow HgJ_2 + 2\,KCl$$

Quecksilber- Kalium-   Queck-   Kaliumchlorid   jodid   silber-   chlorid
                    jodid

Da Quecksilberjodid in Kaliumjodidlösung zu der komplexen Verbindung K_2HgJ_4 löslich ist, so ist bei der Fällung ein Überschuß an Kaliumjodid zu vermeiden.

Das Quecksilberjodid kommt in zwei Modifikationen vor, einer roten, bei gewöhnlicher Temperatur beständigen und einer gelben, die sich beim Erhitzen der ersteren Modifikation bei 126⁰ bildet. Beim Erkalten tritt die rote Farbe wieder auf. Da hier die Umwandlung bei einer bestimmten Temperatur erfolgt, so liegen hier allotrope Zustände vor (s. Sulfur praecip.). Auch beim Quecksilberoxyd (s. d.) beobachteten wir zwei Modifikationen, eine gelbe und eine rote, die durch die verschiedene Feinheit bedingt waren;

ebenso verändert sich Quecksilberoxyd beim Erhitzen, es wird schwarz und beim Erkalten wieder rot. Diese Farbenänderung ist aber nicht an einen Umwandlungspunkt gebunden, sie erfolgt nicht bei einer bestimmten Temperatur, deshalb liegen beim Quecksilberoxyd auch keine allotropen Zustände vor.

Die Beständigkeit der Quecksilberhalogenverbindungen, die bei den vorhergehenden Quecksilberpräparaten (s. Hg. cyanat.) betont wurde, äußert sich beim Quecksilberjodid u. a. darin, daß es analog dem Zyanid durch Kali nicht mehr zersetzt wird.

Wie wir oben sahen, löst sich Quecksilberjodid in Kaliumjodidlösung. Es entsteht ein komplexes Salz (s. d.), das Kaliumsalz der Quecksilberjodwasserstoffsäure:

$$HgJ_2 + 2\,KJ \longrightarrow K_2HgJ_4$$

Queck-   Kalium-   Kalium-
silber-   jodid   quecksilber-
jodid   jodid

Zu derselben Verbindung gelangt man beim Lösen von Quecksilberoxyd in Kaliumjodidlösung:

$$HgO + 4\,KJ + H_2O \longrightarrow K_2HgJ_4 + 2\,KOH$$

Queck-   Kalium- Wasser   Kalium-   Kalium-
silber-   jodid   quecksilber- hydroxyd
oxyd   jodid

Da wir in dieser komplexen Verbindung K_2HgJ_4 keine $Hg^{\cdot\cdot}$-Ionen mehr, sondern $2\,K^{\cdot} + HgJ_4{}''$-Ionen haben, ist es begreiflich, daß mit Kali- oder Natronlauge keine Fällung entsteht.

Eine solche mit Kalilauge versetzte Lösung von Quecksilberjodid in Kaliumjodidlösung bildet Neßlers Reagens (auf Ammoniak, Aldehyde, Vinylalkohol). Dieses Reagens ruft mit Ammoniak je nach Konzentration des letzteren eine gelbrote bis braune Fällung hervor:

$$(K_2HgJ_4)_2 \cdot 3\,KOH + NH_3 + H_2O \longrightarrow Hg\!\!<^{\,J}_{\,NH_2} \cdot HgO + 7\,KJ + 3\,H_2O$$

Neßlers Reagens   Ammoniak Wasser   Merkuriamidojodid-   Kalium- Wasser
Merkurioxyd-Fällung   jodid

Eigenschaften. Quecksilberjodid bildet ein feines, kristallinisches, scharlachrotes, schweres Pulver, in Wasser fast unlöslich, in ca. 250 Teilen kaltem, in 40 Teilen siedendem Weingeist, ferner in fetten Ölen, Chloroform in 60 Teilen Äther löslich. Durch Lichteinwirkung erfährt das Präparat eine Veränderung, es ist daher vor Licht geschützt aufzubewahren.

Prüfung.

1. auf Quecksilberchlorid (bei ungenügender Fällung) und Beimengungen (Mennige, Zinnober, Quecksilberoxyd usw.):

a) Die erkaltete weingeistige Quecksilberjodidlösung — bezeichnete Beimengungen bleiben ungelöst zurück — muß farblos sein (künstliche Farbstoffe) und darf beim Verdunsten des Alhohols blaues Lackmuspapier nicht röten. Quecksilberchlorid ist in Alkohol leicht löslich und gibt sich infolge hydrolytischer Spaltung — Quecksilber bekundet in seinen Oxydverbindungen schwach basischen Charakter — beim Verdunsten durch saure Reaktion zu erkennen.

b) Beim Erhitzen im Probierrohre soll Quecksilberjodid zuerst schmelzen und sich schließlich völlig verflüchtigen; Mennige, Kaliumchlorid usw. bleiben zurück. 0,2 g Quecksilberjodid dürfen beim Erhitzen keinen wägbaren Rückstand hinterlassen.

2. auf Quecksilberchlorid und Kaliumchlorid:

Letzteres ist bei ungenügendem Auswaschen des Niederschlags anwesend. Beim Schütteln des Quecksilberjodids mit Wasser (1 + 20) gehen Quecksilberchlorid und Kaliumchlorid in Lösung. Das Filtrat gibt dann mit Schwefelwasserstoffwasser oder 3 Tropfen Natriumsulfidlösung einen schwarzen Niederschlag von Queck-silbersulfid:

$$HgCl_2 + H_2S \longrightarrow HgS + 2\,HCl$$

<table>
<tr><td>Queck-
silber-
chlorid</td><td>Schwefel-
wasser-
stoff</td><td>Queck-
silber-
sulfid</td><td>Chlor-
wasser-
stoff</td></tr>
</table>

und mit Silbernitratlösung eine weiße Fällung von Silberchlorid:

$$KCl + AgNO_3 \longrightarrow AgCl + KNO_3$$

<table>
<tr><td>Kalium-
chlorid</td><td>Silber-
nitrat</td><td>Silber-
chlorid</td><td>Kalium-
nitrat</td></tr>
</table>

Schwache Reaktionserscheinungen sind statthaft und auf die spurenweise Löslichkeit des Quecksilberjodids zurückzuführen.

26. Hydrargyrum nitricum oxydulatum — Quecksilberoxydulnitrat; Quecksilber(I)nitrat.

Darstellung. In einem Becherglase übergießt man 50 g Queck-silber mit 75 g Salpetersäure (25 % HNO_3) und läßt unter zeit-weiligem Umschwenken lose bedeckt bei gewöhnlicher Temperatur mehrere Tage stehen. Es haben sich dann Kristalle gebildet, die durch schwaches Anwärmen in Lösung gebracht werden. Die Lösung wird vom Quecksilber getrennt und zur Kristalli-sation beiseite gestellt. Die ausgeschiedenen Kristalle sammelt man in einem mit Glaswolle lose verstopften Trichter und trocknet sie nach völligem Abtropfen bei gewöhnlicher Temperatur am besten auf einem Tonteller. Falls die Kristalle durch Bildung basischen Salzes gelb gefärbt sind, so sind sie noch einmal aus möglichst wenig salpetersäurehaltigem Wasser bei Anwendung gelinder Wärme umzukristallisieren.

Das Präparat ist in dicht zu verstopfenden Gläsern aufzubewahren.

Die Mutterlauge wird zweckmäßig auf Quecksilberoxyd verarbeitet. Man oxydiert sie durch Erhitzen eventuell unter Zusatz etwas konzentrierter Salpetersäure, bis Salzsäure in einer Probe keinen Niederschlag (Kalomel) hervorruft, verdünnt mit Wasser und fällt mit Alkali das Quecksilber als Quecksilberoxyd aus (s. Hydrarg. oxydat. v. h. par.).

Das ungelöst gebliebene Quecksilber wird mehrmals in einer Porzellanschale mit klarem Wasser gewaschen, vom Wasser, zuletzt im Scheidetrichter, getrennt und einige Male durch ein stets erneuertes Filter gegossen, das an der Spitze mit einer Nadel fein durchstochen ist.

Betrachtung. Bei Hydrargyrum oxydatum v. h. paratum (s. d.) wurde schon erwähnt, daß vom Quecksilber zwei Reihen von Verbindungen bekannt sind, die Quecksilberoxydul- oder Merkuro- und die Quecksilberoxyd- oder Merkuriverbindungen. In ersteren ist Quecksilber ein-, in letzteren zweiwertig. Wir haben es hier mit einem Salz des einwertigen Quecksilbers zu tun.

Die Umsetzung zwischen Quecksilber und Salpetersäure gemäß unseren Darstellungsbedingungen ist folgende:

$$6\,Hg + 8\,HNO_3 \longrightarrow 3\,Hg_2(NO_3)_2 + 2\,NO + 4\,H_2O$$

Queck- Salpetersäure Merkuronitrat Stickstoff- Wasser
silber   oxyd

Beim Erhitzen jedoch und bei Anwendung überschüssiger Säure bildet sich das Oxydsalz:

$$3\,Hg + 8\,HNO_3 \longrightarrow 3\,Hg(NO_3)_2 + 2\,NO + 4\,H_2O$$

Queck- Salpetersäure Merkurinitrat Stickstoff- Wasser
silber   oxyd

Man hat daher jede stärkere Erwärmung bei der Herstellung des Merkuronitrats zu vermeiden.

Da weiterhin Quecksilber sowohl in seinen Oxyd- wie Oxydulverbindungen sehr schwach basischen Charakter zeigt, so werden die Salze durch Wasser mehr oder weniger hydrolytisch gespalten. Diese Spaltung tritt besonders leicht bei unserem Präparate ein und wird beim Erwärmen bekanntlich noch verstärkt. Die Bildung basischen Salzes erkennt man beim Merkuronitrat an der Gelbfärbung. Beim Umkristallisieren ist daher nur wenig salpetersäurehaltiges Wasser anzuwenden und nur schwach zu erwärmen.

Eigenschaften. Merkuronitrat bildet farblose, höchstens schwach gelbliche kleine, säulenförmige Kristalle von widerlichem, metallischem Geschmack und saurer Reaktion. In kleinen Mengen warmen Wassers löst sich das Salz zu einer klaren, farblosen, sauer reagierenden Flüssigkeit, leichter ist es in salpetersäure-haltigem Wasser löslich. Durch viel Wasser wird es derart hydro-lytisch gespalten, daß sich ein gelbes basisches Salz $Hg_2{<}{NO_3 \atop OH}$ abscheidet.

Das Salz schmilzt gegen 70°, bei höherem Erhitzen entweichen gelbrote Stickstoffdioxyddämpfe, und es hinterbleibt Queck-silberoxyd:

$$Hg_2(NO_3)_2 \longrightarrow 2HgO + 2NO_2$$

Merkuronitrat   Quecksilber-   Stick-
oxyd   stoff-
dioxyd

Bei weiter gesteigerter Temperatur zerfällt das Quecksilber-oxyd in seine Komponenten (s. Hydrarg. oxydat. v. h. par.):

$$HgO \rightleftarrows Hg + O$$

Queck-   Queck- Sauer-
silberoxyd silber stoff

und verflüchtigt sich bei Glühhitze vollständig.

Das Merkuronitrat kristallisiert mit 2 Mol. Kristallwasser $= Hg_2(NO_3)_2 \cdot 2H_2O$.

Prüfung.

1. **Identitätsreaktion auf Merkurosalz $= Hg\dot{\ }$-Ionen:**
Die mit möglichst wenig Wasser mit Hilfe von etwas Salpeter-säure hergestellte Lösung des Präparates gibt

a) mit Kali- oder Natronlauge schwarze Fällung von Merkuro-oxyd:

$$Hg_2(NO_3)_2 + 2KOH \longrightarrow Hg_2O + 2KNO_3 + H_2O$$

Merkuronitrat   Kalium-   Merkuro-   Kalium- Wasser
hydroxyd   oxyd   nitrat

Merkurooxyd zersetzt sich bei 100° oder am Licht zu HgO und Hg.

b) mit Ammoniakflüssigkeit schwarze Fällung eines Gemenges von Merkuriaminsalz und metallischem Quecksilber:

$$Hg_2(NO_3)_2 + 2NH_3 \longrightarrow Hg{<}{NO_3 \atop NH_2} + Hg + NH_4NO_3$$

Merkuronitrat Ammoniak   Merkuriamidonitrat- Ammoniumnitrat
Quecksilber

2. **auf unzulässigen Gehalt an basischem Salz:**
Merkuronitrat soll sich in gleichen Teilen Wasser unter Zusatz von drei Tropfen Salpetersäure klar lösen. Basisches Salz bleibt als gelbes Pulver ungelöst zurück.

3. **auf Merkurisalz $= Hg\ddot{\ }$-Ionen:**
Verreibt man 1 g Merkuronitrat mit 1 g Natriumchlorid und 10 g Wasser, so entsteht weißes, in Wasser unlösliches Merkuro-

chlorid (Kalomel). Bei Anwesenheit basischen Salzes ist das Produkt gelb gefärbt:

$$Hg_2(NO_3)_2 + 2\,NaCl \rightarrow Hg_2Cl_2 + 2\,NaNO_3$$

Merkuronitrat Natrium- Kalomel Natriumnitrat
chlorid

Merkurisalz wird nicht gefällt, es läßt sich daher im Filtrat nachweisen, indem es

a) durch Zinnchlorürlösung zunächst zu weißem Merkurochlorid, bei weiterer Einwirkung zu metallischem, als graues Pulver sich abscheidendem Quecksilber reduziert wird:

$$HgCl_2 + SnCl_2 \rightarrow Hg + SnCl_4$$

Merkuri- Zinn- Queck- Zinn-
chlorid chlorür silber chlorid

b) durch Schwefelwasserstoffwasser oder einige Tropfen Natriumsulfidlösung als schwarzes Quecksilbersulfid gefällt wird:

$$Hg(NO_3)_2 + H_2S \rightarrow HgS + 2\,HNO_3$$

Merkurinitrat Schwefel- Merkuri- Salpeter-
wasserstoff sulfid säure

27. Hydrargyrum chloratum via humida paratum — Gefällter Kalomel; Quecksilberchlorür; Quecksilber(I)chlorid.

Darstellung. 10 g Merkuronitrat (voriges Präparat) werden in einer Mischung von 3 g Salpetersäure (25 % HNO_3) und 120 g Wasser ohne zu erwärmen gelöst und unter Umrühren in eine in einem Becherglase befindliche Mischung von 5,5 g reiner Salzsäure (spez. Gew. 1,12) und 200 g Wasser eingetragen. Kalomel fällt hierbei weiß aus. Der Niederschlag wird sofort auf einem Filter so lange mit kaltem Wasser ausgewaschen, bis das Abtropfende durch Ammoniakflüssigkeit nicht mehr getrübt wird, also frei von Oxydsalz ist. (Letzteres findet sich im Merkuronitrat, vor allem in älteren Präparaten, häufig vor und gibt mit Ammoniak weiße Fällung von Merkuriamidohaloid, s. Hydrarg. praec. alb.) Nach dem Auswaschen und gelinden Pressen wird das Präparat bei mäßiger Wärme vor Licht geschützt getrocknet.

Betrachtung. Die Halogensalze des Quecksilberoxyduls sind unlöslich, die Unlöslichkeit nimmt wie beim Silber mit der Zunahme des Halogenatomgewichtes zu. Demgemäß entsteht beim Versetzen von Quecksilberoxydulsalzlösungen mit Halogenwasserstoffsäure oder deren Salzlösungen Fällung der Quecksilberoxydulhalogene, in unserem Falle beim Versetzen einer Merkuronitratlösung mit Salzsäure Fällung von Merkurochlorid = Kalomel:

$$Hg_2(NO_3)_2 + 2\,HCl \rightarrow Hg_2Cl_2 + 2\,HNO_3$$

Merkuronitrat Chlorwasser- Merkuro- Salpetersäure
stoff chlorid
Kalomel

Außer der Fällungsmethode, die das vom Arzneibuch nicht aufgeführte **Hydrargyrum chloratum via humida paratum** oder **praecipitatum** liefert, gibt es eine Sublimationsmethode, bei der man Quecksilberchlorid mit metallischem Quecksilber:

$$HgCl_2 + Hg \longrightarrow Hg_2Cl_2$$

Quecksilber- Queck- Kalomel
chlorid silber

oder ein anderes Quecksilberoxydsalz, z. B. Merkurisulfat, mit Natriumchlorid und metallischem Quecksilber sublimiert:

$$HgSO_4 + 2\,NaCl + Hg \longrightarrow Hg_2Cl_2 + Na_2SO_4$$

Merkuri- Natrium- Queck- Kalomel Natriumsulfat chlorid silber sulfat

Man erhält das Quecksilberchlorür so in weißen, glänzenden Stücken von kristallinischem Gefüge, die weiterhin geschlemmt, lävigiert werden. Die Sublimationsmethode liefert den gebräuchlichsten, vom Arzneibuch als **Hydrargyrum chloratum** aufgeführten Kalomel.

Eine dritte Darstellungsmethode endlich mit Hilfe von Wasserdampf ist eine Kombination der beiden vorigen Methoden. In einem Raume läßt man Kalomel- und Wasserdämpfe zusammentreffen, welch letztere den Kalomel als feines Pulver niederschlagen. Den nach dieser Methode erhaltenen Kalomel führt das Arzneibuch als **Hydrargyrum chloratum vapore paratum** auf.

Diese drei Arten von Kalomel unterscheiden sich durch ihre Feinheit voneinander:

1. Der gewöhnliche, durch Sublimation gewonnene Kalomel, **Hydrargyrum chloratum (mite)**, ist am gröbsten verteilt und in der Wirkung der mildeste.

2. Der präzipitierte Kalomel ist am feinsten verteilt und in der Wirkung der kräftigste.

3. Der Dampfkalomel nimmt die Zwischenstufe ein.

Die Formel für Quecksilberchlorür ist Hg_2Cl_2, denn dieser Formel entsprechend ist die Dampfdichte[1] des gut getrockneten Kalomels gefunden worden. Bei Spuren von Feuchtigkeit jedoch dissoziiert der Kalomeldampf in $Hg + HgCl_2$, so daß dann nur die Hälfte des Molekulargewichtes für Hg_2Cl_2 gefunden wird.

Eigenschaften. Der präzipitierte Kalomel bildet ein völlig weißes, fettig anzufühlendes Pulver, das wie auch die anderen

---

[1] Da nach Avogadro (1811) bei gleichen physikalischen Verhältnissen in gleichen Volumina verschiedener Gase die gleiche Anzahl Moleküle vorhanden ist, so ergibt sich aus den Gewichtsverhältnissen dieser Volumina, d. h. der Dichtebestimmung, sogleich das Molekulargewicht der betr. Gase bei Bezug auf Wasserstoff als Einheit.

Arten beim Reiben im Porzellanmörser gelblich wird. In Wasser, Weingeist und Äther ist Kalomel unlöslich. Unter dem Einfluß von Sonnenlicht tritt allmählich unter Graufärbung Zersetzung in das giftige Quecksilberchlorid — Sublimat — und Quecksilber ein:

$$Hg_2Cl_2 \longrightarrow HgCl_2 + Hg$$

Quecksilber- Quecksilber Queck-
chlorür   chlorid   silber

Kalomel ist daher vor Licht geschützt aufzubewahren. Auch viele organische Stoffe, z. B. Zucker, bewirken, besonders bei Feuchtigkeit, Umwandlung in Quecksilberchlorid.

Prüfung.

1. Identitätsreaktion auf Merkurosalz:

Beim Übergießen mit Ammoniakflüssigkeit färbt sich Kalomel schwarz unter Bildung eines Gemenges von Merkuriaminsalz — Merkuriamidochlorid (s. Hg. praec. alb.) — und Quecksilber:

$$Hg_2Cl_2 + 2NH_3 \longrightarrow Hg{<}^{NH_2}_{Cl} + Hg + NH_4Cl$$

Kalomel Ammoniak Merkuriamidochlorid- Ammonium-
Quecksilber   chlorid

Ammoniumchlorid geht in Lösung und gibt im Filtrat nach Übersättigung mit Salpetersäure mit Silbernitrat die Halogenreaktion:

$$AgNO_3 + NH_4Cl \longrightarrow AgCl + NH_4NO_3$$

Silbernitrat Ammonium- Silber- Ammonium-
chlorid   chlorid   nitrat

2. auf weißes Präzipitat:

Beim Übergießen von 1 g Kalomel mit Natronlauge entsteht als Identitätsreaktion auf Merkurosalz schwarze Färbung durch Bildung von Merkurooxyd:

$$Hg_2Cl_2 + 2NaOH \longrightarrow Hg_2O + 2NaCl + H_2O$$

Kalomel Natrium- Merkuro- Natrium- Wasser
hydroxyd   oxyd   chlorid

Beim Erwärmen darf kein Ammoniakgeruch auftreten. Weißes Präzipitat als Amidoverbindung entwickelt mit starken Basen Ammoniak:

$$Hg{<}^{NH_2}_{Cl} + NaOH \longrightarrow HgO + NaCl + NH_3$$

Merkuriamido- Natrium- Merkuri- Natrium- Ammo-
chlorid   hydroxyd   oxyd   chlorid   niak

3. auf Merkurichlorid (Sublimat):

Letzteres geht beim Schütteln von 1 g Kalomel mit 10 ccm Wasser in Lösung. Das nach halbstündigem Absetzen mittels doppelten angefeuchteten Filters gewonnene klare Filtrat würde mit Silbernitratlösung weiße Fällung von Silberchlorid (Opaleszenz zulässig):

$$HgCl_2 + 2AgNO_3 \longrightarrow 2AgCl + Hg(NO_3)_2$$

Merkuri- Silbernitrat Silberchlorid Merkuri-
chlorid   nitrat und mit Schwefelwasserstoffwasser oder Natriumsulfidlösung schwarze Fällung von Quecksilbersulfid geben. Auch andere Schwermetallsalze würden hierdurch angezeigt werden:

$$HgCl_2 + H_2S \longrightarrow HgS + 2\,HCl$$

Merkuri- Schwefel- Merkuri- Chlor-
chlorid wasserstoff sulfid wasserstoff

4. **auf nicht flüchtige Bestandteile:**
0,2 g Kalomel dürfen beim Erhitzen keinen wägbaren Rückstand hinterlassen.

28. Argentum nitricum — Silbernitrat; Höllenstein.

Darstellung. In einem Kolben löst man unter gelindem Erwärmen auf dem Wasserbade 50 g einer Silberlegierung (Silbermünze usw.) in 160 g Salpetersäure (Entwicklung rotbrauner Dämpfe), gießt nach erfolgter Lösung in ein Becherglas, verdünnt mit Wasser und setzt unter Erhitzen auf dem Wasserbade so lange Salzsäure zu, als sich noch ein weißer Niederschlag von Silberchlorid bildet. Den Niederschlag sammelt man auf einem Filter und wäscht ihn so lange mit heißem Wasser aus, bis das Waschwasser nicht mehr sauer reagiert. Das Silberchlorid wird in einer Porzellanschale zunächst mit Wasser, dann mit Natronlauge angerührt und, indem man die Mischung fortwährend auf dem Drahtnetz über kleiner Flamme im Sieden erhält, von Zeit zu Zeit mit kleinen Stückchen Traubenzucker (Glukose) versetzt. Das Silberchlorid wird hierdurch zu metallischem Silber reduziert, welches sich als graue Masse am Boden absetzt. Man setzt die Reduktion, während der die Mischung stets alkalisch bleiben muß und ein Überschuß an Traubenzucker zu vermeiden ist, so lange fort, bis eine Probe des abgeschiedenen metallischen Silbers nach völligem Auswaschen mit heißem Wasser sich klar in verdünnter reiner Salpetersäure löst. Nach Beendigung der Reduktion wird das Silber mit heißem Wasser so lange gewaschen, bis das Waschwasser nicht mehr alkalisch reagiert, und dann gelinde gepreßt.

Zur Überführung dieses reinen Silbers in das salpetersaure Salz löst man dasselbe in der dreifachen Menge reiner Salpetersäure unter gelindem Erwärmen auf und dampft die Lösung in einer Porzellanschale auf dem Drahtnetze über kleiner Flamme bis zur Kristallisation ein. Die ausgeschiedenen Kristalle werden zur Verjagung der anhaftenden Salpetersäure in einem Porzellantiegel bis zum Schmelzen erhitzt. Die Schmelze wird nach dem Erkalten mit Wasser aufgenommen und auf dem Dampfbade zur Trockne verdampft (Argent. nitr. crist.). Man kann die

Schmelze auch in eigens dazu hergerichteten Apparaten in Stangen gießen (Argent. nitr. fusum).

Betrachtung. Da Silber ein weiches Metall ist, erhalten unsere silbernen Gebrauchsgegenstände und Münzen einen Zusatz eines anderen, härteren Metalls, meist des Kupfers. Eine derartige Vereinigung zweier oder mehrerer Metalle nennt man eine Legierung. Die Trennung der beiden Komponenten kann man auf verschiedene Weise erreichen, der von uns begangene Weg beruht auf der verschiedenen Löslichkeit der Chloride beider Metalle in Wasser und Säuren. Kupferchlorid ist löslich, Silberchlorid unlöslich.

Beim Lösen der Legierung und später des reinen Silbers in Salpetersäure entwickeln sich rotbraune Dämpfe von Stickstoffdioxyd.

Behandelt man Metalle mit Salpetersäure, so wird durch den frei werdenden Wasserstoff ein Teil der Salpetersäure zu Stickstoffoxyd reduziert:

$$3\,Cu + 8\,HNO_3 \longrightarrow 3\,Cu(NO_3)_2 + 2\,NO + 4\,H_2O$$
Kupfer   Salpetersäure   Kupfernitrat   Stickstoff-   Wasser
oxyd

$$3\,Ag + 4\,HNO_3 \longrightarrow 3\,AgNO_3 + NO + 2\,H_2O$$
Silber   Salpetersäure   Silbernitrat   Stickstoff-   Wasser
oxyd

Stickstoffoxyd ist ein farbloses Gas, das sich an der Luft rasch zu dem rotbraunen Stickstoffdioxyd oxydiert:

$$NO + O \longrightarrow NO_2$$
Stick-   Sauer-   Stick-
stoff-   stoff   stoff-
oxyd   dioxyd

Der weitere Vorgang ist die Fällung des Silbers als Silberchlorid:

$$AgNO_3 + HCl \longrightarrow AgCl + HNO_3$$
Silber-   Chlorwasser-   Silber-   Salpeter-
nitrat   stoff   chlorid   säure

und die Reduktion des letzteren zu metallischem Silber mittels Traubenzuckers.

Traubenzucker (Glukose) ist ein Aldehyd, ausgezeichnet durch die charakteristische, allen Aldehyden gemeinsame Gruppe $-C\underset{\diagdown H}{\overset{\diagup O}{}}$. Diese Gruppe ist äußerst oxydierbar und geht hierbei in die organische Säuren charakterisierende **Karboxylgruppe** $-C\underset{\diagdown OH}{\overset{\diagup O}{}}$ über. Der Traubenzucker geht hierbei zunächst in die einbasische Glukonsäure über.

Der Reduktionsprozeß zwischen Silberchlorid und Traubenzucker ist folgender:

$$2\,AgCl + 2\,NaOH + CH_2OH \cdot (CHOH)_4 \cdot C \underset{H}{\overset{O}{\diagdown}} \longrightarrow$$

Silber- Natrium-   Traubenzucker
chlorid hydroxyd

$$\longrightarrow 2\,Ag + 2\,NaCl + H_2O + CH_2OH \cdot (CHOH)_4 \cdot C \underset{OH}{\overset{O}{\diagdown}}$$

Silber Natrium- Wasser   Glukonsäure
        chlorid

Eigenschaften. Silbernitrat kristallisiert ohne Kristallwasser, löst sich in ungefähr 0,5 Teilen Wasser und 14 Teilen Weingeist.
Prüfung.

1. Identitätsreaktion auf Ag-Ionen:

Die Haloidsalze des Silbers sind mit Ausnahme des Fluorids in Wasser und Säuren unlöslich, dagegen in Kaliumzyanid und Natriumthiosulfat löslich. In Ammoniak löst sich Silberchlorid leicht, Silberbromid schwer, Silberjodid gar nicht.

Die wässerige Lösung von Silbernitrat gibt demnach mit Salzsäure einen weißen käsigen Niederschlag von Silberchlorid:

$$AgNO_3 + HCl \longrightarrow AgCl + HNO_3$$

Silber-   Chlor-   Silber-   Salpeter-
nitrat   wasserstoff chlorid   säure

Silberchlorid löst sich in Ammoniak zu einer Silber-Ammoniakverbindung auf (s. Cupr. sulf.):

$$AgCl + 3\,NH_3 \longrightarrow Ag(NH_3)_3Cl$$

Silber-   Ammoniak   Silberchlorid-
chlorid   Ammoniak

2. Identitätsreaktion auf Silbersalz-Ag·-Ionen; Prüfung auf Kupfer-, Blei- und Wismutsalze (Begleiter des Silbers):

Eine wässerige Lösung von Silbernitrat gibt bei ganz vorsichtigem Zusatz von Ammoniak Fällung von braunem Silberoxyd:

$$2\,AgNO_3 + 2\,NH_3 + H_2O \longrightarrow Ag_2O + 2\,NH_4NO_3$$

Silbernitrat Ammoniak Wasser Silberoxyd Ammonium-
                                            nitrat

Bei weiterem Ammoniakzusatz löst sich das Silberoxyd unter Bildung einer komplexen Silber-Ammoniakverbindung auf:

$$Ag_2O + 2\,NH_4NO_3 + 2\,NH_3 \longrightarrow 2\,Ag(NH_3)_2NO_3 + H_2O$$

Silberoxyd Ammonium- Ammoniak Silbernitrat- Wasser
            nitrat   Ammoniak

Diese Lösung muß klar und farblos sein. Bei Anwesenheit von Kupfersalz ist die Lösung tiefblau durch Bildung der Kupfer-Ammoniakverbindung $Cu(NH_3)_4(NO_3)_2$ (s. Cupr. sulf.). Blei und

Wismut geben sich durch weiße Hydroxydniederschläge $Pb(OH)_2$; $Bi(OH)_3$ zu erkennen:

$$Pb(NO_3)_2 + 2NH_3 + 2H_2O \rightarrow Pb(OH)_2 + 2NH_4NO_3$$
Bleinitrat   Ammoniak   Wasser   Bleihydroxyd   Ammoniumnitrat

3. auf freie Salpetersäure und Silberoxyd:

(Silberoxyd kann bei Überhitzung des geschmolzenen Silbernitrats anwesend sein.) Die wässerige Lösung des Silbernitrats muß neutral sein und darf Lackmuspapier nicht verändern. Freie Salpetersäure würde Lackmuspapier röten, Silberoxyd würde bläuen.

4. Gehaltsbestimmung:

Das Deutsche Arzneibuch bedient sich zur Gehaltsbestimmung der außerordentlich scharf arbeitenden maßanalytischen Fällungsmethode nach Volhard, die sowohl zur Bestimmung des Silbers, als auch der Haloide dient, soweit bei letzteren nicht die bequemere Methode nach Mohr (s. unter Kalium bromatum) anwendbar ist. Die Titrierflüssigkeit für die Silberbestimmung ist eine volumetrische Lösung von Ammoniumrhodanid, dem Ammoniumsalz der einwertigen Rhodanwasserstoffsäure oder Thiozyansäure:

$$C\overset{\displaystyle /\!\!/ N}{\underset{\displaystyle \backslash SH}{}}$$

Die Thiozyansäure gibt ein weißes Silber- und ein blutrotes Eisen(III)salz, die beide in Salpetersäure unlöslich sind. Die Affinität der Thiozyansäure zum Silber ist aber größer als die zum Eisen (III). Träufelt man daher zu einer Silberlösung, der man als Indikator ein Ferrisalz beigegeben hat, eine Rhodansalzlösung, so beobachtet man an der Einfallstelle des Tropfens Fällung von Eisen(III)rhodanid, dessen blutrote Farbe beim Umrühren sofort wieder verschwindet und in weiß umschlägt, indem das Eisen(III)rhodanid (Ferrirhodanid) sich mit dem Silbersalz (Silbernitrat) zu Silberrhodanid und Eisennitrat umsetzt:

a) $Ferrisalz + 3CNSNH_4 \rightarrow Fe(CNS)_3 + 3NH_4Salz$
　　　　　Ammonium-   Ferrirhodanid
　　　　　rhodanid

b) $Fe(CNS)_3 + 3AgNO_3 \rightarrow 3CNSAg + Fe(NO_3)_3$
　　Ferrirhodanid   Silbernitrat   Silberrhodanid   Ferrinitrat

Erst wenn alles Silbernitrat in Silberrhodanid übergeführt ist, gibt der erste Tropfen der Rhodansalzlösung bleibende blutrote Fällung von Ferrirhodanid. Der Umschlag ist scharf.

Zur Gehaltsbestimmung des Silbernitrats löst man in einem Becherglase 0,3 g Silbernitrat in 50 ccm Wasser. Nach Zusatz von 5 ccm Salpetersäure und 5 ccm Ferriammoniumsulfatlösung (Eisenammoniakalaun — s. Alaune S. 60 —) als Indikator wird mit $N/_{10}$-Ammoniumrhodanidlösung bis zum Farbenumschlag titriert. Es müssen hierbei mindestens 17,6 ccm der Ammoniumrhodanidlösung verbraucht werden.

Gemäß der Gleichung:

$$AgNO_3 + CNSNH_4 \longrightarrow CNSAg + NH_4NO_3$$

Silbernitrat Ammonium-   Silber-   Ammonium-
M. G. 169,89 rhodanid   rhodanid   nitrat

zeigt 1 ccm $N/_{10}$-Ammoniumrhodanidlösung $= 0,016989$ g Silbernitrat an. Der Mindestprozentgehalt an Silbernitrat soll daher sein:

$$\frac{17,6 \cdot 0,016989 \cdot 100}{0,3} = 99,7.$$

29. Bismutum subnitricum — Basisches Wismutnitrat.

Darstellung. In einem Kolben (ca. $^1/_2$ Liter Inhalt) erwärmt man 250 g reine Salpetersäure auf ca. 80° und trägt in kleinen Anteilen 50 g grob gepulvertes metallisches Wismut ein. Die Reaktion ist heftig, es findet reichliche Entwicklung braunroter Stickstoffdioxyddämpfe statt. Wenn die Einwirkung nachläßt, erwärmt man kurze Zeit auf dem Wasserbade, bis sich das Wismut unter Hinterlassung eines geringen, grauweißen Rückstandes gelöst hat. Nach dem Erkalten gießt man von dem Rückstande ab in eine Flasche und läßt zwei Tage stehen. Die geklärte Flüssigkeit wird filtriert, in einer Porzellanschale auf dem Wasserbade eingedampft, bis ein Tropfen, auf eine kalte Glasplatte gebracht, Kristalle ausscheidet, und zur Kristallisation zur Seite gesetzt. Die kristallinische Masse wird in einem mit Glaswolle lose verstopften Trichter mit einem Gemisch von 35 g Wasser und 10 g Salpetersäure nachgewaschen. Das Produkt ist neutrales Wismutnitrat mit 5 Mol. Kristallwasser $= Bi(NO_3)_3 \cdot 5 H_2O$. Ausbeute ca. 75 g.

Zur Überführung in die basische Verbindung wird die erhaltene Menge (75 g) neutralen Wismutnitrats mit 300 g Wasser angerieben und unter Umrühren in 1600 g siedendes Wasser eingegossen. Der Niederschlag wird nach völligem Absetzen auf einem Filter gesammelt, mit 375 g kaltem Wasser nachgewaschen und bei ca. 30° getrocknet.

Betrachtung. Wismut ist ein Metall, welches bei gewöhnlicher Temperatur von Salz- und Schwefelsäure nicht angegriffen wird, von Salpetersäure wird es dagegen leicht gelöst. Die Reaktion verläuft analog der beim vorigen Präparate Argent. nitricum;

der bei derselben frei werdende Wasserstoff entweicht nicht, sondern reduziert einen Teil der Salpetersäure zu Stickstoffoxyd, das durch den Luftsauerstoff sogleich zu dem rotbraunen Stickstoffdioxyd oxydiert wird:

a)
$$2\,Bi + 8\,HNO_3 \rightarrow 2\,Bi(NO_3)_3 + 2\,NO + 4\,H_2O$$
Wismut Salpetersäure Wismutnitrat Stickstoff- Wasser
oxyd

b)
$$2\,NO + 2\,O \rightarrow 2\,NO_2$$
Stickstoff- Sauer- Stickstoffoxyd stoff dioxyd

Periodisches System.

Wismut reiht sich in seinen chemischen Eigenschaften an die Elemente Stickstoff, Phosphor, Arsen und Antimon an; in dieser Reihenfolge bilden diese Elemente eine natürliche Gruppe, die fünfte im „Periodischen System" (s. Tabelle S. 142).

Dieses von Lothar Meyer und Mendelejeff in seiner heutigen Fassung zusammengestellte System bezweckt, die in ihren Eigenschaften einander ähnelnden Elemente in Gruppen, gleichsam Familien, einzuordnen. Die Nummer, die jedes Element beim Einordnen erhält, nennt man Platznummer oder Ordnungszahl. Diese Zahl ist für den Atombau von Wichtigkeit.

Auf die Bedeutung und die Aufgaben des „Periodischen Systems" kann hier nicht im einzelnen eingegangen werden. Nur so viel sei bemerkt, daß aus der Stellung eines Elementes im System sich wichtige Schlüsse auf dessen Eigenschaften herleiten lassen. Was vor allem die Gruppenelemente anbelangt, so nimmt bei ihnen, von oben nach unten fortschreitend, der basenbildende Charakter zu.

Sehen wir uns die Stickstoffgruppe, die uns hier interessiert, einmal näher an. Bei N und P ist der metalloide Charakter noch ganz ausgeprägt, As und Sb ähneln in ihrem Äußern schon den Metallen, Bi hat schon Metallcharakter. Die Beständigkeit der Wasserstoffverbindungen dieser Elemente nimmt vom Stickstoff ausgehend nach unten hin graduell ab, vom Wismut[1] ist eine Wasserstoffverbindung mindestens zweifelhaft. Die Hydroxylverbindungen der ersten beiden Elemente haben ausgesprochen sauren Charakter, die des Arsens und Antimons sind schwache Säuren, deren Salze (s. Liquor Kal. arsenicosi) stark hydrolytisch gespalten sind, und zugleich schwache Basen, die mit Salzsäure Salze geben $AsCl_3$ und $SbCl_3$. Diese letzteren Ver-

---

[1] In neuerer Zeit von Vanino und Zumbusch (Archiv der Pharmazie, Bd. 249, S. 483ff.) unternommene umfangreiche Versuche zur Herstellung von Wismutwasserstoff sind ergebnislos geblieben.

Tabelle nach Mendelejeff (den Elementen sind links die Ordnungszahlen, rechts die heute gültigen Atomgewichte beigefügt).

Periode	Reihe	0	I	II	III	IV
Erste Periode	1					
,,	2	2 He 4,00	3 Li 6,94	4 Be 9,02	5 B 10,82	6 C 12,00
Zweite ,,	3	10 Ne 20,2	11 Na 23,00	12 Mg 24,32	13 Al 26,97	14 Si 28,06
Dritte ,,	4	18 Ar 39,88	19 K 39,10	20 Ca 40,07	21 Sc 45,10	22 Ti 48,1
,,	5	—	29 Cu 63,57	30 Zn 65,37	31 Ga 69,72	32 Ge 72,60
Vierte ,,	6	36 Kr 82,9	37 Rb 85,5	38 Sr 87,6	39 Y 89,0	40 Zr 91,2
,,	7	—	47 Ag 107,88	48 Cd 112,4	49 In 114,8	50 Sn 118,7
,,	8	54 X 130,2	55 Cs 132,8	56 Ba 137,4	57 La 138,9	58 Ce 140,2
,,	9		—	—	—	
,,	10		—	—	70 Yb 173,5	—
,,	11		79 Au 197,2	80 Hg 200,6	81 Tl 204,4	82 Pb 207,2
,,	12		—	88 Ra 226,0	—	90 Th 232,1

Periode	Reihe	V	VI	VII	VIII		
Erste Periode	1			1 H 1,008			
,,	2	7 N 14,008	8 O 16,000	9 F 19,00			
Zweite ,,	3	15 P 31,04	16 S 32,07	17 Cl 35,46			
Dritte ,,	4	23 V 51,0	24 Cr 52,01	25 Mn 54,93	26 Fe 55,84	27 Co 58,97	28 Ni 58,68
,,	5	33 As 74,96	34 Se 79,2	35 Br 79,92			
Vierte ,,	6	41 Nb 93,5	42 Mo 96,0	43 —	44 Ru 101,7	45 Rh 102,9	46 Pd 106,7
,,	7	51 Sb 121,8	52 Te 127,5	53 J 126,92			
,,	8	—	—	—			
,,	9	—	—	—			
,,	10	73 Ta 181,5	74 W 184,0	—	76 Os 190,9	77 Ir 193,1	78 Pt 195,2
,,	11	83 Bi 209,0	—	—			
,,	12	—	92 U 238,2	—			

bindungen werden durch wenig Wasser aber bereits in Oxychloride AsOCl, SbOCl, durch viel Wasser gänzlich in Säuren und Basen gespalten. Die Hydroxylverbindung des Wismuts hat nur noch basischen Charakter, der aber noch nicht stark genug ist, die Überführung der neutralen Salze in basische Verbindungen durch Wasser zu verhindern. Eine völlige hydrolytische Spaltung erfolgt beim Wismutsalz aber nicht mehr.

Auch bei unserm Präparate haben wir es mit einem basischen Salze zu tun. Die Zusammensetzung des basischen Wismutnitrats ist eine wechselnde und steht in enger Beziehung zu der Temperatur und Menge des angewandten Wassers. Wenn man nach obiger Vorschrift verfährt, erhält man ein Salz von der ungefähren Zusammensetzung:

$$2\,BiO \cdot NO_3 \cdot Bi(NO_3)_3 \cdot 3\,Bi(OH)_3$$

Basisches Wismutnitrat = 71,7 % Wismut.

Das Arzneibuch verlangt einen Wismutgehalt von 70,9—73,6 %.

Eigenschaften. Das basische Wismutnitrat bildet ein weißes Pulver, das infolge hydrolytischer Spaltung mit Wasser angefeuchtetes Lackmuspapier rötet.

Prüfung.

1. Identitätsreaktion auf Wismut = $Bi^{\cdots}$-Ionen:

Beim Übergießen von basischem Wismutnitrat mit Schwefelwasserstoffwasser bzw. Natriumsulfidlösung oder besser beim Versetzen einer mit Hilfe von Salz- oder Salpetersäure hergestellten wässerigen Lösung des Präparates mit Schwefelwasserstoffwasser bildet sich schwarzes Wismutsulfid. Wismut gehört zu den Elementen, die aus saurer Lösung durch Schwefelwasserstoff gefällt werden:

$$2\,Bi(NO_3)_3 + 3\,H_2S \rightarrow Bi_2S_3 + 6\,HNO_3$$

Wismut-   Schwefel-   Wismut-   Salpeter-
nitrat   wasserstoff   sulfid   säure

2. Identitätsreaktion auf salpetersaures Salz:

Beim Erhitzen von basischem Wismutnitrat entweicht die Salpetersäure als Stickstoffdioxyd, es hinterbleibt Wismuttrioxyd Bi_2O_3, das bekannteste Oxyd des Wismuts. Dasselbe ist von gelber Farbe.

3. auf Blei-, Barium-, Kalziumsalze und Karbonate:

0,2 g des Präparates müssen sich in 10 ccm verdünnter Schwefelsäure ohne Aufbrausen (Karbonate geben sich durch Kohlensäureentwicklung zu erkennen) klar lösen. Blei-, Barium- und Kalziumsalze bilden als Sulfate weiße Niederschläge:

$$Pb(NO_3)_2 + H_2SO_4 \rightarrow PbSO_4 + 2\,HNO_3$$

Bleinitrat   Schwefel-   Bleisulfat   Salpeter-
        säure   säure

4. auf Kupfersalz:

Die Lösung nach 3 versetzt man mit überschüssiger Ammoniakflüssigkeit, Wismuthydroxyd fällt aus:

$$Bi_2(SO_4)_3 + 6\,NH_3 + 6\,H_2O \longrightarrow 2\,Bi(OH)_3 + 3\,(NH_4)_2SO_4$$
Wismutsulfat Ammoniak Wasser Wismut- Ammoniumsulfat
hydroxyd

Das Filtrat muß farblos sein; bei Gegenwart von Kupfer ist dasselbe blau durch Bildung einer Kupfer-Ammoniakverbindung $Cu(NH_3)_4SO_4$ (s. Kupfersulfat).

5. auf Kalzium-, Magnesium- und Alkalisalze:

Man löst 0,4 g basisches Wismutnitrat in 4 ccm Salpetersäure — die Lösung muß klar sein — und verdünnt mit 35 ccm Wasser.

Je 10 ccm dieser Lösung werden

a) zur Prüfung auf Kalziumsalze

mit 1 ccm Natriumsulfidlösung zur Ausscheidung des Wismuts als Bi_2S_3 versetzt. Das nach kräftigem Umschütteln vom Niederschlag befreite Filtrat darf nach dem Übersättigen mit 2 ccm Ammoniakflüssigkeit durch Ammoniumoxalatlösung höchstens schwach getrübt werden. Kalziumsalze — Magnesium wird durch Ammonsalz in Lösung gehalten — werden als weißes Kalziumoxalat gefällt:

$$Ca(NO_3)_2 + \begin{matrix} COONH_4 \\ | \\ COONH_4 \end{matrix} \longrightarrow \begin{matrix} COO \\ \\ COO \end{matrix}\!\!\Big\rangle Ca + 2\,NH_4NO_3$$
Kalzium- Ammonium- Kalzium- Ammonium-
nitrat oxalat oxalat nitrat

b) zur Prüfung auf Magnesium- und Alkalisalze

mit 10 ccm einer 10proz. wässerigen Ammoniumkarbonatlösung versetzt, kurze Zeit gekocht und filtriert. Wismut und etwa vorhandenes Kalzium fallen als Karbonate weiß aus. Das Filtrat wird verdampft, mit 1 Tropfen Schwefelsäure angefeuchtet und geglüht. Der Rückstand darf höchstens 0,002 g betragen. Magnesium- und Alkalisalze würden hierbei als Sulfate hinterbleiben.

6. auf Arsenverbindungen:

Wird der bei der Gehaltsbestimmung nach 10 erhaltene Rückstand von Bi_2O_3 in 5 ccm Salzsäure unter Erwärmen gelöst und die Lösung mit 5 ccm Natriumhypophosphitlösung in dem mit einem Uhrglase bedeckten Tiegel $^1/_4$ Stunde lang auf dem Wasserbade erwärmt, so darf die Mischung keine dunklere Färbung annehmen. Arsenverbindungen werden zu elementarem Arsen reduziert (s. S. 63).

Arsen ist ein häufiger Begleiter des Wismuts.

7. auf salzsaures Salz:

Eine Lösung von 0,25 g des Präparates in 2,5 ccm Salpetersäure darf durch 0,5 ccm Silbernitratlösung höchstens opalisierend getrübt werden. Chloride geben weißes, in Säuren unlösliches Silberchlorid:

$$BiCl_3 + 3\,AgNO_3 \longrightarrow 3\,AgCl + Bi(NO_3)_3$$

Wismut-   Silbernitrat   Silber-   Wismut-
chlorid   chlorid   nitrat

8. auf schwefelsaures Salz:

Die Lösung nach 7, mit gleichen Teilen Wasser verdünnt, darf durch 0,5 ccm Bariumnitratlösung innerhalb 3 Minuten nicht verändert werden. Sulfate geben mit Bariumnitrat weißes, in Säuren unlösliches Bariumsulfat:

$$Bi_2(SO_4)_3 + 3\,Ba(NO_3)_2 \longrightarrow 3\,BaSO_4 + 2\,Bi(NO_3)_3$$

Wismutsulfat   Bariumnitrat   Bariumsulfat Wismutnitrat

9. auf Ammoniumsalze:

Beim Erhitzen von 1 g basischem Wismutnitrat mit 1 ccm Wasser und 3 ccm Natronlauge darf sich kein Ammoniak entwickeln. Darüber gehaltenes angefeuchtetes gelbes Kurkumapapier darf sich nicht bräunen, rotes Lackmuspapier sich nicht bläuen. Starke Basen zersetzen Ammonsalze:

$$NH_4NO_3 + NaOH \longrightarrow NH_3 + NaNO_3 + H_2O$$

Ammonium-   Natrium- Ammoniak Natrium- Wasser
nitrat   hydroxyd   nitrat

10. Gehaltsbestimmung:

Glüht man 1 g des Präparates in einem Porzellantiegel bis zum konstanten Gewicht, so müssen 0,790—0,820 g Wismutoxyd — Bi_2O_3 — hinterbleiben = 70,9—73,6 % Bi.

Berechnung:

$$2\,BiO \cdot NO_3 \cdot Bi(NO_3)_3 \cdot 3\,Bi(OH)_3 : 3\,Bi_2O_3 = 1 : x$$

Basisches Wismutnitrat   Wismut-
Mol.-Gew. 1749,1   oxyd
Mol.-Gew. 3·466

$$x = \frac{3 \cdot 466}{1749,1} = 0,80\,g\,Bi_2O_3.$$

entsprechend:

$$Bi_2O_3 : 2\,Bi = 0,80 : x = \mathbf{71,8\,\%}\ Bi.$$

M. G.   2 A.G.
466   418

30. Acidum chromicum — Chromsäure.

Darstellung. In einer Porzellanschale werden 30 g Kaliumdichromat, 50 g Wasser und 77,5 g konzentrierte Schwefelsäure bis zur völligen Lösung erhitzt. Nach 12stündigem Stehen hat sich das gebildete Kaliumbisulfat ausgeschieden. Man gießt von den Kristallen durch einen mit Asbest oder Glaswolle versehenen Trichter in eine Schale ab, erhitzt auf 80—90⁰ und setzt in kleinen Portionen unter stetem Umrühren 27,5 g konzentrierte Schwefelsäure hinzu. Es scheidet sich hierbei Chromsäure aus; man setzt, wenn alle Schwefelsäure zugegeben ist, noch soviel Wasser hinzu, bis sich die ausgeschiedene Chromsäure eben gelöst hat. Man stellt nun zur Kristallisation zur Seite, nach 12 Stunden gießt man von den Kristallen ab und engt die Mutterlauge zur Erhaltung weiterer Kristallisation ein. Die ausgeschiedenen Kristalle saugt man auf einem mit Asbest lose verstopften Trichter an der Wasserstrahlpumpe ab, wäscht sie mit kleinen Anteilen Salpetersäure zur Verdrängung der Schwefelsäure so lange nach, bis das Ablaufende nach dem Verdünnen mit Wasser durch Bariumnitratlösung nicht mehr getrübt wird, und trocknet sie auf einem porösen Tonteller. Die anhaftende Salpetersäure wird durch Erhitzen der Chromsäurekristalle in einer Porzellanschale auf dem Wasserbade auf 60—80⁰ entfernt.

Betrachtung. Gemäß seiner Stellung in der sechsten Gruppe des „Periodischen Systems" läßt sich Chrom bezügl. seiner Sauerstoffverbindungen mit Schwefel vergleichen. Dem Anhydrid der Schwefelsäure SO_3 entspricht CrO_3 = Chromsäure, deren Hydrat H_2CrO_4 entgegen H_2SO_4 nicht existiert. Wohl sind die neutralen Salze der hypothetischen H_2CrO_4 bekannt, wie Kaliumchromat K_2CrO_4, Bleichromat $PbCrO_4$, Bariumchromat $BaCrO_4$ (Malerfarbe). Versucht man aber aus diesen Salzen die Säure zu isolieren, z. B. durch Behandeln von 1 Mol. Kaliumchromat mit 1 Mol. Schwefelsäure, so entsteht aus der intermediär zu erwartenden H_2CrO_4 unter Wasserabspaltung CrO_3:

a) $\qquad K_2CrO_4 + H_2SO_4 \rightarrow K_2SO_4 + H_2CrO_4$

   Kalium- Schwefel-   Kalium- Hypothetisches
   chromat   säure   sulfat Chromsäurehydrat

b)

$$Cr\!\!\begin{array}{l}{}^{/OH}\\{}^{/OH}\\{}^{\backslash\!\backslash O}\\{}^{\backslash O}\end{array} \rightarrow Cr\!\!\begin{array}{l}{}^{/O}\\{}^{=O}\\{}^{\backslash O}\end{array} + H_2O$$

  Hypothet. Chromsäure Wasser
 Chromsäurehydrat

Man erkennt in diesen Verbindungen die Sechswertigkeit des Chroms. Das Chrom tritt außerdem als zwei- und dreiwertiges Element auf. Außer den chromsauren Salzen sind Salze der ebenfalls nicht isolierbaren Polychromsäuren bekannt von der allgemeinen Formel:

$$n \cdot H_2CrO_4 - (n-1)H_2O \quad .$$

Das bei unserem Präparate zur Anwendung gelangende Kaliumdichromat $K_2Cr_2O_7$ ist das Kaliumsalz der Dichromsäure $n_2 \cdot H_2CrO_4 - (n_2 - 1)H_2O$ und dem Kaliumpyrosulfat $K_2S_2O_7$ vergleichbar. Es ist auch aufzufassen als Kaliumchromat + Chromsäure:

$$K_2CrO_4 + CrO_3 \longrightarrow K_2Cr_2O_7$$

Kalium-   Chrom-   Kaliumchromat   säure   dichromat

und demzufolge erhältlich, wenn man auf 1 Mol. Kaliumchromat $^1/_2$ Mol. Schwefelsäure einwirken läßt:

$$2K_2CrO_4 + H_2SO_4 \longrightarrow K_2Cr_2O_7 + K_2SO_4 + H_2O$$

Kalium-   Schwefel-   Kalium-   Kalium-   Wasser
chromat   säure   dichromat   sulfat

Läßt man nun auf das Kaliumdichromat, welches wir als Ausgangsmaterial gewählt hatten, weiterhin Schwefelsäure einwirken, so erfolgt volle Umsetzung zu Chromsäure:

$$K_2Cr_2O_7 + 2H_2SO_4 \longrightarrow 2KHSO_4 + 2CrO_3 + H_2O$$

Kalium-   Schwefel-   Kalium-   Chrom-   Wasser
dichromat   säure   bisulfat   säure

Das Prinzip der Umsetzung ist die bei Liquor Kalii acetici näher erörterte Erscheinung, daß stärkere Säuren (Schwefelsäure) schwächere Säuren (Chromsäure) aus ihren Verbindungen austreiben.

Eigenschaften. Die reine Chromsäure bildet dunkelrotbraune, hygroskopische Nadeln oder Prismen, in Wasser leicht löslich. Sie ist ein starkes Oxydationsmittel und zeigt viele Eigenschaften der Peroxyde (PbO_2, BaO_2, MnO_2). Papier wird augenblicklich oxydiert, darum kann eine wässerige Chromsäurelösung nicht durch Papier filtriert werden. Bei diesen Oxydationsvorgängen geht das sechswertige Chrom in das dreiwertige Chrom über. Beim Aufträufeln auf Chromsäure entzündet sich starker Alkohol, wobei Chromoxyd Cr_2O_3 entsteht. Mit Salzsäure entwickelt Chromsäure Chlor:

$$CrO_3 + 6HCl \longrightarrow CrCl_3 + 3H_2O + 3Cl,$$

Chrom-   Chlor-   Chrom-   Wasser   Chlor
säure   wasserstoff   chlorid

mit Schwefelsäure Sauerstoff:

$$2CrO_3 + 3H_2SO_4 \longrightarrow Cr_2(SO_4)_3 + 3H_2O + 3O$$

Chrom-   Schwefel-   Chromsulfat   Wasser   Sauer-
säure   säure   stoff

Auch beim Erhitzen an der Luft entweicht Sauerstoff unter Bildung von grünem Chromoxyd:

$$2CrO_3 \longrightarrow Cr_2O_3 + 3O$$

Chrom-   Chrom-   Sauer-
säure   oxyd   stoff

Wegen ihrer aggressiven und hygroskopischen Eigenschaften
ist die Chromsäure in mit Glasstöpsel verschließbaren Glasgefäßen
vor Feuchtigkeit geschützt aufzubewahren.

Prüfung.

1. auf Schwefelsäure:

Die Lösung von 0,1 g Chromsäure in 10 ccm Wasser darf nach
Zusatz von 1 ccm Salzsäure durch Bariumnitratlösung nicht sofort verändert werden. Völlig schwefelsäurefreie Präparate sind
schwer erhältlich. Diesem Umstand trägt das Arzneibuch Rechnung und läßt Spuren Schwefelsäure zu. Bei Gegenwart von
Schwefelsäure erfolgt Ausscheidung von Bariumsulfat:

$$H_2SO_4 + Ba(NO_3)_2 \longrightarrow BaSO_4 + 2\,HNO_3$$

Schwefel- Barium- Barium- Salpeter-
säure   nitrat   sulfat   säure

Der Salzsäurezusatz soll die Fällung von Bariumchromat
verhindern.

2. auf Alkalisalze:

Der mit Hilfe von 10 ccm Wasser erhaltene wässerige filtrierte
Auszug des beim Glühen von 1 g Chromsäure erhaltenen Chrom-
oxyds (s. o.) darf beim Verdampfen höchstens 0,01 g Rückstand
(1%) hinterlassen.

31. Aether aceticus — Essigäther; Essigester.

Darstellung. EinenKolben von ca. 300 ccm Inhalt versieht man
mit einem doppelt durchbohrten Kork, führt durch die eine Bohrung einen Tropftrichter, durch die andere Bohrung ein gebogenes
Ableitungsrohr, welches mit einem Kühler verbunden wird. Vor
den Kühler setzt man eine Vorlage (Abb. 44).

In den Kolben *a* bringt man eine Mischung von 25 ccm Äthylalkohol und 25 ccm konzentrierter Schwefelsäure und erhitzt in
einem Ölbade auf 140° (Thermometer ins Ölbad eintauchend).
Unterdessen mischt man andererseits in einem Kolben 200 ccm
Eisessig und 200 ccm Äthylalkohol und läßt die Mischung, sobald
die Temperatur des Ölbades 140° erreicht hat, durch den Tropftrichter *b* in dem Maße langsam zu dem heißen Schwefelsäure-
Alkoholgemisch träufeln, wie der gebildete Ester abdestilliert.
Hierbei wird stets freie Essigsäure mit übergerissen. Zur Befreiung hiervon schüttelt man das Destillat in einem Kolben mit
wässeriger Sodalösung, bis der auf letzterer schwimmende Ester
blaues Lackmuspapier nicht mehr rötet. Im Scheidetrichter werden beide Flüssigkeiten getrennt, der Ester durch ein trockenes
Filter filtriert und zur Befreiung von Alkohol mit einer Lösung

von 50 g Kalziumchlorid in 50 g Wasser geschüttelt. Man trennt wiederum beide Schichten im Scheidetrichter, trocknet die obere Esterschicht in einem Kolben mit gekörntem Kalziumchlorid, filtriert sie in einen trockenen Fraktionierkolben, der mit einigen Bimssteinstückchen beschickt ist, und destilliert auf dem Wasserbade unter Vorlage eines Kühlers über. Der reine Ester destilliert bei 74—77°, die bei dieser Temperatur übergehenden Anteile sind daher gesondert aufzufangen. Ausbeute: ca. 85 % der Theorie.

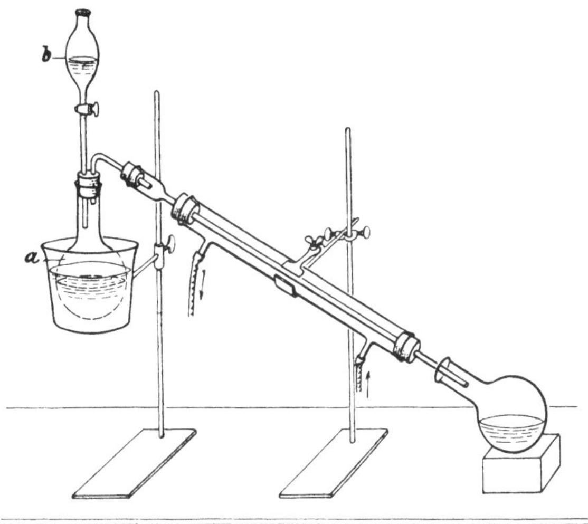

Abb. 44. Apparat zur Darstellung von Essigester.
Destillation im Ölbade.

Betrachtung. Wir haben es hier mit einem Ester zu tun.

Ester oder zusammengesetzte Äther entstehen aus Alkohol und Säure (anorganisch oder organisch) durch Austritt von Wasser und sind den Salzen der Metalle vergleichbar:

$$\text{Alkyl } | \text{OH} + \text{H} | \text{Cl} \longrightarrow \text{Alkyl Cl} + \text{H}_2\text{O}$$

Alkohol   Chlorwasserstoff   Ester   Wasser

$$\text{B} | \text{OH} + \text{H} | \text{Cl} \longrightarrow \text{BCl} + \text{H}_2\text{O}$$

Base   Chlorwasserstoff   Salz   Wasser

Die Salzbildung aus Base und Säure verläuft momentan und quantitativ, sie ist eine Ionenreaktion. Die Esterbildung verläuft dagegen langsam, sie ist eine Molekularreaktion, da der Alkohol nicht ionisiert ist, den elektrischen Strom nicht leitet.

Läßt man äquimolekulare Mengen Alkohol und Säure aufeinander einwirken, so ist die Esterbildung keine vollständige.

Bei unserem Präparate, dem Essigester, beträgt bei Anwendung äquimolekularer Mengen Essigsäure und Äthylalkohol die wirkliche Ausbeute an Ester nur etwa zwei Drittel der theoretischen; bei noch so langer Einwirkungsdauer ist das letzte Drittel Alkohol und Säure nicht in Reaktion zu bringen. Dies beruht darauf, daß wir es mit einer umkehrbaren — reversiblen — Reaktion zu tun haben, indem Ester und Wasser im umgekehrten Sinne aufeinander einwirken:

$$C_2H_5\,OH + H\,OOC \cdot CH_3 \rightleftharpoons CH_3 \cdot COOC_2H_5 + H_2O$$

Äthylalkohol   Essigsäure   Essigsäureäthylester   Wasser

Zu demselben Endzustande gelangt man auch, wenn man äquimolekulare Mengen Ester und Wasser zusammenbringt. Der Gleichgewichtszustand wird der sein, wo $^1/_3$ Wasser $^1/_3$ Ester verseift hat. Wir haben es also hier wie bei allen Reaktionen nicht mit einem statischen, sondern mit einem dynamischen Gleichgewicht zu tun. Im Gleichgewichtszustande sind die Reaktionsgeschwindigkeiten beider Systeme:

I. System: Alkohol + Säure → Ester + Wasser

II. System: Ester + Wasser → Alkohol + Säure

gleich geworden, und zwar bei der Essigesterbildung derart, daß genau $^2/_3$ Ester und Wasser bei Anwendung äquimolekularer Mengen Alkohol und Säure gebildet werden. Die Verhältnisse beim Essigester sind zuerst eingehend von Berthelot und St. Gilles studiert worden.

Nach dem Massenwirkungsgesetz (Guldberg und Waage 1867, van't Hoff 1877) ist die Reaktionsgeschwindigkeit in jedem Zeitmomente den in diesem Momente in der Raumeinheit vorhandenen Stoffmengen, also der räumlichen Konzentration, proportional.

Will man eine Säure möglichst vollständig verestern, so muß man einen Überschuß an Alkohol, andererseits zur möglichst vollständigen Veresterung von Alkohol einen Überschuß an Säure verwenden.

Die Veresterung kann auch vervollständigt werden durch den Zusatz wasserentziehender Mittel, wie das bei unserem Präparate durch die Zugabe von Schwefelsäure geschieht. Das bei der Veresterung gebildete, die Verseifung begünstigende Wasser wird von der Schwefelsäure gebunden.

Es seien noch einige weitere Darstellungsmethoden der Ester erwähnt:

1. Einwirkung von Halogenalkyl auf das Salz einer Säure:

$$CH_3COO\,Ag + J\,C_2H_5 \rightarrow CH_3COO \cdot C_2H_5 + AgJ$$

Silberazetat   Äthyljodid   Essigester   Silberjodid

2. Einwirkung von Säurechlorid auf Alkohol:

$$CH_3CO|Cl + H|OC_2H_5 \rightarrow CH_3COO \cdot C_2H_5 + HCl$$

Azetylchlorid   Alkohol   Essigester   Chlor-
wasserstoff

Hierher gehört auch die Estergewinnung durch Einleiten von Salzsäuregas in ein Gemisch von Säure und Alkohol. Es soll sich hierbei intermediär das betreffende Säurechlorid bilden, welches weiterhin im Sinne der Gleichung mit dem Alkohol reagiert.

3. Einwirkung von Säureanhydriden auf Alkohol:

$$\frac{CH_3CO}{CH_3CO}{>}O + C_2H_5OH \rightarrow CH_3COOC_2H_5 + CH_3COOH$$

Essigsäureanhydrid   Alkohol   Essigseter   Essigsäure

Eigenschaften. Der Essigäther ist eine klare, farblose, flüchtige Flüssigkeit von angenehmem, erfrischendem Geruch. Spezifisches Gewicht $= 0{,}902\text{—}0{,}906 \; \frac{15^0}{15^0}$ bzw. Dichte $0{,}896\text{—}0{,}900 \; \frac{20^0}{4^0}$.

Prüfung.

1. auf Essigsäure:

Essigäther soll blaues Lackmuspapier nicht sofort röten, also frei von Essigsäure sein. An der Luft und bei Feuchtigkeit tritt geringe Verseifung ein.

2. auf fremde Ätherarten:

u. a. bei Verwendung fuselölhaltigen Alkohols.

Essigäther darf nach dem Verdunsten auf bestem Filtrierpapier nicht nach fremden Ätherarten riechen.

3. auf Alkohol- und Wassergehalt:

Essigäther darf nur so viel Wasser und Alkohol enthalten, daß 10 ccm Wasser, mit 10 ccm Ester geschüttelt, nur um 1 ccm zunehmen.

4. auf Amylverbindungen und andere organische Stoffe:

Werden 5′ccm Schwefelsäure mit 5 ccm Essigäther überschichtet, so darf innerhalb 15 Minuten sich keine gefärbte Zone bilden. Die vor allem in Frage kommende Amylverbindung ist der Amylalkohol $C_5H_{11}OH$ (Fuselöl), bei Verwendung eines fuselölhaltigen Alkohols enthält der Essigester Amylazetat.

32. Mixtura sulfurica acida — Hallersches Sauer.

Darstellung. In einem Becherglase setzt man zu 30 g Äthylalkohol unter Umrühren mit einem Glasstabe in kleinen Anteilen 10 g Schwefelsäure zu. Bei zu großer Wärmeentwicklung kühlt man durch Eintauchen in kaltes Wasser ab.

Betrachtung. Beim vorigen Präparate „Aether aceticus“ wurde die Esterbildung aus Säure und Alkohol besprochen. Tritt eine mehrbasische Säure mit einem Alkohol in Reaktion, so kann der Ersatz der substituierbaren Wasserstoffatome durch den Alkoholrest (Alkyl) ein vollständiger oder unvollständiger sein. In letzterem Falle entsteht ein saurer Ester oder eine Äthersäure. Eine solche Verbindung finden wir bei unserem Präparate vor. Beim Vermischen von Äthylalkohol mit der zweibasischen Schwefelsäure bildet sich die Äthersäure oder der saure Ester: Äthylschwefelsäure:

$$C_2H_5 OH + {H \atop H} {O \atop O} {>} SO_2 \rightleftharpoons C_2H_5 OS {\displaystyle <} {OH \atop O} {\displaystyle \Vert} O + H_2O$$

Alkohol   Schwefelsäure   Äthylschwefelsäure   Wasser

Auch hier findet keine völlige Umsetzung statt, es tritt ein bestimmtes Gleichgewicht ein, so daß stets etwas ungebundene Schwefelsäure übrigbleibt (s. Aether aceticus). Um aber die Reaktion möglichst im Sinne nach rechts verlaufen zu lassen, d. h. die Schwefelsäure möglichst quantitativ zu verestern, ist ein großer Überschuß an Alkohol vorgeschrieben.

Die Barium-, Strontium- und Kalziumsalze der Äthylschwefelsäure wie auch sonstiger Sulfosäuren — Alkyl · SO_3H — sind im Gegensatz zu den Sulfaten obiger Basen in Wasser löslich und dienen zur Trennung der Sulfosäuren von Schwefelsäure.

Eigenschaften. Hallersches Sauer ist klar, farblos und von saurem Geschmack.

Spezifisches Gewicht: $0{,}990{-}1{,}002 \ \dfrac{15^0}{15^0}$.

33. Spiritus Aetheris nitrosi — Versüßter Salpetergeist.

Darstellung. In einem Zylinder werden 30 g Salpetersäure (25 % HNO_3) vorsichtig mit 50 g Weingeist (90 %) überschichtet und zwei Tage lang lose verschlossen ohne Umschütteln stehengelassen. Nach dieser Zeit sind Mischung und Einwirkung erfolgt. Die Flüssigkeit destilliert man auf dem Wasserbade aus einer Retorte bei vorgelegtem Kühler in eine Vorlage, die 50 g Weingeist enthält. Die Destillation wird abgebrochen, sobald in der Retorte gelbe Stickoxyddämpfe auftreten. Das Destillat wird zur Bindung von Essigsäure, Salpeter-, salpetriger Säure usw. mit gebrannter Magnesia neutralisiert. Nach 24 Stunden wird die Mischung auf dem Wasserbade unter anfänglich mäßiger Erwärmung so weit in eine Vorlage, die 20 g Weingeist enthält, destilliert, bis 60 g übergegangen sind.

Betrachtung. Das Präparat stellt keinen einheitlichen Stoff dar. Es besteht vornehmlich aus dem Äthylester der salpetrigen Säure, dem Essigsäureäthylester und Azetaldehyd beigemengt sind.

Die sich abspielenden Reaktionen sind im wesentlichen folgende:

1. Durch die Salpetersäure wird ein Teil des Alkohols zu Azetaldehyd und Essigsäure oxydiert:

a) $$C_2H_5OH + HNO_3 \rightarrow CH_3 \cdot C{<}^{O}_{H} + HNO_2 + H_2O$$

Äthylalkohol Salpeter- säure   Azetaldehyd   Salpetrige Säure Wasser

b) $$CH_3C{<}^{O}_{H} + HNO_3 \rightarrow CH_3 \cdot COOH + HNO_2$$

Azetaldehyd Salpeter- säure   Essigsäure   Salpetrige Säure

2. Die salpetrige Säure und Essigsäure verbinden sich weiterhin mit unangegriffenem Alkohol zu den entsprechenden Estern (s. Aether aceticus):

$$C_2H_5OH + H \cdot O \cdot NO \rightleftharpoons C_2H_5 \cdot ONO + H_2O$$

Äthylalkohol Salpetrige Säure Äthylester der sal- petrigen Säure Wasser

$$C_2H_5OH + H \cdot OOC \cdot CH_3 \rightleftharpoons C_2H_5 \cdot OOC \cdot CH_3 + H_2O$$

Äthylalkohol Essigsäure Essigsäure-Äthylester Wasser

Bei Aether aceticus (s. d.) wurde eingehend klargelegt, daß die Veresterung bei Anwendung gleicher Mol. Säure und Alkohol nicht quantitativ verläuft, da das bei der Esterbildung gebildete Wasser Verseifung im umgekehrten Sinne veranlaßt. Hinsichtlich des Überschusses an Alkohol ist bei obigen Veresterungen das Gleichgewicht jedenfalls stark nach rechts verschoben.

Eigenschaften. Versüßter Salpetergeist ist klar, farblos oder gelblich, riecht ätherisch und schmeckt süßlich brennend. Er ist völlig flüchtig und löst sich in jedem Verhältnis in Wasser.

Bei längerer Aufbewahrung wird der Azetaldehyd teilweise zu Essigsäure oxydiert. Zur Bindung der letzteren kann man das Präparat über einigen Kristallen Kaliumtartrat aufbewahren. Durch Essigsäure entstehen dann Kaliumazetat und Kaliumbitartrat, die sich beide unlöslich am Boden absetzen. Das Präparat ist daher zweckmäßig in kleineren, völlig gefüllten Flaschen vor Licht möglichst geschützt aufzubewahren.

Prüfung.

1. Spezifisches Gewicht: $0{,}840{-}0{,}850 \frac{15^0}{15^0}$ bzw. Dichte $0{,}835{-}0{,}845 \frac{20^0}{4^0}$.

2. Identitätsreaktion auf salpetrigsaure Verbindung:
Werden 2 ccm Ferrosulfatlösung mit 2 ccm Schwefelsäure gemischt, und wird die heiße Mischung mit 2 ccm versüßtem Salpetergeist überschichtet, so tritt zwischen den beiden Flüssigkeiten
eine braune Zone auf. Die Schwefelsäure bewirkt teilweise Verseifung des Salpetrigsäureäthylesters. Die salpetrige Säure wird
durch Ferrosulfat zu Stickstoffoxyd reduziert, das sich in der
überschüssigen Ferrosulfatlösung mit brauner Farbe unter Bildung
eines komplexen Eisen-Stickoxydions löst:

$$2\,FeSO_4 + 2\,HNO_2 + H_2SO_4 \longrightarrow Fe_2(SO_4)_3 + 2\,NO + 2\,H_2O$$

Ferrosulfat   Salpetrige   Schwefel-   Ferrisulfat   Stickstoff-   Wasser
           Säure   säure   oxyd

3. auf Essigsäuregehalt (s. o.):
10 ccm des Präparates dürfen nach Zusatz von 0,2 ccm N.-
Kalilauge blaues Lackmuspapier nicht röten. Ein geringer Gehalt
(ca. 0,12 %) an Essigsäure ist also zulässig.

34. Hexamethylentetraminum — Hexamethylentetramin; Urotropin.

Darstellung. In einem Kolben fügt man zu 50 ccm käuflicher
Formaldehydlösung (35—40 % CH_2O) unter guter Kühlung mit
Wasser in kleinen Anteilen 100 ccm Ammoniakflüssigkeit (10 %)
zu. Man läßt einige Stunden verschlossen stehen — nach dieser
Zeit muß noch deutlicher Ammoniakgeruch wahrnehmbar sein
— und verdampft in einer Porzellanschale auf dem Wasserbade
bei mäßiger Temperatur zur Trockne. Die Kristalle werden aus
heißem Alkohol umkristallisiert. Ausbeute 12 g (90 % der Theorie).

Betrachtung. Die aliphatischen Aldehyde besitzen unter anderen Eigenschaften auch die, mit Ammoniak ein Additionsprodukt = „Aldehyd-Ammoniak" zu geben:

$$CH_3 \cdot C{\overset{\displaystyle O}{\underset{\displaystyle H}{\big\langle}}} + NH_3 \longrightarrow CH_3 \cdot CH(OH)\,(NH_2),$$

Azetaldehyd   Ammoniak   Azetaldehydammoniak

das durch Säuren wieder in seine Komponenten zerlegt wird.

Eine besondere Ausnahmestellung unter den Aldehyden
nimmt hinsichtlich seiner Eigenschaften und seines Verhaltens
das erste Glied der Kette, der Formaldehyd, ein, und überträgt
dieselbe auch auf sein Oxydationsprodukt, die Ameisensäure, die
ihrerseits wieder von ihren Homologen, den Fettsäuren, in mancher Beziehung abweicht.

Der Formaldehyd zeigt sein abweichendes Verhalten auch
gegenüber Ammoniak und gibt mit letzterem kein Additions-,

sondern ein Substitutionsprodukt, indem das Sauerstoffatom der allen Aldehyden charakteristischen Gruppe:

$$-C{<}^{O}_{H}$$

mit den Wasserstoffatomen des Ammoniaks in Reaktion tritt unter Bildung von Wasser.

Sechs Moleküle Formaldehyd vereinigen sich so mit vier Mol. Ammoniak unter Austritt von sechs Mol. Wasser zu Hexamethylentetramin:

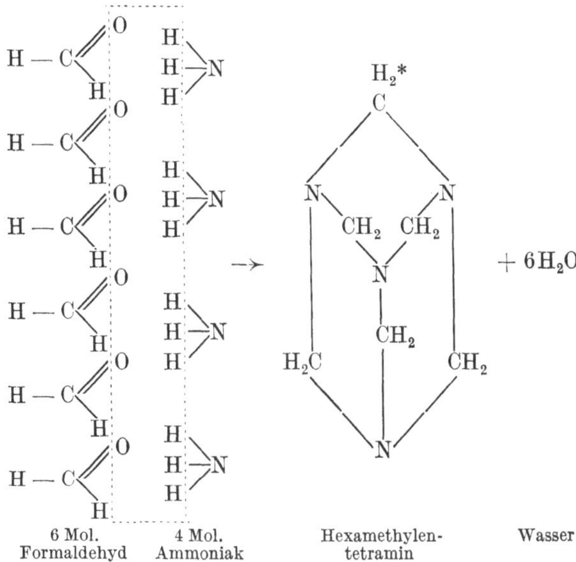

<table>
<tr><td>6 Mol.
Formaldehyd</td><td>4 Mol.
Ammoniak</td><td>Hexamethylen-
tetramin</td><td>Wasser</td></tr>
</table>

Unter Aminen versteht man allgemein Verbindungen, die sich von Ammoniak ableiten, dessen Wasserstoffatome durch Kohlenwasserstoffreste ersetzt sind. Je nachdem, ob teilweise oder völlige Substitution erfolgt, unterscheidet man zwischen primären, sekundären und tertiären Aminen:

<table>
<tr><td>N<^{Alkyl}_{H}–H</td><td>N<^{Alkyl}_{H}–Alkyl</td><td>N<^{Alkyl}_{Alkyl}–Alkyl</td></tr>
<tr><td>Primäres Amin</td><td>Sekundäres Amin</td><td>Tertiäres Amin</td></tr>
</table>

Die Amine sind je nach der Natur und Zahl der vorhandenen Kohlenwasserstoffreste stärkere oder schwächere Basen. Die aliphatischen Kohlenwasserstoffreste (Alkyle) verstärken, die aro-

---

* Für Hexamethylentetramin sind verschiedene Formeln aufgestellt worden; die hier aufgeführte von Duden und Scharff ist die wahrscheinlichste.

matischen Reste (Aryle) schwächen den basischen Charakter. So ist Triäthylamin $N(C_2H_5)_3$ eine starke Base, hingegen besitzt Triphenylamin $N(C_6H_5)_3$ keine basischen Eigenschaften mehr.

Die Amine bilden sich allgemein beim Erhitzen von Ammoniak in alkoholischer oder wässeriger Lösung mit Halogenalkyl:

$$\text{Alkyl Hlg} + NH_3 \longrightarrow \text{Alkyl } NH_2 + \text{H Hlg}$$

Alkylhalogen Ammoniak Primäres Amin Halogenwasserstoff

und unterscheiden sich voneinander durch ihr Verhalten gegen salpetrige Säure.

Unser Präparat, das Hexamethylentetramin, weicht in seiner Zusammensetzung von den gewöhnlichen Aminen ab. An einem Mol. dieses tertiären Amins sind vier Stickstoffatome beteiligt, und der Ersatz der Wasserstoffatome des Ammoniaks geschieht durch sechs zweiwertige Methylengruppen[1].

Eigenschaften. Hexamethylentetramin bildet farblose, süßlich schmeckende Kristalle, die sich beim Erhitzen verflüchtigen, ohne zu schmelzen. Es löst sich leicht in Wasser, schwieriger in kaltem Alkohol. Die wässerige Lösung reagiert gegen Lackmus schwach alkalisch.

Prüfung.

1. Identitätsreaktion:

Beim Erhitzen der wässerigen Lösung $(1 + 19)$ mit verdünnter Schwefelsäure tritt Spaltung in die Komponenten Formaldehyd (am Geruch wahrzunehmen) und Ammoniak ein. Letzteres bildet mit der Schwefelsäure Ammoniumsulfat und wird aus diesem durch Zusatz einer starken Base (Natronlauge) in Freiheit gesetzt:

$$(CH_2)_6N_4 + 6H_2O + 2H_2SO_4 \longrightarrow 6CH_2O + 2(NH_4)_2SO_4$$

Hexamethylen- Wasser Schwefelsäure Formaldehyd Ammoniumsulfat
tetramin

$$(NH_4)_2SO_4 + 2NaOH \longrightarrow Na_2SO_4 + 2NH_3 + 2H_2O$$

Ammonium- Natrium- Natrium- Ammoniak Wasser
sulfat hydroxyd sulfat

2. Identitätsreaktion:

5 ccm der wässerigen Lösung des Präparates $(1 + 19)$ geben mit 5 Tropfen Silbernitratlösung einen weißen Niederschlag, das Doppelsalz „Hexamethylentetramin-Silbernitrat" nach Grützner von der Zusammensetzung: $(CH_2)_6N_4 \cdot AgNO_3$. Er löst sich im Überschuß der Hexamethylentetraminlösung beim Umschütteln wieder auf.

---

[1] Abzuleiten vom Methan CH_4.

CH_3 = Methyl, einwertig.

CH_2 = Methylen, zweiwertig.

CH = Methin, dreiwertig.

3. auf Schwermetalle:

Dieselben fallen beim Versetzen der wässerigen Lösung des Präparates (1 + 19) mit Schwefelwasserstoffwasser oder 3 Tropfen Natriumsulfidlösung als Sulfide aus:

$$\text{Me Salz} + \underset{\substack{\text{Schwefel-}\\\text{wasserstoff}}}{H_2S} \longrightarrow \underset{\substack{\text{Metall-}\\\text{sulfid}}}{\text{Me S}} + \text{Säure}$$

4. auf Sulfate:

Die wässerige Lösung des Präparates (1 + 19) darf durch Bariumnitratlösung nicht verändert werden. Sulfate fallen als weißes Bariumsulfat aus:

$$\underset{\substack{\text{Ammonium-}\\\text{sulfat}}}{(NH_4)_2SO_4} + \underset{\substack{\text{Barium-}\\\text{nitrat}}}{Ba(NO_3)_2} \longrightarrow \underset{\substack{\text{Barium-}\\\text{sulfat}}}{BaSO_4} + \underset{\substack{\text{Ammonium-}\\\text{nitrat}}}{2NH_4NO_3}$$

5. auf Chloride:

Die Lösung nach 4 darf nach Zusatz von 2 ccm Salpetersäure durch einige Tropfen Silbernitratlösung höchstens opalisierend getrübt werden. Chloride fallen als Silberchlorid aus:

$$\underset{\substack{\text{Ammonium-}\\\text{chlorid}}}{NH_4Cl} + \underset{\substack{\text{Silber-}\\\text{nitrat}}}{AgNO_3} \longrightarrow \underset{\substack{\text{Silber-}\\\text{chlorid}}}{AgCl} + \underset{\substack{\text{Ammonium-}\\\text{nitrat}}}{NH_4NO_3}$$

6. auf Ammoniumsalze und Paraformaldehyd:

Letzteres ist ein Polymerisationsprodukt des Formaldehyds, wahrscheinlich Dioxymethylen $(CH_2O)_2$.

5 ccm der Lösung nach 4 mit 5 Tropfen Nesslers Reagens versetzt und zum einmaligen Aufkochen erhitzt, dürfen sich weder färben noch trüben. Die Trübung würde durch Paraformaldehyd bedingt sein, während Ammoniumsalze durch das beim Erhitzen mit dem alkalischen Reagens frei werdende Ammoniak eine Gelbfärbung bzw. Fällung verursachen:

$$\underset{\text{Neßlers Reagens}}{(K_2HgJ_4)_2 \cdot 3KOH} + \underset{\text{Ammoniak}}{NH_3} + \underset{\text{Wasser}}{H_2O} \longrightarrow$$

$$\longrightarrow \underset{\substack{\text{Merkuriamidojodid-}\\\text{Merkurioxyd (Fällung)}}}{Hg{<}^{J}_{NH_2} \cdot HgO} + \underset{\substack{\text{Kalium-}\\\text{jodid}}}{7KJ} + \underset{\text{Wasser}}{3H_2O}$$

7. auf feste Bestandteile:

0,2 g Hexamethylentetramin dürfen keinen wägbaren Glührückstand hinterlassen.

8. auf fremde organische Stoffe:

Die Lösung von 0,1 g Hexamethylentetramin in 2 ccm Schwefelsäure muß farblos sein.

35. Jodoformium — Jodoform.

Darstellung. In einem Kolben gibt man zu einer Lösung von 10 g kristallisiertem Natriumkarbonat in 50 g Wasser 5 g Weingeist und erwärmt auf dem Wasserbade auf ca. 70⁰. In kleinen Anteilen setzt man 5 g gepulvertes Jod unter Umschwenken des Kolbens zu. Das Jod löst sich zunächst mit gelbroter Farbe auf, letztere verschwindet aber bald. Wenn alles Jod eingetragen und die Lösung farblos geworden ist, nimmt man den Kolben vom Wasserbade weg und läßt erkalten. Nach Verlauf mehrerer Stunden hat sich das Jodoform am Boden abgesetzt. Dasselbe wird auf ein Filter gebracht, so lange mit Wasser nachgewaschen, bis das Abtropfende fast ganz halogenfrei geworden ist, d. h. nach dem Ansäuern mit Salpetersäure durch Silbernitratlösung nur noch opalisierend getrübt wird, und unter Lichtabschluß bei einer Temperatur von nicht über 30⁰ getrocknet.

Der größte Teil des Jods ist aber in der Mutterlauge als Jodid und Jodat zu ca. 80% verblieben. Um hieraus noch teilweise Jodoform zu gewinnen, versetzt man die Mutterlauge mit 15 g kristallisiertem Natriumkarbonat und 7,5 g Weingeist und leitet unter Erwärmen auf dem Wasserbade auf 60—70⁰ einen langsamen Strom von Chlorgas so lange ein, als noch an der Eintrittsstelle des Chlors in die Flüssigkeit rote Jodausscheidung erfolgt, die aber durch Jodoformbildung wieder verschwindet. Man läßt erkalten und behandelt das nach einigen Stunden abgeschiedene Jodoform wie oben.

Die Mutterlauge enthält auch jetzt noch Jod als Jodid und Jodat, daneben Kochsalz. Die Jodverbindungen verarbeitet man zweckmäßig auf Jodid, man dampft die Mutterlauge zur Trockne ein, vermischt den Rückstand mit dem zehnfachen Gewicht Holzkohlenpulver und trägt das Gemisch in kleinen Anteilen in einen Tiegel ein, den man auf Rotglut erhitzt. Sobald kein Aufblähen mehr erfolgt, läßt man erkalten und zieht die gepulverte Masse einige Male mit heißem Weingeist aus. Die vereinigten Auszüge werden filtriert und zur Kristallisation eingeengt. Das erhaltene Produkt ist Natriumjodid, es wird zwischen Fließpapier am besten im Exsikkator getrocknet.

Betrachtung. Wenngleich der chemische Prozeß der Jodoformbildung in seinen einzelnen Phasen nicht ganz geklärt ist, so darf der folgende Verlauf als sehr wahrscheinlich gelten:

1. Jod und Natriumkarbonat wirken unter Bildung von unterjodiger Säure und Natriumjodid aufeinander ein:

$$Na_2CO_3 + 2J + H_2O \rightarrow HJO + NaJ + NaHCO_3$$

Natrium-   Jod   Wasser   Unter-   Natrium-   Natrium-
karbonat   jodige Säure jodid   bikarbonat

2. Die unterjodige Säure führt als Oxydationsmittel den Äthylalkohol (primärer Alkohol[1]) in Azetaldehyd über:

$$CH_3 \cdot C \overset{H}{\underset{H}{\longleftarrow}} O\,H + O\,JH \rightarrow CH_3 \cdot C \overset{O}{\underset{H}{\diagdown}} + HJ + H_2O$$

Äthylalkohol   Unterjodige   Azetaldehyd   Jod-   Wasser
Säure   wasserstoff

Der Jodwasserstoff setzt sich mit weiterer unterjodiger Säure zu Jod um:

$$HJO + HJ \rightarrow 2J + H_2O$$

Unter-   Jodwasser-   Jod   Wasser
jodige Säure   stoff

Der weitere Verlauf der Reaktion dürfte entsprechend der Reaktion bei der Chloroformdarstellung erfolgen und unter dem Einfluß des Jods und der unterjodigen Säure als nächstes Zwischenprodukt das dem Chloral bei der Chloroformgewinnung analoge Jodal liefern. Dieser Körper hat aber bisher nicht isoliert werden können:

$$CJ_3 \cdot C \overset{O}{\underset{H}{\diagdown}}$$

Jodal

3. Das hypothetische Jodal wird durch Alkali, als welches das bei der ersten Reaktion entstandene Natriumbikarbonat wirkt, in Jodoform und ameisensaures Salz gespalten:

$$CJ_3 \cdot C \overset{O}{\underset{H}{\diagdown}} + NaHCO_3 \rightarrow CHJ_3 + HCOONa + CO_2$$

Jodal   Natrium-   Jodoform   Natrium-   Kohlen-
bikarbonat   formiat   säure

Nach diesem Verfahren resultiert eine schlechte Ausbeute, der größte Teil des Jods findet sich als Natriumjodid und Natriumjodat in der Mutterlauge. Durch Einleiten von Chlor in letztere

---

[1] Ein primäres Kohlenstoffatom ist nur mit einem, ein sekundäres mit zwei, ein tertiäres mit drei weiteren Kohlenstoffatomen verbunden. Dementsprechend werden die einwertigen Alkohole, d. h. solche mit einer Hydroxylgruppe (OH) je nach dem Kohlenstoffatom, an das die Hydroxylgruppe gebunden ist, als primäre, sekundäre und tertiäre Alkohole bezeichnet. Sie unterscheiden sich durch ihr Verhalten bei der Oxydation. Primäre Alkohole geben Aldehyde und bei weiterer Oxydation Säuren, sekundäre dagegen Ketone, die tertiären Alkohole werden gespalten. Aldehyde und Ketone haben beide die Karbonylgruppe (= C = O), deren C-Atom bei den Aldehyden primär, bei den Ketonen sekundär ist:

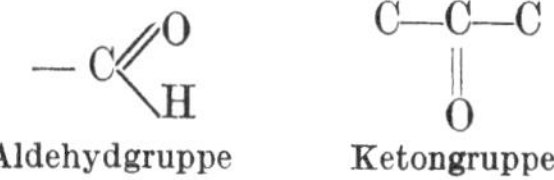

Aldehydgruppe   Ketongruppe

läßt sich die Jodoformbildung vermehren. Das Chlor macht aus Natriumjodid Jod frei (s. Kal. bromat):

$$NaJ + Cl \longrightarrow NaCl + J$$

Natrium- Chlor   Natrium- Jod
jodid   chlorid

Das so in Freiheit gesetzte Jod findet an dem anwesenden Natriumkarbonat und Weingeist die obigen Bedingungen zur Jodoformbildung vor.

Bei der schließlich erfolgenden Verarbeitung der Mutterlauge auf Natriumjodid wird zunächst das Natriumjodat durch Kohle zu Natriumjodid reduziert:

$$NaJO_3 + 3C \longrightarrow NaJ + 3CO$$

Natrium- Kohlen- Natrium- Kohlen-
jodat   stoff   jodid   oxyd

Das Natriumjodid ist im Gegensatz zu dem beigemengten Natriumchlorid in Alkohol löslich, so daß durch Ausziehen mit heißem Alkohol eine Trennung erzielt wird.

Technisch wird heute jedoch Jodoform auf elektrolytischem Wege bereitet. Eine wässerige Lösung von Kaliumjodid und Soda, mit Weingeist vermischt, wird bei 60—65° elektrolysiert. An der Anode wird Jod frei und bildet mit der Soda und dem Weingeist im obigen Sinne Jodoform.

Das Jodoform ist nach seiner Formel Trijodmethan oder Methinjodid (das dreiwertige Radikal $CH \equiv$ nennt man Methin). Seine direkte Gewinnung aus Methan CH_4 und Jod ist nicht durchführbar, denn von den vier Halogenen wirken nur die ersten drei in der siebenten Gruppe des „Periodischen Systems" (s. d.), Fluor, Chlor und Brom, substituierend auf die Paraffine ein.

Die Jodoformbildung wird wegen der charakteristischen Eigenschaft des Jodoforms auch zum Nachweis von Alkohol, Azeton, Aldehyd usw. verwandt, indem man die zu prüfende Flüssigkeit zuerst mit Jod und dann vorsichtig mit so viel Kalilauge versetzt, bis die Jodfarbe gerade verschwindet. Je nach der Menge des vorhandenen Alkohols usw. entsteht sofort oder erst nach einiger Zeit Jodoformausscheidung (Liebensche Jodoformreaktion).

Eigenschaften. Jodoform bildet zitronengelbe, kleine hexagonale Kriställchen oder ein kristallinisches Pulver von durchdringendem, safranartigem Geruche. Es ist in Wasser sehr wenig, mehr in Weingeist, Äther, Chloroform, leicht in Schwefelkohlenstoff löslich. Besonders in Lösung ist Jodoform sehr lichtempfindlich und scheidet leicht Jod aus. Jodoform ist schon bei gewöhnlicher Temperatur flüchtig, bei hohem Erhitzen verflüchtigt es sich vollständig unter Bildung von Jod, Jodwasserstoff und anderen Zersetzungsprodukten.

Jodoform findet als Antiseptikum Verwendung. Seine bakterizide Wirkung erhält es durch vorhergehende Zersetzung, die durch fermentative Wirkung der Wundsekrete erfolgt.

Prüfung.

1. Schmelzpunkt: ca. 120°.

2. auf Pikrinsäure:

Letztere ist im Gegensatz zu Jodoform in Wasser löslich und gibt sich beim Schütteln von 1 g Jodoform mit 10 g Wasser durch die gelbe Farbe des Filtrates zu erkennen.

3. auf Jodide und Chloride (s. Darstell.):

Das Filtrat nach 2 darf durch Silbernitratlösung sofort nur opalisierend getrübt werden. Bei Anwesenheit obiger Haloidsalze entsteht in Säuren unlösliches Silberjodid bzw. Silberchlorid, ersteres ist in Ammoniak unlöslich, letzteres löslich:

$$NaJ + AgNO_3 \longrightarrow AgJ + NaNO_3$$
Natrium- Silbernitrat Silber- Natriumjodid jodid nitrat

4. auf Sulfat:

Das Filtrat nach 2 darf durch Bariumnitratlösung nicht verändert werden. Sulfatgehalt gibt sich durch Fällung von Bariumsulfat zu erkennen:

$$Na_2SO_4 + Ba(NO_3)_2 \longrightarrow BaSO_4 + 2NaNO_3$$
Natriumsulfat Bariumnitrat Bariumsulfat Natriumnitrat

5. auf Feuchtigkeitsgehalt:

Bei 24 stündigem Trocknen über Schwefelsäure darf der Gewichtsverlust höchstens 1% betragen.

6. auf mineralische Beimengungen usw.:

Jodoform soll beim Glühen sich vollständig verflüchtigen, 0,2 g Jodoform dürfen keinen wägbaren Verbrennungsrückstand hinterlassen.

36. Acidum trichloraceticum — Trichloressigsäure.

Darstellung. In einem Rundkolben von ca. $^1/_2$ l Inhalt bringt bringt man 100 g Chloralhydrat durch Erwärmen auf dem Wasserbade zum Schmelzen. Man setzt nun, ohne zu erwärmen, in kleinen Anteilen 40 g rauchende Salpetersäure unter Umschütteln zu und erhitzt unter zeitweiligem Umschwenken auf dem Wasserbade, bis eine deutliche Gasentwicklung einsetzt. Man nimmt dann den Kolben vom Wasserbade, versieht ihn mit einem bereitliegenden Ableitungsrohr und wartet die allmählich einsetzende lebhafte Einwirkung ab, wobei man die in Mengen sich bildenden roten Stickstoffdioxyddämpfe durch das Ableitungsrohr ins Freie oder in einen Abzug leitet. Nach $^1/_4$ bis $^1/_2$ Stunde hat die Einwirkung nachgelassen, man erhitzt noch $^{1}/_{2}$ Stunde auf dem Wasserbade, bis keine Stickstoffdioxyddämpfe mehr entweichen.

Den Kolbeninhalt destilliert man sodann aus einem mit Thermometer versehenen Fraktionskolben mit langem Ansatzrohr und mit vorgelegtem Glasrohr als Kühler. Zwischen 123 und 193 ^{0} geht eine kleine Menge eines Gemisches von Salpetersäure und Trichloressigsäure über. Sobald das Thermometer 193 ^{0} zeigt, nimmt man das Kühlrohr fort und destilliert den ganzen zwischen 193 und 196 ^{0} übergehenden Kolbeninhalt in ein trockenes Kölbchen über. Etwa im Ansatzrohr sich abscheidende Kristalle bringt man durch Erwärmen mit der Flamme zum Schmelzen.

Die ersten zwischen 123 und 193 ^{0} übergegangenen Anteile werden in den Kolben zurückgegeben, nochmals in obiger Weise mit 25 g rauchender Salpetersäure oxydiert und dann fraktioniert, wobei die zwischen 193 und 196 ^{0} übergehenden Anteile mit dem ersten Hauptdestillat vereinigt werden.

Man hat das Präparat jetzt auf etwaigen Chloralgehalt zu prüfen, indem man eine Probe, in etwas Wasser gelöst, zu einer ammoniakalischen Silberlösung zusetzt und erwärmt. Bei Anwesenheit von Chloral (Aldehyd) wird die Silberlösung zu metallischem, sich meist als Spiegel absetzendem Silber reduziert[1]. In diesem Falle ist das Präparat nochmals zu oxydieren und zu fraktionieren.

Betrachtung. Durch Einwirkung von Chlor auf Essigsäure CH_3COOH werden je nach den Versuchsbedingungen ein, zwei oder sämtliche drei Methylwasserstoffatome der Essigsäure durch Chlor ersetzt. Es entstehen so die Mono-, Di- und Trichloressigsäure. Letztere entsteht bei Einwirkung von Chlor auf konzentrierte Essigsäure im Sonnenlichte:

$$CH_3COOH + 6\,Cl \longrightarrow CCl_3COOH + 3\,HCl$$

Essigsäure   Chlor   Trichloressigsäure Chlor-
wasserstoff

Bequemer für die Darstellung ist aber die auch hier gewählte Oxydation des Aldehyds der Trichloressigsäure, des Chlorals bzw. dessen Hydrats, des Chloralhydrats, welches seinerseits durch Einwirkung von Chlor auf absoluten Alkohol gewonnen wird, wobei der Äthylalkohol als primärer Alkohol (s. d.) zunächst zu

---

[1] Aldehyde üben vermöge ihrer Neigung, in Säuren überzugehen, Reduktionswirkung aus. Dieselbe äußert sich ammoniakalischer Silbernitratlösung gegenüber im Sinne folgender Gleichung:

$$CCl_3 \cdot C{\overset{\displaystyle O}{\underset{\displaystyle H}{<}}} + 2\,AgNH_3NO_3 + H_2O \longrightarrow CCl_3COOH + 2\,Ag + 2\,NH_4NO_3$$

Trichloraldehyd   Silbernitrat-   Wasser   Trichloressig-   Silber   Ammonium-
Ammoniak   säure   nitrat

Aldehyd oxydiert und dann in der Methylgruppe halogenisiert wird:

a) $CH_3 \cdot C \overset{H}{\underset{OH}{\overset{|}{<}}} H + 2\,Cl \rightarrow CH_3 \cdot C \overset{O}{\underset{H}{<}} + 2\,HCl$

Äthylalkohol   Chlor   Azetaldehyd   Chlorwasserstoff

b) $CH_3 \cdot C \overset{O}{\underset{H}{<}} + 6\,Cl \rightarrow CCl_3 \cdot C \overset{O}{\underset{H}{<}} + 3\,HCl$

Azetaldehyd   Chlor   Trichloraldehyd   Chlorwasserstoff
Chloral

Außer Nebenkörpern werden hierbei auch verschiedene Zwischenprodukte, wie Azetale[1], erhalten; als Endprodukt der Chlorierung resultiert Chloralalkoholat $CCl_3 \cdot C \overset{OH}{\underset{H}{<}} O \cdot C_2H_5$, aus dem durch Schwefelsäure Chloral als ölige Flüssigkeit abgeschieden wird.

Mit Wasser entsteht aus dem Chloral das Hydrat $=$ **Chloralhydrat**:

$$CCl_3 \cdot C \overset{O}{\underset{H}{<}} + H_2O \rightarrow CCl_3 \cdot C \overset{OH}{\underset{H}{\overset{|}{<}}} OH$$

Cloral   Wasser   Chloralhydrat

Aldehyde gehen durch Oxydation in Säuren über:

$$CH_3C \overset{O}{\underset{H}{<}} + O \rightarrow CH_3COOH$$

Azetaldehyd Sauerstoff   Essigsäure

Die Oxydation des Chloralhydrats durch Salpetersäure erfolgt nach folgender Gleichung:

a) $\qquad 2\,HNO_3 \rightarrow H_2O + 2\,NO + 3\,O$

Salpetersäure   Wasser   Stickstoff-   Saueroxyd   stoff

b) $\quad 3\,CCl_3 \cdot C \overset{OH}{\underset{H}{\overset{|}{<}}} OH + 3\,O \rightarrow 3\,CCl_3 \cdot C \overset{O}{\underset{OH}{<}} + 3\,H_2O$

Chloralhydrat   Sauerstoff   Trichloressigsäure   Wasser

---

[1] Azetale sind Verbindungen von 1 Mol. Aldehyd mit 2 Mol. Alkohol unter Wasseraustritt. Beispiel: Bildung von Trichlorazetal:

$$CCl_3 \cdot C \overset{O}{\underset{H}{<}} + \overset{H\,OC_2H_5}{\underset{H\,OC_2H_5}{}} \rightarrow CCl_3 \cdot C \overset{O \cdot C_2H_5}{\underset{H}{\overset{|}{<}}} O \cdot C_2H_5 + H_2O$$

Chloral   Äthylalkohol   Trichlorazetal   Wasser

Durch den Eintritt der Chloratome ist der saure Charakter der einbasischen Essigsäure wesentlich verstärkt, zugleich aber ist durch die Anhäufung der negativen Chloratome an einem Kohlenstoffatom die Verbindung sehr unbeständig geworden, wie man das öfters wiederfindet bei organischen Verbindungen mit angehäuften negativen Gruppen. Bereits beim Kochen mit Wasser zerfällt Trichloressigsäure in Chloroform und Kohlensäure:

$$CCl_3 \cdot COOH \longrightarrow CHCl_3 + CO_2$$

Trichloressigsäure Chloro- Kohlen-
       form dioxyd

Spaltung im gleichen Sinne erfolgt auch durch Kochen mit kohlensauren und ätzenden Alkalien. Bei Einwirkung der letzteren wird weiterhin das Chloroform in Ameisensäure übergeführt:

$$CCl_3H + 3KOH \longrightarrow 3KCl + HCOOH + H_2O$$

Chloroform Kalium- Kalium- Ameisen- Wasser
    hydroxyd chlorid säure

Eigenschaften. Trichloressigsäure bildet leichtzerfließliche, rhomboedrische Kristalle. Sie riecht schwach stechend und ist in Wasser, Weingeist und Äther löslich. Die wässerige Lösung reagiert naturgemäß sauer.

Prüfung.

1. Schmelzpunkt: ca. 55⁰.

Da Trichloressigsäure energisch Wasser anzieht, findet man den Schmelzpunkt meist etwas niedriger bei ca. 52⁰.

2. Siedepunkt: 192—195⁰.

3. Identitätsreaktion:

Beim Erhitzen von 1 g Trichloressigsäure mit 3 ccm Kalilauge tritt Geruch nach Chloroform auf (s. o.).

4. Auf Salzsäure:

Bei mangelhafter Darstellung oder bei einem in Zersetzung begriffenen Präparate anwesend.

10 ccm der frisch bereiteten wässerigen Lösung des Präparates (1 + 9) dürfen durch 1 Tropfen $N/_{10}$-Silbernitratlösung höchstens opalisierend getrübt werden.

Trichloressigsäure hält wie die meisten organischen Verbindungen (s. Benzoesäure, Äthylbromid) das Chlor fest gebunden und weist demnach auch keine Chlorionen auf. Da nur diese die Halogenreaktion geben, ist es begreiflich, daß letztere bei Trichloressigsäure ausbleibt. Tritt eine solche ein, so ist sie auf die Anwesenheit dissoziierter Salzsäure zurückzuführen:

$$HCl + AgNO_3 \longrightarrow AgCl + HNO_3$$

Chlor- Silbernitrat Silber- Salpeter-
wasserstoff   chlorid säure

5. **Auf sonstige Beimengungen:**

0,2 g Trichloressigsäure dürfen beim Erhitzen keinen wägbaren Rückstand hinterlassen.

6. **Gehaltsbestimmung:**

Man löst in einem Erlenmeyer-Kolben 0,5 g im Exsikkator über Schwefelsäure getrocknete Trichloressigsäure in 20 ccm Wasser und titriert nach Zusatz einiger Tropfen Phenolphthaleinlösung als Indikator mit $N/_{10}$-Kalilauge bis zur dauernden Rotfärbung. Es sollen 30,4 bis 30,6 ccm $N/_{10}$-Kalilauge verbraucht werden.

$$CCl_3 \cdot COOH + KOH \longrightarrow CCl_3 \cdot COOK + H_2O$$

Trichloressigsäure Kalium-   Kaliumtri- Wasser
Mol.-Gew. 163,39 hydroxyd   chlorazetat

1 ccm $N/_{10}$-Kalilauge entspricht gemäß der Gleichung = 0,016339 g Trichloressigsäure. Der Prozentgehalt an reiner Säure soll demnach betragen: $30,4$ bis $30,6 \cdot 0,016339 \cdot 200 = 99,3$ bis 100.

37. Tartarus stibiatus — Brechweinstein.

Darstellung. In einem Kolben übergießt man 40 g fein gepulvertes Antimontrisulfid mit 160 g arsenfreier Salzsäure und erhitzt im Sandbade anfangs gelinde, später energisch, bis keine Schwefelwasserstoffentwicklung mehr erfolgt. Nach ca. 2 Stunden ist alles bis auf einen geringen Rückstand gelöst. Man filtriert ab, laugt den Rückstand mit etwas weiterer Salzsäure aus und filtriert wiederum. Beide Filtrate werden in einer Retorte vereint und im Luftbade[1] destilliert. Als Vorlage dient ein Kolben mit Wasser. Zunächst gehen überschüssige Salzsäure und Arsentrichlorid über (Arsen ist dem Antimontrisulfid stets beigemengt). Schließlich geht bei 223° Antimontrichlorid über. Diesen Punkt erkennt man daran, daß das Filtrat beim Eintropfen in reines Wasser eine starke Trübung erzeugt. Man bricht sogleich die Destillation ab und gießt die in der Retorte verbliebene Antimontrichloridlösung in zwei Liter heißes Wasser. Man läßt den entstandenen weißen Antimonoxychloridniederschlag absetzen, wäscht ihn einige Male durch Dekantieren mit heißem Wasser aus und behandelt ihn in einer Porzellanschale auf dem Wasserbade mit einer heißen Natriumkarbonatlösung bis zur alkalischen Reaktion. Es findet hierbei Kohlensäureentwicklung statt. Der auf diese Weise in metantimonige Säure umgewandelte Niederschlag wird in der Porzellan-

---

[1] Die Retortenkugel wird zu diesem Zwecke in einen zum Teil mit Asbest ausgefüllten Eisentrichter eingesetzt und letzterer dann mit einer Bunsenflamme erhitzt.

schale einige Male mit destilliertem Wasser ausgewaschen und dann auf dem Wasserbade zur Trockne verdampft.

5 g des so erhaltenen weißen Pulvers (Antimontrioxyd) werden mit 6 g reinem, kalkfreiem Weinstein gemischt und in einer Porzellanschale in 60 g siedendes Wasser eingetragen. Es erfolgt ziemlich rasch Lösung. Letztere wird noch einige Zeit unter Ersatz des verdampfenden Wassers im Sieden erhalten und heiß filtriert. Zur Vermeidung einer vorzeitigen Kristallisation wärmt man Filter und Aufnahmegefäß mit heißem Wasser vor. Man wäscht mit etwas heißem Wasser nach, dampft das Filtrat auf dem Wasserbade bis zur Bildung einer Salzhaut ein und stellt zur Kristallisation an einen kühlen Ort. Der auskristallisierende Brechweinstein wird auf einem Filter gesammelt, mit etwas kaltem Wasser nachgewaschen und bei gelinder Temperatur zwischen Filtrierpapier getrocknet. Die Mutterlauge kann durch weiteres Einengen nochmals zur Kristallisation gebracht werden.

Betrachtung. Der sich hier abspielende Gesamtmechanismus läßt sich in zwei Teile zergliedern. Der erste, der anorganische Teil, umfaßt die Gewinnung des Antimontrioxyds, der zweite, organische Teil die Umsetzung des Antimontrioxyds mit Kaliumbitartrat (Weinstein) zu Antimonyl-Kaliumtartrat (Brechweinstein).

I. a) Antimontrisulfid (Grauspießglanzerz) wird durch Salzsäure unter Schwefelwasserstoffentwicklung zu Antimontrichlorid gelöst:

$$Sb_2S_3 + 6\,HCl \longrightarrow 2\,SbCl_3 + 3\,H_2S$$

Antimon- trisulfid	Chlor- wasser- stoff	Antimon- trichlorid	Schwefel- wasser- stoff

b) Antimon gehört nach seiner Einordnung in das „Periodische System" zur fünften Gruppe, der sogenannten Stickstoffgruppe. Bei Besprechung dieses Systems (s. Bismut. subnitr.) haben wir die fünfte Gruppe eingehend erörtert. Wir sahen, daß Antimon in seinen Oxydverbindungen sowohl schwach sauren wie schwach basischen Charakter bekundet. Letzterer äußert sich darin, daß Antimontrioxyd sich in Salzsäure zu Antimontrichlorid löst. Dieses salzsaure Salz erleidet aber, wie wir bei der Darstellung beim Eintragen der Antimontrichloridlösung in heißes Wasser an der Fällung eines weißen Niederschlages erkennen konnten, durch Wasser eine teilweise hydrolytische Spaltung zu Antimonoxychlorid (Algarotpulver):

$$SbCl_3 + H_2O \longrightarrow SbOCl + 2\,HCl$$

Antimon- trichlorid	Wasser	Antimon- oxychlorid	Chlor- wasser- stoff

c) Mit Natriumkarbonat erfolgt Umsetzung zu metantimoniger Säure unter Kohlensäureentwicklung:

$$2\,SbOCl + Na_2CO_3 + H_2O \rightarrow 2\,SbOOH + 2\,NaCl + CO_2$$

| Antimonoxy-chlorid | Natrium-karbonat | Wasser | Metantimonige Säure | Natrium-chlorid | Kohlen-dioxyd |

d) Beim Eindampfen zur Trockne verliert die metantimonige Säure Wasser und geht in Antimontrioxyd über:

$$2\,SbOOH \rightarrow Sb_2O_3 + H_2O$$

| Metantimonige Säure | Antimon-trioxyd | Wasser |

II. Da wir es bei der weiteren Umsetzung mit einem weinsauren Salze zu tun haben, erscheint es zweckdienlich, die Struktur der Weinsäure, ihre optischen Erscheinungen und deren Begleitumstände — Asymmetrie des Kohlenstoffs — kurz zu erörtern.

Die Weinsäure ist eine zweibasische Dioxysäure, d. h. sie enthält zwei Karboxyl (COOH)- und zwei Hydroxyl (OH)-Gruppen. Von der zweibasischen Bernsteinsäure, der Äthylendikarbonsäure, leitet sie sich derart ab, daß in jeder Methylengruppe (CH_2) je ein Wasserstoffatom durch eine Hydroxylgruppe ersetzt ist. Die Weinsäure ist also eine Dioxybernsteinsäure:

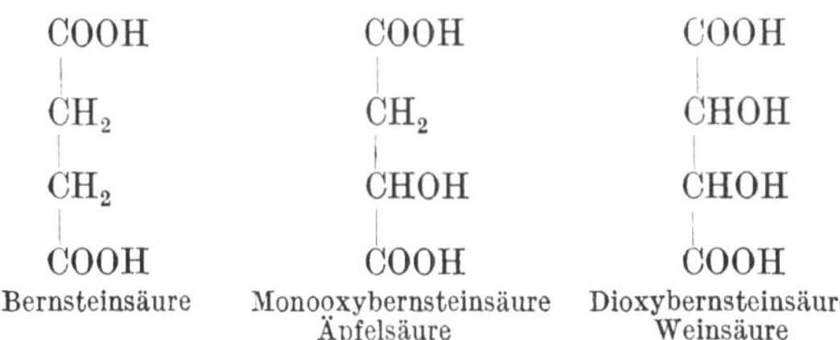

Von der Weinsäure sind vier Arten bekannt, die die gleiche Strukturformel zeigen. Nach einer physikalischen Eigenschaft hin besonders unterscheiden sie sich voneinander, nämlich durch ihr Verhalten dem geradlinig polarisierten Lichtstrahl gegenüber (Polarisiertes Licht entsteht durch Brechung oder Reflexion, s. physik. Lehrbuch), indem eine der vier Weinsäurearten den Strahl nach rechts, eine andere nach links abwendet oder dreht, die zwei übrigen auf den Strahl nicht einwirken. Es gibt also zwei optisch aktive und zwei optisch inaktive Weinsäuren, und zwar Rechtsweinsäure, Linksweinsäure einerseits, Traubensäure, Antiweinsäure andererseits.

van't Hoff hat erkannt, daß nur Stoffe mit einem asymmetrischen Kohlenstoffatom in Lösungen oder in Dampfform optisch aktiv sein können, d. h. einem Kohlenstoffatom, dessen vier Bindungseinheiten mit vier unter sich verschiedenen Atomen oder Atomgruppen verbunden sind.

Es kommen aber vielfach Verbindungen mit einem asymmetrischen Kohlenstoffatom vor, die weder rechts noch links drehen, sondern optisch inaktiv sind. Derartige Verbindungen, die durch gewisse Methoden, auf die hier nicht näher eingegangen werden kann, in ihre optischen Antipoden zu trennen und demnach als ein Gemisch aus gleichen Teilen der beiden letzteren zu betrachten sind, bezeichnet man als razemische Verbindungen, weil Pasteur diese Erscheinung zuerst an der Traubensäure (s. u.) — Acidum racemicum — beobachtet hat.

Gemäß ihrer Strukturformel besitzt die Weinsäure zwei gleichwertige asymmetrische Kohlenstoffatome, die durch * bezeichnet sind; die Horizontale teilt das Molekül in zwei gleichwertige Gruppen:

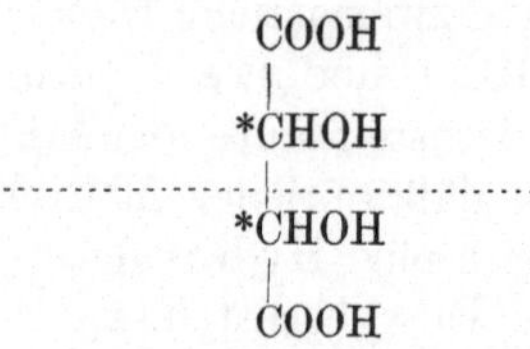

Auf Grund der verschiedenen räumlichen Anordnung von H und OH um die beiden asymmetrischen C-Atome ergeben sich folgende vier räumliche oder Stereoisomeriefälle:

1. Beide asymmetrischen C-Atome drehen rechts = Rechtsweinsäure.

2. Beide asymmetrischen C-Atome drehen links = Linksweinsäure.

3. Gemisch von 1 und 2 = Traubensäure, inaktiv, trennbar in die beiden optischen Antipoden.

4. Das obere C-Atom dreht rechts, das untere links, oder umgekehrt = Antiweinsäure, inaktiv. Da hier die Inaktivität durch die Atomlagerung im Molekül selbst bedingt ist, läßt sich die Antiweinsäure nicht in Links- und Rechtsweinsäure trennen.

Die pharmazeutische Verwendung findende Weinsäure ist die Rechtsweinsäure und deren saures Kaliumsalz der bei unserem Präparate zur Anwendung gelangte Weinstein.

Die Umsetzung zwischen Antimontrioxyd als Anhydrid der einwertigen metantimonigen Säure $SbO \cdot OH$ und dem Kaliumbitartrat erfolgt derart, daß $SbO \cdot OH$ analog KOH als Base fungiert und das „Antimonyl“[1]-Salz des Kaliumbitartrats entstehen läßt:

$$KOOC \cdot (CHOH)_2 \cdot COO\,|\,H + HO \cdot |SbO \longrightarrow$$

Weinstein   Metantimonige Säure

$$\longrightarrow KOOC \cdot (CHOH)_2 \cdot COO \cdot SbO + H_2O$$

Antimonyl-Kaliumtartrat   Wasser

Eigenschaften. Der Brechweinstein bildet große, wasserhelle, rhombische Oktaeder oder Tetraeder oder ein weißes kristallinisches Pulver. In Wasser ist er ziemlich leicht löslich und reagiert in wässeriger Lösung schwach sauer infolge teilweiser hydrolytischer Spaltung (s. d.):

$$COO \cdot SbO + H_2O \rightleftarrows COOH + HO \cdot SbO$$

In Weingeist ist der Brechweinstein unlöslich. Von dieser Eigenschaft macht man wie beim Ferrum sulfuricum Gebrauch zur Gewinnung eines lockeren, schneeweißen, aus mikroskopischen Kristallen bestehenden Pulvers durch Eintragen einer wässerigen Brechweinsteinlösung in Alkohol. Der Brechweinstein kristallisiert mit $^1/_2$ Mol. Kristallwasser; seine Formel ist daher:

$$KOOC \cdot (CHOH)_2 \cdot COOSbO \cdot {}^1/_2 H_2O$$

Brechweinstein

Prüfung.

1. Identitätsreaktion auf antimonylweinsaures Salz:

Die wässerige Brechweinsteinlösung gibt mit Kalkwasser einen weißen, in Essigsäure löslichen Niederschlag von Kalziumantimonyltartrat:

$$2\,(CHOH)_2{<}^{COOK}_{COOSbO} + Ca(OH)_2 \longrightarrow \left(\begin{matrix}COO\\|\\(CHOH)_2\\|\\COOSbO\end{matrix}\right)_2 Ca + 2\,KOH$$

Brechweinstein   Kalziumhydroxyd   Kalziumantimonyltartrat   Kaliumhydroxyd

2. Identitätsreaktion auf Antimonsalz:

a) Beim Versetzen einer wässerigen Brechweinsteinlösung mit Salzsäure entsteht zunächst weiße Ausscheidung von Antimonoxyd, das sich in überschüssiger Salzsäure zu Antimontrichlorid löst:

$$\alpha)\quad 2\,KOOC \cdot (CHOH)_2 \cdot COOSbO + 2\,HCl + H_2O$$

Brechweinstein   Chlorwasserstoff   Wasser

$$\longrightarrow 2\,HOOC \cdot (CHOH)_2 \cdot COOH + Sb_2O_3 + 2\,KCl$$

Weinsäure   Antimontrioxyd   Kaliumchlorid

$$\beta)\qquad Sb_2O_3 + 6\,HCl \longrightarrow 2\,SbCl_3 + 3\,H_2O$$

Antimontrioxyd   Chlorwasserstoff   Antimontrichlorid   Wasser

---

[1] Die einwertige SbO-Gruppe heißt Antimonyl.

b) Die mit Salzsäure angesäuerte wässerige Lösung des Präparates gibt mit Schwefelwasserstoffwasser oder Natriumsulfidlösung einen orangeroten Niederschlag von Antimontrisulfid. Antimon gehört vom Gesichtspunkte der Analyse aus zur Schwefelwasserstoffgruppe, d. h. zu den Elementen, die aus ihren Verbindungen in saurer Lösung durch Schwefelwasserstoff als Sulfide gefällt werden:

$$2\,SbCl_3 + 3\,H_2S \longrightarrow Sb_2S_3 + 6\,HCl$$

Antimon-   Schwefel-   Antimon·   Chlor-
trichlorid wasserstoff   trisulfid wasserstoff

3. **auf Arsenverbindungen** (s. Darstellung):

Die Lösung von 1 g Brechweinstein in 2 ccm Salzsäure darf nach Zusatz von 4 ccm Natriumhypophosphitlösung und viertelstündigem Erhitzen im siedenden Wasserbade keine dunklere Färbung annehmen. Arsenverbindungen werden zu elementarem Arsen reduziert (s. S. 63).

Arsen würde mit Weinstein eine analoge Verbindung bilden und als Arsenyl-Kaliumtartrat $KOOC \cdot (CHOH)_2 \cdot COOAsO$ zugegen sein. Durch die Salzsäure würde diese Verbindung dann in gleicher Weise zerlegt werden wie der Brechweinstein (s. Prüf. 2).

4. **Gehaltsbestimmung:**

Die Gehaltsbestimmung geschieht in analoger Weise wie die des Arsens in **Liquor Kalii arsenicosi** (s. d.). Die dreiwertige Form des Antimons im Brechweinstein wird durch Jod zu der fünfwertigen Form (Sb_2O_5) oxydiert:

$$Sb_2O_3 + 2\,H_2O + 4\,J \rightleftharpoons Sb_2O_5 + 4\,HJ$$

Antimon-   Wasser   Jod   Antimon-   Jod-
trioxyd   pentoxyd wasserstoff

0,5 g Brechweinstein und 0,5 g Weinsäure (letztere soll verhindern, daß durch den nachfolgenden Zusatz von Natriumbikarbonat Antimonoxyd gefällt wird) werden in 100 g Wasser gelöst und nach Zusatz von 5 g Natriumbikarbonat (zur Bindung des einen rücklaufenden Prozeß bewirkenden Jodwasserstoffes: $NaHCO_3 + HJ \longrightarrow NaJ + CO_2 + H_2O$) und etwas Stärkelösung als Indikator mit $N/_{10}$-Jodlösung bis zur dauernden Blaufärbung titriert. Es sollen mindestens 29,8 ccm $N/_{10}$-Jodlösung verbraucht werden.

Gemäß obiger Gleichung sind 4 Atome Jod = 2 Mol. Brechweinstein äquivalent. Mithin entspricht 1 ccm $N/_{10}$-Jodlösung

$$^1/_2 \text{ Mol. Brechweinstein} = \cfrac{\dfrac{333{,}9}{2}}{10 \cdot 1000} = 0{,}016695 \text{ g}.$$

Der Mindest-Prozentgehalt soll mithin betragen:
$$29{,}8 \cdot 0{,}016695 \cdot 200 = 99{,}5.$$

38. Sapo medicatus — Medizinische Seife.

Darstellung. In einer Porzellanschale werden 120 g Natronlauge (spez. Gew. 1,17) auf dem Wasserbade erhitzt und mit einem geschmolzenen Gemisch von 50 g Schweineschmalz und 50 g Olivenöl versetzt. Die bräunliche Mischung wird $^1/_2$ Stunde unter Umrühren erhitzt, und es werden dann 12 g Weingeist hinzugegeben. Man erhitzt auf vollem Dampfbade unter ständigem, langsamem Umrühren noch 1—2 Stunden, bis die Seifenbildung vollendet ist, d. h. bis die Masse ein gleichmäßiges, gebundenes Aussehen erhalten hat und kein unverseiftes Fett mehr zu erkennen ist. Man setzt nun 200 g heißes destilliertes Wasser hinzu, es muß sich ein durchsichtiger, zäher Seifenleim bilden, der sich in heißem destilliertem Wasser klar löst ohne Abscheidung von Fetttröpfchen. Entsteht eine trübe Lösung, die auch beim Versetzen mit weiteren Mengen heißen destillierten Wassers nicht klar wird, so ist die Seifenbildung nicht vollständig, und es muß unter Zugabe von Natronlauge weiter erhitzt werden. Sobald die Verseifung vollendet ist, setzt man eine Lösung von 25 g magnesiumchloridfreiem Kochsalz in 80 g Wasser hinzu — Magnesium bildet unlösliche Magnesiumseife; bei Verwendung gewöhnlichen Kochsalzes löst man 25 g hiervon mit ca. 3 g Natriumkarbonat in 80 g Wasser und filtriert vom ausgeschiedenen basischen Magnesiumkarbonat ab — und hält die Mischung noch einige Zeit warm, damit die Seife sich an der Oberfläche sammeln kann. Nach dem Erkalten hebt man den an der Oberfläche schwimmenden erstarrten Kuchen ab, wäscht ihn mehrmals mit destilliertem Wasser und preßt ihn zwischen Tüchern gut aus. Nach dem Trocknen im Trockenschrank pulverisiert man die Seife und wiederholt das Trocknen.

Betrachtung. Zum Verständnis des Chemismus bei der Seifenbildung ist es notwendig, sich zunächst über die Zusammensetzung der Fette und Öle klar zu sein. Bei den Präparaten „Aether aceticus" und „Mixtura sulfurica acida" haben **wir** die Ester kennengelernt. Die Fette und Öle sind analoge Verbindungen, sie sind die Ester des dreiwertigen Alkohols Glyzerin $CH_2OH — CHOH — CH_2OH$ mit den höheren gesättigten Fettsäuren, vor allem Palmitinsäure $C_{16}H_{32}O_2$, Stearinsäure $C_{18}H_{36}O_2$ und ungesättigten Säuren, wie Ölsäure $C_{18}H_{34}O_2$, Linolsäure $C_{18}H_{32}O_2$ (im Leinöl) u. a. Da nun vor allem die ersteren n unseren Fetten vorkommen, so bezeichnet man diese gesättigten Säuren und ihre Homologen[1] auch als Fettsäuren und die ganze homologe Reihe, beginnend mit der Ameisensäure, als Fettsäurereihe.

Die Fette und Öle selbst als Ester des Glyzerins werden auch Glyzeride genannt.

Die Spaltung der Fette in ihre Komponenten Säure und Glyzerin kann durch heiße Wasserdämpfe, durch Säuren und durch Basen (Kalk, Alkali) erfolgen. Sie läßt sich durch folgende Gleichung veranschaulichen:

$$
\begin{array}{llll}
CH_2 \cdot OOC_{18}H_{35} & NaOH & CH_2OH & \\
| & & | & \\
CH \cdot OOC_{18}H_{35} & + NaOH \rightarrow & CHOH & + 3\,C_{18}H_{35}O_2Na \\
| & & | & \\
CH_2 \cdot OOC_{18}H_{35} & NaOH & CH_2OH &
\end{array}
$$

Stearinsäure-Glyzerinester,   Natrium-   Glyzerin   Seife, Stearinsaures
Tristearin   hydroxyd   Natrium

Ein im Rizinussamen sich vorfindendes Ferment[2] „Rizin" bewirkt ebenfalls Spaltung im gleichen Sinne und wird technisch verwendet.

Wird die Spaltung der Fette durch Alkali bewirkt, so entstehen neben Glyzerin die Alkalisalze der Fettsäuren und verwandter Säuren, die unsere Seifen darstellen. Nach diesen Spaltungsprodukten bezeichnet man den Spaltungsvorgang selbst Verseifung. Dieser Ausdruck gilt aber im chemischen Sinne nicht so streng und ist nicht so eng begrenzt, er wird gebraucht auch für andere ähnliche Spaltungsvorgänge, auch wenn dabei keine Seifen entstehen. (Spaltung von Salzen, Säurechloriden, Säureamiden usw., überhaupt sämtliche hydrolytischen Vorgänge.)

Die Konsistenz der Seifen ist abhängig von der Natur sowohl der Fett- und verwandter Säuren, wie vor allem aber von der Natur der Alkalien. Was die ersteren anbelangt, so liefern Talg und Fett die härteren, Öle dagegen die weicheren Ölseifen. Hinsichtlich der Alkalien unterscheidet man zwei wichtige Gruppen von Seifen: die Kali- oder Schmierseifen bei Verwendung von Kalilauge und die Natron- oder festen Seifen (Kernseifen) bei Verwendung von Natronlauge zur Verseifung.

---

[1] Organische Verbindungen, die große Ähnlichkeit in ihrem chemischen Verhalten zeigen und in ihren Formeln wie bei den gesättigten Säuren (Fettsäuren) um CH_2 oder ein Vielfaches hiervon differieren, nennt man homolog.

[2] Fermente oder Enzyme sind im Pflanzen- und Tierkörper vorkommende Eiweißstoffe, denen eine spezifische aufbauende wie spaltende Tätigkeit zukommt. Die Wirkung ist eine katalytische.

Die Kaliseifen (Silberseifen, grüne, schwarze Seife) werden aus Hanföl, Leinöl, Tran, Fettabfällen usw. und Kali erhalten. Sie enthalten neben dem fettsauren Kali mehr oder weniger freies Kali, das gebildete Glyzerin und viel Wasser.

Zur Reindarstellung der Natronseifen benutzt man ihre Eigenschaft, in mehr als 5 proz. Kochsalzlösungen unlöslich zu sein. Sie werden mittels konzentrierter Kochsalzlösung ausgesalzen und scheiden sich im geschmolzenen Zustande an der Oberfläche der Lauge ab, wie wir es bei unserem Präparate beobachten konnten. Das gebildete Glyzerin und etwaiges Alkali bleiben in der Lauge zurück, die Seife besteht aus reinem fettsaurem Natron und enthält Wasser, dessen Gehalt bei den einzelnen Toiletteseifen schwankt.

Bei der Großherstellung der Seifen geht man vielfach statt von den Fetten und Ölen selbst von deren freien Fettsäuren aus, die man durch Fettspaltung mit Säuren, Rizin usw. erhält. Die Umsetzung zu Seifen erfolgt dann in schnellerer und billigerer Weise mit Natrium- bzw. Kaliumkarbonat.

Die Seifenlösungen sind als kolloide Lösungen aufzufassen.

Hieran anschließend sei etwas über die reinigende Wirkung der Seifen erwähnt. Durch Wasser werden die Seifen in freies Alkali und Säure gespalten. Letztere verbindet sich mit einem zweiten Mol. ungespaltener Seife zu einem unlöslichen Stoff, der die Schaumbildung hervorruft. Dem freien Alkali kommt die reinigende Wirkung zu, während der Schaum durch Einhüllen des Schmutzes zu dessen Beseitigung beiträgt. Die Konzentration des Alkalis regelt sich von selbst und ändert sich nicht wesentlich, da die Spaltung der Seife in enger Beziehung zu der Menge des Wassers steht.

Da die Kalksalze der Fettsäuren in Wasser unlöslich sind, so gibt Wasser, das reich an Kalksalzen, ein sog. hartes Wasser ist, mit Seife flockige Niederschläge von fettsaurem Kalk. Solches Wasser gibt keinen Schaum und ist zum Waschen wenig geeignet, zudem auch das Alkali durch die Säuren der Kalksalze (Kohlensäure, Schwefelsäure) gebunden ist.

Eigenschaften. Medizinische Seife ist weiß, nicht ranzig, in Wasser und Weingeist klar löslich.

Prüfung.

1. auf unzulässige Mengen freien Alkalis:

Die durch gelindes Erwärmen hergestellte weingeistige Lösung des Präparates $(1 + 19)$ darf nach Zusatz von 0,5 ccm $N/_{10}$-Salzsäure durch einige Tropfen Phenolphtaleinlösung nicht gerötet werden. Das Arzneibuch gestattet damit bis 0,2 % freies Natriumhydroxyd, einen Gehalt, der reichlich hoch ist.

2. auf Schwermetallsalze:

Die saure weingeistige Lösung nach 1 darf durch Schwefelwasserstoffwasser oder 3 Tropfen Natriumsulfidlösung nicht verändert werden. Schwermetallsalze fallen als Sulfide aus:

$$\text{MeSalz} + \text{H}_2\text{S} = \text{Me S} + \text{Säure}$$

Schwefel-   Metall-
wasserstoff   sulfid

39. Emplastrum Lithargyri — Bleipflaster.

Darstellung. Wo ein Dampfapparat mit gespannten Dämpfen zur Verfügung steht, kann man die nachfolgende Operation vorteilhaft auf einem solchen Apparate vornehmen, andernfalls erhitzt man über freiem Feuer, vermeide dann aber durch achtsames Umrühren ein Anbrennen der Pflastermasse.

In einem geräumigen kupfernen Kessel erhitzt man 1 kg Erdnußöl und 1 kg Schweineschmalz auf ca. 110°, was man daran erkennt, daß ein geringer Wasserzusatz ein Prasseln erzeugt. Man nimmt vom Feuer und gibt eine Anreibung von 1 kg gesiebter Bleiglätte mit 200 g heißem Wasser hinzu. Man arbeitet die Mischung gut durcheinander und erhitzt unter ständigem Umrühren mit einem hölzernen Spatel weiter. Nach einer Viertelstunde, evtl. schon eher, setzt man zum Ersatz des verdampfenden Wassers von Zeit zu Zeit (alle 5 Minuten) 25—30 g Wasser hinzu. Wird bei der Wasserzugabe ein starkes Poltern und Knacken hörbar, so ist die Masse zu stark erhitzt. Man nimmt dann zum Abkühlen gleich vom Feuer. In dieser Weise fährt man fort. Die anfänglich rötliche Farbe geht über weißgrau in weißlich über. Die Pflasterbildung ist beendet, wenn eine Probe, in kaltes Wasser gegossen und zwischen den Fingern verarbeitet, keine klebrige, sondern eine völlig plastische Masse gibt. Dieser Punkt ist beim Erhitzen über freiem Feuer nach ca. $2^1/_2$ Stunden erreicht. Man läßt die Masse etwas erkalten, gießt sie in lauwarmes Wasser und knetet sie zur Befreiung von Glyzerin mehrmals mit frischem Wasser durch.

Wenn das Pflaster zum Streichen oder zur Bereitung anderer Pflaster dienen soll, so ist es durch weiteres Erhitzen im Dampfbade vom Wasser zu befreien.

Betrachtung. Die Bildung und die Zusammensetzung der Pflaster ist der der Seifen (s. Sapo medicatus) ganz analog. Wie bei der Seifenherstellung Alkalien als Basen, so werden bei der Pflastergewinnung die Oxyde des Bleies — hier Bleiglätte PbO — zur Verseifung der Fette verwandt. Den Seifen als Alkalisalzen stehen die Pflaster als Bleisalze der Fettsäuren und verwandter Säuren gegenüber.

Die Pflasterbildung läßt sich wie folgt formulieren:

$$CH_2 \cdot OOC_{18}H_{33}$$
$$2\,CH \cdot OOC_{18}H_{33} + 3\,PbO + 3\,H_2O \longrightarrow$$
$$CH_2 \cdot OOC_{18}H_{33}$$

Ölsäure-Glyzerinester Bleioxyd Wasser
Triolein

$$\longrightarrow 3\,Pb(C_{18}H_{33}O_2)_2 + 2\,CHOH$$

$$CH_2OH$$
$$CHOH$$
$$CH_2OH$$

Ölsaures Blei, Pflaster   Glyzerin

Wie man ersieht, ist zur Verseifung und somit zur Pflasterbildung Wasser unerläßlich. Bei Mangel an letzterem und bei Überhitzung wird ein Teil des abgespaltenen Glyzerins zersetzt unter Abspaltung zweier Mol. Wasser und Bildung eines ungesättigten Aldehyds, des stechend riechenden Akroleins:

$$CH_2 - C - CHOH$$

Es würde zunächst eine Verbindung entstehen $CH_2 = C = CHOH$, die jedoch nach der **Erlenmeyerschen Regel,** wonach Stoffe mit einer an ein sekundäres Kohlenstoffatom (s. d.) gebundenen Hydroxylgruppe gewöhnlich unbeständig sind, in die isomere Verbindung, das Akrolein, übergeht:

$$CH_2 = CH - C{\overset{\displaystyle O}{\underset{\displaystyle H}{\big<}}}$$

Akrolein

Eigenschaften. Bleipflaster ist grauweiß bis gelblich, es darf keine unveränderte Bleiglätte enthalten.

40. Nitrobenzolum — Nitrobenzol.

Darstellung. In einem $^1/_2$-l-Kolben fügt man allmählich zu 150 g konzentrierter Schwefelsäure 100 g konzentrierte Salpetersäure (spez. Gew. 1,4). Nach völligem Erkalten fügt man in kleinen Anteilen unter Kühlen durch Eintauchen in kaltes Wasser 50 g Benzol hinzu. Man versieht den Kolben mit einem Steigrohr und erwärmt im Wasserbade (in letzteres ein Thermometer eintauchend) eine Stunde auf 60°. Nach dem Erkalten werden beide

Flüssigkeiten im Scheidetrichter getrennt, die obere enthält das Nitrobenzol, die untere ein Gemisch von Schwefelsäure und Salpetersäure. Zur Befreiung von Säure wird das Nitrobenzol 3—4 mal im Scheidetrichter mit Wasser gut durchgeschüttelt (die untere Schicht enthält jetzt Nitrobenzol) und in einen trockenen Kolben abgelassen. Man fügt einige Kalziumchloridstückchen hinzu und erwärmt so lange auf dem Wasserbade, bis das Nitrobenzol klar geworden ist. Letzteres wird nun in einen Fraktionierkolben gegeben, der mit einigen Bimssteinstückchen beschickt ist, und zur Reinigung destilliert. S.-P. 206—207⁰.

Wegen des hohen Siedepunktes ist ein Wasserkühler nicht erforderlich, es genügt ein genügend langes Rohr.

Betrachtung. In ihrem Verhalten gegen starke Salpeter- und Schwefelsäure liegt u. a. ein charakteristisches Unterscheidungsmerkmal zwischen den aliphatischen und aromatischen[1] Kohlenwasserstoffen. Erstere verhalten sich gänzlich indifferent und heißen daher auch Paraffine (parum affinis). Die aromatischen Kohlenwasserstoffe werden dagegen durch obige Säuren leicht angegriffen. Bei Behandlung mit Salpetersäure treten je nach den Versuchsbedingungen, der Stärke der Säure, der Höhe der Temperatur eine oder gleich mehrere Nitrogruppen (NO_2) in den Benzolkern ein. Da dieser Nitrierungsvorgang mit Wasserabspaltung verbunden ist, mischt man als wasserentziehendes Mittel Schwefelsäure der Salpetersäure bei.

Bei obigen Versuchsbedingungen wird vornehmlich das Mononitrobenzol erhalten nach folgender Gleichung:

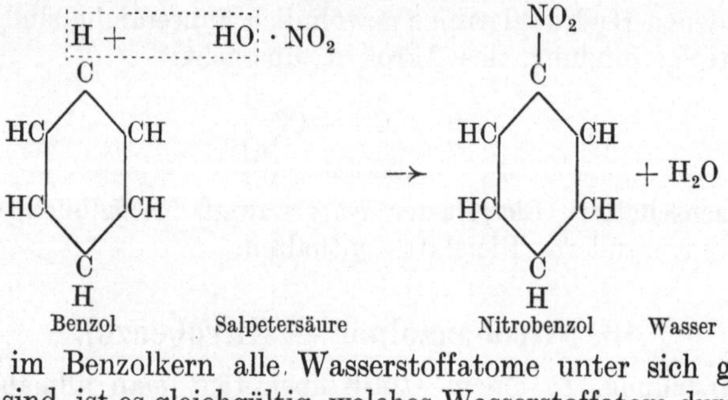

$$\text{Benzol} + \text{Salpetersäure} \longrightarrow \text{Nitrobenzol} + H_2O$$

Da im Benzolkern alle Wasserstoffatome unter sich gleichwertig sind, ist es gleichgültig, welches Wasserstoffatom durch die Nitrogruppe ersetzt ist, und es kann nur eine Mononitroverbin-

---

[1] Die organische Chemie, die Kohlenstoffverbindungen, teilt man in zwei Hauptreihen ein:

1. in die aliphatische Reihe (ἄλειφαρ = Fett), vom Methan sich ableitend, durchweg kettenförmige Bindung,
2. in die aromatische Reihe, vom Benzol sich ableitend, ringförmige Bindung.

dung erhalten werden. Treten dagegen zwei Nitrogruppen in den Benzolkern ein (Dinitrobenzol), so sind verschiedene Substitutionen möglich und erhältlich, wie ganz klar aus den Konstitutionsformeln hervorgeht:

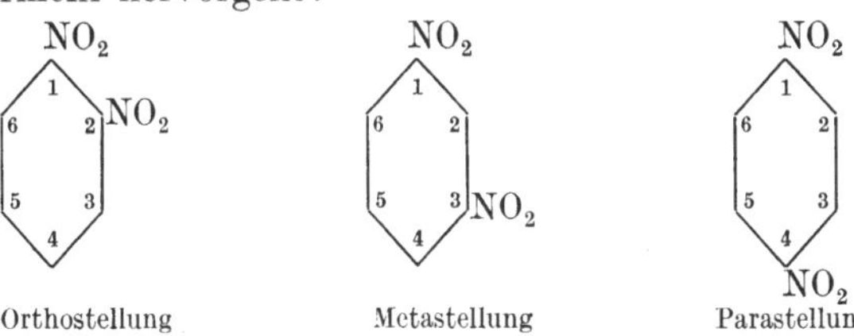

Dabei ist Stellung 1 : 2 = 2 : 3, 3 : 4 usw., Stellung 1 : 3 = 2 : 4, 3 : 5 usw. und Stellung 1 : 4 = 2 : 5, 3 : 6.

Bei Trinitrobenzol sind ebenfalls drei Fälle möglich:

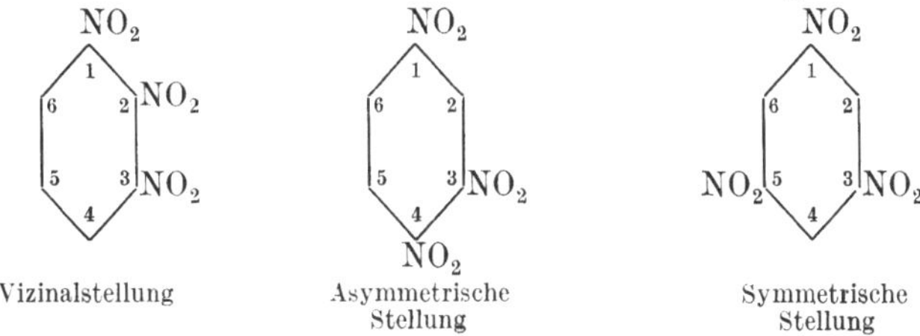

Eine solche Strukturverschiedenheit, die in der verschiedenen Anordnung der Atome im Molekül begründet liegt und bei gleicher prozentualer Zusammensetzung und bei gleichem Molekulargewicht verschiedenes chemisches und physikalisches Verhalten der betreffenden Körper verursacht, nennt man **Isomerie** und die betr. Verbindungen **isomere Verbindungen**.

Eigenschaften. Das Nitrobenzol bildet eine blaßgelbe stark lichtbrechende Flüssigkeit von einem Geruch, der dem Bittermandelöl ähnelt. Es ist unlöslich in Wasser, leicht löslich in Weingeist und Äther.

Es findet keine therapeutische, sondern nur als **Oleum Mirbani** kosmetische Verwendung. Selbst hier ist große Vorsicht geboten. Wegen der Giftigkeit des Nitrobenzols verwechsle man mit ihm nicht

den ungiftigen, ähnlich riechenden **Benzaldehyd** $C_6H_5C\diagdown_H^O$ oder

das künstliche Bittermandelöl. Nitrobenzol hat besonders große technische Bedeutung (s. das folgende Präparat Anilin).

Prüfung.

Identitätsreaktion:

Erwärmt man in einem Reagenzglase Nitrobenzol mit Zinn und Salzsäure, macht mit Natronlauge alkalisch, und schüttelt mit Äther aus, so gibt der nach dem Verdunsten des Äthers hinterbleibende Rückstand die Anilinreaktionen (s. das folgende Präparat Anilin).

41. Anilinum — Anilin.

Darstellung. In einen ca. 1 $^1/_2$ l-Rundkolben bringt man 90 g granuliertes Zinn (erhältlich bei langsamem Eingießen geschmolzenen Zinnes in Wasser), 50 g Nitrobenzol und allmählich 200 g konzentrierte Salzsäure in Anteilen von ca. 20 g. Den Kolbenhals verbindet man mit einem Steigrohr. Nach dem Zusatz der Salzsäure findet heftige Reaktion statt, zur Milderung derselben taucht man den Kolben, sobald Sieden eintritt, in kaltes Wasser und fügt den nächsten Anteil Salzsäure erst zu, wenn die Reaktion bedeutend nachgelassen hat. Am Schluß kann man die Salzsäure in größeren Mengen zufügen. Schließlich erwärmt man noch ca. eine Stunde auf dem Wasserbade, um die Reaktion zu Ende zu führen.

Die warme Lösung versetzt man nun mit ca. 100 ccm Wasser und allmählich mit einer Lösung von 150 g Natriumhydroxyd in 200 g Wasser, wobei man zweckmäßig etwas kühlt. Die Mischung wird nun der Wasserdampfdestillation (s. d.) unterworfen, wobei das Anilin als farbloses Öl mit den Wasserdämpfen übergeht und sich unter dem Wasser ansammelt. Die Beendigung der Destillation erkennt man daran, daß das Destillat nicht mehr milchig, sondern wasserhell übergeht. Das Destillat wird mit Kochsalz ausgesalzen (25 g auf 100 ccm Destillat) und mit Äther ausgeschüttelt. Diese Ätherlösung wird mit etwas Kalziumchlorid getrocknet, der Äther auf dem Wasserbade abdestilliert und das zurückbleibende Öl in einem Fraktionierkolben der Destillation unterworfen. S. P. 182⁰.

Betrachtung. Wir haben es hier mit einem Reduktionsvorgang zu tun. Der durch Einwirkung von Salzsäure auf Zinn entwickelte Wasserstoff (H in statu nascendi)[1] reduziert die Nitro(NO_2)-Gruppe zur Amido(NH_2)-Gruppe, er führt somit das Nitrobenzol in ein Amin, das Anilin, über:

$$C_6H_5NO_2 + 6H \longrightarrow C_6H_5NH_2 + 2H_2O$$

Nitrobenzol Wasserstoff   Anilin   Wasser

---

[1] Die Reduktionswirkung des Wasserstoffs in statu nascendi ist viel beträchtlicher als die des elementaren Wasserstoffs, z. B. beim Einleiten von Wasserstoffgas. Man nimmt an, daß die Wirkung des H in statu nascendi eine atomistische ist, daß die Atome, die zuerst frei auftreten, sich noch nicht zu Molekülen vereinigt haben, wenn sie bereits ihre reduzierende Wirkung ausüben.

Die Amine sind bereits bei dem Präparate „Hexamethylen-tetramin" (s. d.) besprochen worden.

Das Anilin ist ein primäres aromatisches Amin. Dasselbe verbindet sich im weiteren Reaktionsverlauf gemäß seinen basischen Eigenschaften mit der überschüssigen Salzsäure zu dem in Wasser leicht löslichen, salzsauren Anilin:

$$C_6H_5NH_2 + HCl \longrightarrow C_6H_5NH_2 \cdot HCl$$

Anilin   Chlor-   Salzsaures Anilin
wasserstoff

Man kann daher bei der Darstellung die Beendigung des Reduktionsprozesses an dem Verschwinden des wasserunlöslichen Nitrobenzols erkennen.

Aus diesem salzsauren Salz wird das Anilin später durch Natronlauge wieder in Freiheit gesetzt.

Eigenschaften. Das Anilin bildet eine farblose, stark lichtbrechende Flüssigkeit von eigenartigem, aromatischem Geruche. An der Luft färbt es sich oft braun; diese Färbung scheint durch ganz geringe Mengen schwefelhaltiger Stoffe verursacht zu sein. Anilin löst sich in etwa 30 Teilen Wasser, leicht in Alkohol, Äther.

Anilin findet kaum therapeutische Verwendung, dagegen sind einige Anilide wichtige Arzneimittel (s. Azetanilid).

Eine der wichtigsten Eigenschaften des Anilins wie der primären aromatischen Amine überhaupt ist die Diazotierbarkeit (Peter Griess 1860), d. h. in saurer Lösung bei niederer Temperatur entstehen mit salpetriger Säure Diazoverbindungen, welche den mannigfachsten Umsetzungen zugänglich sind und u. a. zu der wichtigen Gruppe der Azofarbstoffe führen (Methylorange):

$$C_6H_5 \cdot NH_2 \cdot HNO_3 + HNO_2 \longrightarrow C_6H_5 \cdot N = N \cdot NO_3 + 2H_2O$$

Salpetersaures Anilin   Salpetrige   Diazobenzolnitrat   Wasser
Säure

Die Nitrierung des Benzols und seiner Homologen, die Reduktion der Nitroverbindungen zu Aminen bilden daher bedeutsame Zweige der organisch-chemischen Industrie.

Prüfung.

1. Siedepunkt = 182⁰.

2. Identitätsreaktionen:

a) Eine wässerige Lösung von freiem Anilin wird durch überschüssige Chlorkalklösung vorübergehend violett gefärbt (empfindlich).

b) In der mit Hilfe von verdünnter Schwefelsäure hergestellten wässerigen Lösung des Anilins ruft eine Kaliumdichromatlösung

einen dunkelgrünen, dann schwarzen Niederschlag (Anilinschwarz)
hervor, später erfolgt Oxydation zu Chinon:

$$\text{Chinon}$$

Chinon

c) Holz (Lignin) wird durch Anilinsulfat gelb gefärbt.

3. **Identitätsreaktion auf Anilin als primäres Amin
(Isonitrilreaktion):**

Ein Tropfen Anilin und ein Tropfen Chloroform werden mit
ca. 2 ccm Wasser angeschüttelt, mit 2 ccm Kalilauge versetzt
und erwärmt. Es tritt ein widerlicher Geruch durch Isonitril auf.

Nur die **primären** Amine bilden mit Chloroform und Kalilauge Isonitril (Isozyanid, Karbylamin). Letzteres sind Ver-
bindungen mit dem Rest $-\overset{\text{V}}{\text{N}} \equiv \text{C}$, worin der Stickstoff fünf-
wertig ist gegenüber dem dreiwertigen Stickstoff in der Nitril-
(Zyanid)-Gruppe $-\overset{\text{III}}{\text{C}} \equiv \text{N}$.

Die Bildung von Isonitril geschieht nach folgender Gleichung:

$$C_6H_5NH_2 + 3\,KOH + CHCl_3 \longrightarrow C_6H_5 \cdot N \equiv C + 3\,KCl + 3\,H_2O$$

Anilin   Kalium-   Chloro-   Phenylisonitril   Kalium-   Wasser
    hydroxyd   form   chlorid

Die Isonitrilreaktion ist gleichzeitig auch eine Reaktion auf
Chloroform.

4. **auf Kohlenwasserstoffe, Nitrobenzol:**

Anilin löst sich im zweifachen Volumen Salzsäure, die Lösung
bleibt auch nach dem Verdünnen mit Wasser klar. Kohlenwasserstoffe und Nitrobenzol bleiben ungelöst.

42. Acetanilidum — Azetanilid; Antifebrin.

Darstellung. In einen mit Rückflußkühler versehenen Kolben
bringt man 20 g Anilin und 30 g Eisessig und erhitzt ca. 8 Stunden
lang auf dem Drahtnetze über freier Flamme zum Sieden. Das
Erhitzen muß so lange fortgesetzt werden, bis eine Probe beim Erkalten kristallinisch erstarrt (Abb. 45).

Man gießt das Einwirkungsprodukt noch heiß in $^1/_2$ Liter
heißes Wasser, worin es sich löst, kocht zur Entfärbung mit einer

Messerspitze voll Tierkohle einige Minuten und filtriert noch heiß. Beim Erkalten scheidet sich das Azetanilid kristallinisch aus. Dasselbe wird auf einem Filter gesammelt, oder besser an der Wasserstrahlpumpe abgenutscht und im Exsikkator getrocknet. Ist das Präparat noch nicht rein weiß, so muß es noch einmal mit Tierkohle behandelt werden.

Betrachtung. Anilide leiten sich vom Anilin und seinen Homologen derart ab, daß ein Wasserstoffatom der Amidogruppe (NH_2) durch einen organischen Säurerest[1] ersetzt ist; man kann sie auch als Säureamide ($AlkylCONH_2$) auffassen, in denen ein Amidowasserstoffatom durch Phenyl (C_6H_5) usw. ersetzt ist. Außer den primären aromatischen Aminen (s. Amine) sind auch die sekundären Amine zur Anilidbildung befähigt.

Das Azetanilid ist also als Anilin aufzufassen, in dem ein Amidowasserstoffatom durch den Essigsäurerest, die Azetylgruppe „CH_3CO", vertreten ist.

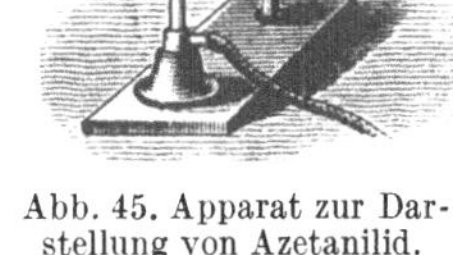

Abb. 45. Apparat zur Darstellung von Azetanilid.

Die Reaktionsgleichung ist folgende:

$$C_6H_5 \cdot N{<}^{H}_{H} + HO \cdot OC \cdot CH_3 \rightarrow C_6H_5NH \cdot OC \cdot CH_3 + H_2O$$

Anilin   Essigsäure   Azetanilid   Wasser

Als weitere Anilide, die als Arzneimittel Verwendung finden, seien Phenazetin (Azetyl- oder Azetphenetidin) und Laktophenin-(Laktylphenetidin) zu erwähnen:

Azetanilid   Phenazetin   Laktophenin

---

[1] Säurereste entstehen, wenn man in der Karboxyl-Gruppe der Säuren die „OH"-Gruppe entfernt. Die Nomenklatur läßt die Säurereste auf „yl" enden, z. B. Formyl, Azetyl, Propionyl, Benzoyl.

Eigenschaften. Das Azetanilid bildet weiße, glänzende Kristall-blättchen. Es ist geruchlos, in Wasser schwer, in Weingeist und Äther leichter löslich.

Prüfung.

1. Schmelzpunkt: 113—114°.

2. Identitätsreaktion auf Azetanilid als Anilin-derivat:

a) Zunächst wird durch Erhitzen von 0,1 g Azetanilid mit 5 ccm Kalilauge das Anilid in seine Komponenten gespalten, erkenntlich am Anilingeruch:

$$C_6H_5NH \cdot OC \cdot CH_3 + KOH \longrightarrow C_6H_5NH_2 + CH_3COOK$$
Azetanilid   Kalium-hydroxyd   Anilin   Kaliumazetat

Erhitzt man nach Zusatz einiger Tropfen Chloroform von neuem, so tritt der widerliche Isonitrilgeruch auf (Näheres s. Anilin, Prüf. 3).

b) Zur Verseifung des Anilids im Sinne der Gleichung kocht man 0,2 g Azetanilid mit 25—30 Tropfen Salzsäure 2 Minuten. Es erfolgt klare Lösung unter Bildung von salzsaurem Anilin:

$$C_6H_5NH \cdot OC \cdot CH_3 + H_2O + HCl \longrightarrow C_6H_5 \cdot NH_2 \cdot HCl + CH_3COOH$$
Azetanilid   Wasser   Chlor-wasserstoff   Salzsaures Anilin   Essigsäure

Beim Versetzen dieser Lösung mit 1 Tropfen verflüssigtem Phenol, 5 ccm Wasser und 1—2 ccm Chlorkalklösung entsteht eine schmutzigviolettblaue Färbung, die auf Zusatz überschüssiger Ammoniakflüssigkeit in ein beständiges Indigoblau übergeht.

3. auf Essigsäure:

Schüttelt man 0,5 g Azetanilid mit 10 ccm Wasser 1 Minute lang, so darf das Filtrat Lackmuspapier nicht röten.

4. auf Anilinsalze, Phenole, Phenyldimethylpyrazolon:

Das Filtrat nach 3 darf durch 1 Tropfen verdünnte Eisenchlorid-lösung (1 + 9) nur gelb gefärbt werden. Zweckmäßig stellt man unter gleichen Bedingungen einen blinden Versuch mit destilliertem Wasser an und vergleicht beide Farbentöne. Obige Verbindungen geben mit Eisenchlorid tiefrote bis violette Färbungen.

5. auf organische Verunreinigungen:

0,1 g ·Azetanilid muß sich in 1 ccm Schwefelsäure ohne Färbung lösen; organische Verunreinigungen zersetzen sich, verkohlen und färben die Schwefelsäure mehr oder weniger.

6. auf Phenazetin und verwandte Stoffe:

Beim Schütteln von 0,1 g Azetanilid mit 1 ccm Salpetersäure (25 %) darf keine Färbung auftreten. Phenazetin ruft Gelbfärbung hervor, ebenso Laktophenin.

7. auf mineralische Beimengungen usw.:

0,2 g Azetanilid dürfen keinen wägbaren Glührückstand hinterlassen.

43. Zincum sulfocarbolicum — Zinksulfophenylat.

Darstellung. In einem Kolben werden 50 g Phenol und 60 g konzentrierte Schwefelsäure gemischt. Der Kolben wird lose verschlossen und die Mischung etwa 8 Tage auf einer Temperatur von 60—80° erhalten. Man gießt dann den Inhalt in ca. 1 Liter Wasser, setzt eine Anreibung von 125 g Bariumkarbonat mit 250 g Wasser hinzu und erhitzt. Es findet Kohlensäureentwicklung statt, und es muß vollständige Neutralisation eintreten, andernfalls ist noch etwas Bariumkarbonat zuzusetzen. Die Flüssigkeit (p-phenolsulfosaures Barium) wird heiß filtriert und unter Umrühren in dünnem Strahle mit einer Lösung von 85 g Zinksulfat in 120 g Wasser versetzt. Es fällt weißes Bariumsulfat aus. In einer Probe der Flüssigkeit darf ein weiterer Zusatz sowohl von Zinksulfat als auch von phenolsulfosaurer Bariumlösung, von der man zweckmäßig einen kleinen Teil zurückgestellt hat, keine Fällung mehr hervorrufen. Im ersteren Falle muß noch Zinksulfatlösung zugesetzt werden, im letzteren Falle ist schon ein Überschuß an Zinksulfat vorhanden und muß durch Zusatz von p-phenolsulfosaurem Barium korrigiert werden.

Man läßt einen Tag stehen, filtriert ab und wäscht den Rückstand mit heißem Wasser nach. Das Filtrat muß klar sein, es wird auf dem Wasserbade zur Kristallisation eingeengt. Die Kristalle trocknet man zwischen Fließpapier.

Betrachtung. Bei Nitrobenzol (s. d.) wurde erörtert, daß die aromatischen Kohlenwasserstoffe durch Salpeter- und Schwefelsäure leicht angegriffen werden. Während durch Salpetersäure die bereits besprochenen Nitroverbindungen gebildet werden, entstehen bei Einwirkung von Schwefelsäure die Sulfosäuren, Verbindungen, in denen Ersatz eines Kernwasserstoffatoms durch die einwertige Sulfosäuregruppe SO_3H erfolgt ist. Sowohl dieser letzte Prozeß, die Sulfurierung, wie auch die Nitrierung werden bedeutend erleichtert durch die Gegenwart einer Amido- oder Hydroxylgruppe im Kern, welche die Beweglichkeit der Kernwasserstoffatome erhöhen. Die Sulfurierung des Phenols erfolgt schon bei gewöhnlicher Temperatur, indem sich neben geringen Mengen der p-Verbindung im wesentlichen o-Phenolsulfosäure[1] bildet, die als Aseptol therapeutische Verwendung

---

[1] Bei Substitutionen im Kern der aromatischen Verbindungen gilt es als sehr wahrscheinlich, daß gleichzeitig sämtliche drei Isomeren, die Ortho-,

findet. Bei höherer Temperatur jedoch wandelt sich die Ortho-
säure in Parasäure um, welch letztere gemäß den Darstellungsbedingungen bei unserem Präparate vorliegt:

o-Phenolsulfosäure Aseptol $\rightarrow$ p-Phenolsulfosäure

Bei Mixtura sulfurica acida wurde schon erwähnt, daß
die Barium-, Strontium- und Kalziumsalze der Sulfosäuren im
Gegensatz zu den entsprechenden Salzen der Schwefelsäure in
Wasser löslich sind und zur Trennung beider Säuren dienen.

Durch das Bariumkarbonat[1] wird somit aus dem Einwirkungsprodukt von Schwefelsäure und Phenol die p-Phenolsulfosäure in
das lösliche Bariumsalz übergeführt, die überschüssige Schwefelsäure als Bariumsulfat unlöslich abgeschieden:

$$2C_6H_4OHSO_3H + BaCO_3 \rightarrow (C_6H_4OHSO_3)_2Ba + CO_2 + H_2O$$

Phenolsulfosäure   Barium-   Phenolsulfosaures   Kohlen- Wasser
karbonat   Barium   dioxyd

Bei dem weiterhin erfolgenden Zusatz von Zinksulfat zu der
Lösung des p-phenolsulfosauren Bariums erfolgt Umsetzung derart, daß das Barium sich als unlösliches Bariumsulfat abscheidet
und sich das p-phenolsulfosaure Zink bildet:

$$(C_6H_4OHSO_3)_2Ba + ZnSO_4 \rightarrow \ldots + BaSO_4$$

Phenolsulfosaures Barium   Zinksulfat   p-phenolsulfosaures   Barium-
Zink   sulfat

Meta- und Paraverbindung, entstehen, jedoch nur eine als Hauptprodukt,
eine andere als Nebenprodukt, während die dritte meist in so geringer
Menge entsteht, daß sie sich der Beobachtung entzieht.

[1] Statt Bariumkarbonat verwendet man auch Kalziumkarbonat oder
Kalkmilch, es findet sich dann aber häufig Kalziumsalz dem Präparate
beigemengt.

Eigenschaften. Zinksulfophenylat bildet farblose, durchsichtige, an der Luft leicht verwitternde Kristalle, in 2 Teilen Wasser und 5 Teilen Weingeist zu einer schwach sauer reagierenden Flüssigkeit löslich.

Prüfung.

1. Identitätsreaktion auf Phenolderivat (s. Bi. subsalicylic.):

Die wässerige und weingeistige Lösung des Präparates wird durch Eisenchlorid violett gefärbt.

2. auf Bariumsalz:

Bei unvollständiger Umsetzung mittels Zinksulfats vorhanden (s. o.).

Die wässerige Lösung des Präparates darf durch verdünnte Schwefelsäure nicht getrübt werden. Bei Gegenwart von Bariumsalz erfolgt Umsetzung wie oben:

$$(C_6H_4OHSO_3)_2Ba + H_2SO_4 \rightarrow 2C_6H_4OHSO_3H + BaSO_4$$

Phenolsulfosaures Barium   Schwefelsäure   Phenolsulfosäure   Bariumsulfat

3. auf Kalksalze (s. o.):

Versetzt man die wässerige Lösung des Präparates $(1 + 9)$ mit Ammoniak, so erfolgt zunächst als Identitätsreaktion auf Zinksalz Ausscheidung von Zinkhydroxyd, das sich im Überschuß von Ammoniak löst (s. Zinksulfat).

Versetzt man weiterhin diese Lösung mit Ammoniumoxalatlösung, so darf höchstens Opaleszenz eintreten. Kalksalze geben mit Ammoniumoxalat in Essigsäure unlösliches Kalziumoxalat:

$$CaSO_4 + (NH_4)_2{\Large<}{}^{OOC}_{OOC}| \rightarrow |{}^{COO}_{COO}{\Large>}Ca + (NH_4)_2SO_4$$

Kalziumsulfat   Ammoniumoxalat   Kalziumoxalat   Ammoniumsulfat

4. auf Sulfat (s. o.):

Die wässerige Lösung des Präparates $(1 + 9)$ darf durch Bariumnitratlösung nur opalisierend getrübt werden. Schwefelsäure und deren Salze geben mit Bariumsalzen unlösliches Bariumsulfat:

$$ZnSO_4 + Ba(NO_3)_2 \rightarrow BaSO_4 + Zn(NO_3)_2$$

Zinksulfat   Bariumnitrat   Bariumsulfat   Zinknitrat

5. auf andere Metallsalze und sonstige Beimengungen:

Der in der wässerigen Lösung des Präparates $(1+9)$ durch Ammoniumsulfid erzeugte Niederschlag:

$$(C_6H_4OHSO_3)_2Zn + (NH_4)_2S \rightarrow ZnS + 2C_6H_4OHSO_3NH_4$$

Phenolsulfosaures Zink   Ammoniumsulfid   Zinksulfid   Phenolsulfosaures Ammonium

sei rein weiß. Andere Metallsulfide sind mehr oder weniger gefärbt. Das Filtrat darf nach dem Abdampfen und Glühen keinen Rückstand hinterlassen.

44. Acidum picrinicum — Pikrinsäure.

Darstellung. Einen Kolben von ca. $^1/_2$ Liter Inhalt versieht man mit einem doppelt durchbohrten Kork und führt durch die eine Bohrung einen Tropftrichter, durch die andere Bohrung ein Ableitungsrohr. In den Kolben bringt man 100 g 60—65proz. Salpetersäure (spez. Gew. 1,4) und läßt hierzu durch den Tropftrichter in kleinen Portionen ein zuvor in einem anderen Kolben hergestelltes Gemisch von 30 g Phenol und 30 g konzentrierter Schwefelsäure (spez. Gew. 1,84) zufließen. Es findet lebhafte Reaktion statt unter starker Entwicklung gelbroter Stickstoffdioxyddämpfe, die durch das Ableitungsrohr ins Freie oder in einen Abzug geleitet werden. Die Flüssigkeit färbt sich hierbei tiefrot. Wenn das Schwefelsäure-Phenol-Gemisch ganz zugesetzt ist, erhitzt man den Kolben ca. zwei Stunden auf dem Wasserbade, bis keine deutliche Einwirkung mehr wahrzunehmen ist. Die tiefrote Farbe geht in Goldgelb über. Sollte sich ein dunkelgelbes Öl (Dinitrophenol) abscheiden, so ist das ein Zeichen, daß die Nitrierung noch nicht vollständig ist, man fügt in diesem Falle unter Erwärmen auf dem Wasserbade so lange vorsichtig in kleinen Anteilen rauchende Salpetersäure hinzu, bis die Flüssigkeit eine klare, braune Farbe angenommen hat und eine Probe der Lösung beim Verdünnen mit Wasser im Reagenzrohr gelbe Kristalle abscheidet, die sich in heißem Wasser vollständig lösen ohne Hinterlassung eines Öles. Die Flüssigkeit wird nun in ca. 100 g kaltes Wasser langsam eingegossen, die nach dem Erkalten abgeschiedenen Kristalle werden am besten an der Wasserstrahlpumpe abgesaugt, mit etwas kaltem Wasser nachgewaschen und einige Male aus heißem Wasser umkristallisiert.

Betrachtung. Beim vorigen Präparate „Zincum sulfocarbolicum" wurde gezeigt, daß Phenol durch den Einfluß der Hydroxylgruppe von Schwefel- und Salpetersäure leichter angegriffen wird als Benzol. Die Schwefelsäure führt Phenol bei gewöhnlicher Temperatur unter Bildung von etwas Parasulfosäure vornehmlich in Orthophenolsulfosäure über:

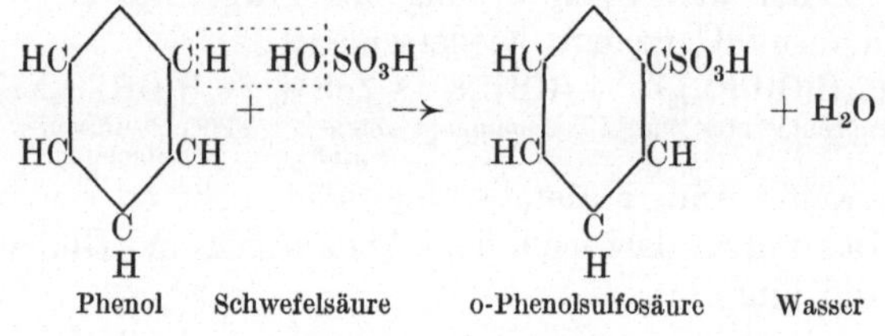

OH   OH

HC⟨ ⟩CH   HO·SO₃H   +   →   HC⟨ ⟩CSO₃H   + H_2O

Phenol   Schwefelsäure   o-Phenolsulfosäure   Wasser

Die leichtere Substituierbarkeit der Kernwasserstoffatome des
Phenols im Verhalten gegen Salpetersäure zeigt sich darin, daß
Benzol nur bei Einwirkung konzentrierter Salpetersäure (s. Nitrobenzol), Phenol dagegen schon durch verdünnte Salpetersäure
bei niederer Temperatur nitriert wird. Die Nitrierbarkeit des
Phenols wird durch den Eintritt der Sulfogruppe noch mehr erleichtert, so daß gemäß unseren Darstellungsbedingungen bei Einwirkung konzentrierter Salpetersäure das Endnitrierungsprodukt,
das Trinitrophenol, resultiert:

$C_6H_4OHSO_3H + 3HNO_3 \rightarrow$
Phenolsulfosäure   Salpetersäure

$$\rightarrow \quad \begin{array}{c} OH \\ | \\ C \\ NO_2-C \diagup \diagdown C-NO_2 \\ H-C \diagdown \diagup C-H \\ C \\ | \\ NO_2 \end{array} \quad + H_2SO_4 + 2H_2O$$

Trinitrophenol-Pikrinsäure   Schwefelsäure   Wasser

Pikrinsäure wurde 1771 entdeckt. Sie bildet sich beim Behandeln der verschiedensten organischen Substanzen, wie Seide,
Wolle, Leder, Harze, Anilin, mit konzentrierter Salpetersäure und
kann weiter noch dargestellt werden durch Oxydation von sym-
metrischem Trinitrobenzol mit Ferrizyankalium.

In der Pikrinsäure ist der saure Phenolcharakter durch die
Nitrogruppen verstärkt. Die Pikrinsäure zersetzt, wie Nitro-
phenole überhaupt, Karbonate (s. u.).

Eigenschaften. Pikrinsäure bildet blaßgelbe, glänzende, geruchlose Blättchen oder Nadeln von stark bitterem[1] Geschmack. Sie
löst sich mit lebhaft gelber Farbe in 86 Teilen kaltem, leichter in
siedendem Wasser und Weingeist. Die weingeistige Lösung färbt
weiße Seide oder Wolle stark gelb. Auch in Benzin und Benzol
ist Pikrinsäure löslich, aber nur mit schwach gelblicher Farbe.

Pikrinsäure bildet gut kristallisierende Salze, die explosive
Eigenschaften besitzen. Besonders das Ammonium- und schwer
lösliche Kaliumsalz explodieren heftig durch Schlag. Pikrinsäure
selbst verpufft beim Erhitzen unter Entzündung.

Prüfung.

1. Schmelzpunkt: 122,5⁰.

2. Identitätsreaktion:

---

[1] Daher der Name: πικρός = bitter.

Eine wässerige Kaliumzyanidlösung (1 + 2) erzeugt in der mit etwas Kalilauge versetzten Pikrinsäurelösung blutrote Färbung unter Bildung von isopurpursaurem Kalium.

3. Identitätsreaktion:

Neutralisiert man die gesättigte wässerige Lösung der Pikrinsäure mit Natriumkarbonat, so bildet sich (s. o.) unter Kohlensäureentwicklung das Natriumsalz der Pikrinsäure:

$$2C_6H_2(OH)(NO_2)_3 + Na_2CO_3 \rightarrow 2C_6H_2(NO_2)_3ONa + CO_2 + H_2O$$

| Trinitrophenol | Natrium-karbonat | Pikrinsaures Natrium | Kohlen-dioxyd | Wasser |

Versetzt man weiter mit Kaliumchloridlösung, so scheidet sich das schwer lösliche gelbe Kaliumsalz kristallinisch ab:

$$C_6H_2(NO_2)_3ONa + KCl \rightarrow C_6H_2(NO_2)_3OK + NaCl$$

| Pikrinsaures Natrium | Kalium-chlorid | Pikrinsaures Kalium | Natrium-chlorid |

4. auf Beimengungen, wie Oxalsäure, Salpeter, Borsäure usw.:

Mit Petroleumbenzin gebe Pikrinsäure eine klare, nur wenig gelb gefärbte Lösung. Obige Substanzen bleiben ungelöst zurück.

5. auf nichtflüchtige Beimengungen:

Bei vorsichtigem Erhitzen auf dem Platinblech darf Pikrinsäure keinen Rückstand hinterlassen.

45/46. Acidum benzoicum — Benzoesäure und Benzylalkohol.

Darstellung. In einer dickwandigen Flasche von 200—300 ccm Inhalt werden 30 g Benzaldehyd mit einer kalten Lösung von 27 g Kaliumhydroxyd in 18 ccm Wasser so lange geschüttelt, bis eine bleibende Emulsion entstanden ist. Man verschließt mit einem Kork und überläßt die Mischung 15—20 Stunden sich selbst. Inzwischen hat sich ein Kristallbrei von Kaliumbenzoat ausgeschieden. Man fügt jetzt so viel Wasser hinzu, bis eine vollkommen klare Lösung entstanden ist, die Kaliumbenzoat, Benzylalkohol und etwa noch unveränderten Benzaldehyd enthält. Der Lösung wird durch wiederholtes Ausschütteln mit Äther der Benzylalkohol mit etwaigem Benzaldehyd entzogen, und zur Entfernung und Bindung des letzteren wird der ätherische Auszug mit einer konzentrierten wässerigen Lösung von Natriumhydrosulfit (Natriumbisulfit) geschüttelt, von dieser wieder getrennt, mit geglühtem Natriumsulfat getrocknet und nach dem Filtrieren durch Destillation vom Äther befreit. Der Rückstand wird destilliert, der Benzylalkohol geht hierbei bei 206° über.

Der ausgeätherte wässerige Anteil mit dem Kaliumbenzoat wird mit Salzsäure angesäuert, die die Benzoesäure zur Ausscheidung bringt. Diese wird gesammelt und aus siedendem Wasser umkristallisiert. Man darf hierbei wegen der Flüchtigkeit der Benzoesäure mit Wasserdämpfen nicht zu lange erhitzen.

Betrachtung. Die Benzoesäure hat ihren Namen von ihrem Vorkommen in der Benzoe, aus der sie zuerst erhalten wurde, und aus der sie nach den früheren Arzneibüchern auch herzustellen war (Harzbenzoesäure). Sie kommt sowohl frei wie in Form von Estern in vielen Harzen und Balsamen vor, außer in der Benzoe — Siam-Benzoe enthält bis über 20 % freie Benzoesäure — im Tolubalsam, Perubalsam, Styrax, Drachenblut usw.

Ferner kommt die Benzoesäure natürlich vor als Hippursäure im Harn der Pflanzenfresser und wird als solche vornehmlich aus dem Harn der Rinder und Pferde gewonnen. Die Hippursäure ist Benzoyl-Glykokoll oder Benzoylglyzin, d. h. eine Amidoessigsäure (Glykokoll, Glyzin $= CH_2NH_2COOH$), in deren Amidogruppe (NH_2) ein Wasserstoffatom durch den Benzoesäurerest (Benzoyl $= C_6H_5CO$) ersetzt ist. Die Benzoesäure wird aus dieser Verbindung durch Verseifung mittels Säuren oder Basen gewonnen:

$$C_6H_5CO \cdot HN \cdot CH_2 \cdot COOH + H_2O \longrightarrow C_6H_5COOH + H_2N \cdot CH_2 \cdot COOH$$

Hippursäure Wasser Benzoesäure Glykokoll

Nach ihrer Formel ist die Benzoesäure als Benzol aufzufassen, in dem ein Wasserstoffatom durch die Karboxylgruppe (COOH) ersetzt ist.

In weitaus größerer Menge wird die Benzoesäure synthetisch gewonnen. Das Deutsche Arzneibuch 6 schreibt auch von den drei Benzoesäuren, der Harz-, Harn- und synthetischen Benzoesäure, die letztere vor.

Die Benzoesäure kann synthetisch hergestellt werden durch Oxydation aller aromatischen Kohlenwasserstoffe mit einer Seitenkette, so durch Oxydation von Zimtsäure, wobei als Zwischenprodukt Benzaldehyd entsteht (s. Prüfung). Gewöhnlich wird die künstliche Benzoesäure aus Toluol (Monomethylbenzol $= C_6H_5CH_3$) hergestellt. Das Toluol wird durch Einleiten von Chlor in der Siedehitze zunächst in Benzotrichlorid übergeführt und letzteres durch Erhitzen mit Wasser zu Benzoesäure verseift:

a) $$C_6H_5CH_3 + 6\,Cl \longrightarrow C_6H_5CCl_3 + 3\,HCl$$

Toluol Chlor Benzotrichlorid Chlorwasserstoff

b) $$C_6H_5C\!\!\begin{smallmatrix} \diagup Cl \\ \!-\!Cl \\ \diagdown Cl \end{smallmatrix}\ \begin{smallmatrix} H\,OH \\ H\,OH \\ H\,OH \end{smallmatrix} \longrightarrow C_6H_5C\!\!\begin{smallmatrix} \diagup O\,H \\ \!-\!O\,H \\ \diagdown O\,H \end{smallmatrix} \longrightarrow C_6H_5COOH + H_2O + 3\,HCl$$

Benzotrichlorid Wasser   Benzoesäure Wasser Chlorwasserstoff

Außer der Chlorierung in der Seitenkette findet nebenher auch eine geringe Chlorierung im Kern statt, die aber festere Bindung zeigt und der nachfolgenden Verseifung standhält, so daß die Toluolbenzoesäure meist mehr oder weniger Chlorbenzoesäure ($C_6H_4ClCOOH$) beigemengt enthält und am Chlornachweis zu erkennen ist (s. Prüf.).

Entsprechend der Gewinnungsweise der Benzoesäure aus Benzotrichlorid entsteht Benzylalkohol aus dem einfach in der Methylgruppe chlorierten Toluol, dem Benzylchlorid, durch Verseifung:

$$C_6H_5CH_2Cl + H_2O \rightarrow C_6H_5CH_2OH + HCl$$

Benzylchlorid   Wasser   Benzylalkohol   Chlor-wasserstoff

Bei unserer Darstellung bedienen wir uns der Eigenschaft aromatischer Aldehyde, durch Alkalien zur Hälfte zugleich oxydiert und reduziert zu werden, wobei aus zwei Molekülen Aldehyd ein Molekül Alkohol und ein Molekül Säure entstehen:

$$2C_6H_5 \cdot C\!\!\begin{array}{c}O\\H\end{array} + KOH \rightarrow C_6H_5 \cdot C\!\!\begin{array}{c}O\\OK\end{array} + C_6H_5 \cdot C\!\!\begin{array}{c}H\\H\\OH\end{array}$$

Benzaldehyd   Kalium-hydroxyd   Kaliumbenzoat   Benzylalkohol

Die aliphatischen Aldehyde werden im allgemeinen durch Alkalien zu harzartigen Stoffen zersetzt mit Ausnahme ihres ersten Gliedes, des Formaldehyds, der ein gleiches Verhalten wie die aromatischen Aldehyde zeigt.

Der Benzylalkohol zeigt als primärer aromatischer Alkohol in seinem Verhalten volle Übereinstimmung mit den aliphatischen Alkoholen. Neben seiner Oxydierbarkeit zu Aldehyd und Säure (Benzaldehyd und Benzoesäure) ist er zur Bildung von Äthern, Estern usw. befähigt.

Zur Entfernung des unveränderten Benzaldehyds wurde bei unserer Darstellung Natriumbisulfit angewendet. Dies geschah auf Grund der den Aldehyden und Ketonen (s. d.) gemeinsamen Eigenschaft, mit Natriumbisulfit in konzentrierten Lösungen dieses Salzes kristallisierbare, in Äther nicht lösliche, durch verdünnte Säuren oder Soda wieder leicht in ihre Komponenten spaltbare Additionsprodukte zu geben:

$$C_6H_5 \cdot C\!\!\begin{array}{c}O\\H\end{array} + NaHSO_3 \rightarrow C_6H_5 \cdot C\!\!\begin{array}{c}OH\\H\\OSO_2Na\end{array}$$

Benzaldehyd   Natrium-bisulfit   Benzaldehyd-Natrium-bisulfit

Eigenschaften

a) der Benzoesäure:

Die Benzoesäure bildet weiße, seidenartig glänzende Blättchen oder nadelförmige Kristalle, die in kaltem Wasser wenig, dagegen leicht löslich sind in siedendem Wasser, Weingeist, Äther, Chloroform und fetten Ölen.

b) des Benzylalkohols:

Der Benzylalkohol bildet eine schwach aromatisch riechende, bei 206⁰ siedende Flüssigkeit, die in Wasser schwer, in Äther und anderen organischen Lösungsmitteln leicht löslich ist.

Prüfung der Benzoesäure.

1. Schmelzpunkt: 122^0.

2. Identitätsreaktion:

Übergießt man 0,2 g Benzoesäure mit 20 ccm Wasser und 1 ccm N-Kalilauge und schüttelt während 15 Minuten häufig um, so gibt das Filtrat (Kaliumbenzoat) mit 1 Tropfen Eisenchloridlösung einen hellrötlichbraunen Niederschlag von Ferribenzoat:

$$3\,C_6H_5COOK + FeCl_3 \longrightarrow Fe(C_6H_5COO)_3 + 3\,KCl$$

Kaliumbenzoat   Eisen-chlorid   Eisenbenzoat   Kalium-chlorid

3. auf Zimtsäure:

Die durch Erwärmen hergestellte Lösung von 0,1 g Benzoesäure in 10 ccm Wasser darf nach dem Erkalten 0,1 ccm Kaliumpermanganatlösung (1 : 1000) nicht sofort entfärben.

Die Zimtsäure geht wie alle aromatischen Kohlenwasserstoffe mit einer Seitenkette bei der Oxydation über Benzaldehyd (bei größeren Versuchsmengen am Geruch bemerkbar) in Benzoesäure über:

a) $$C_6H_5 \cdot CH = CH \cdot COOH + 4\,O \longrightarrow C_6H_5 \cdot C{\overset{\nearrow O}{\underset{\searrow H}{}}} + 2\,CO_2 + H_2O$$

Zimtsäure   Sauer-stoff   Benzaldehyd   Kohlen-dioxyd   Wasser

b) $$C_6H_5 \cdot C{\overset{\nearrow O}{\underset{\searrow H}{}}} + O \longrightarrow C_6H_5 \cdot COOH$$

Benzaldehyd   Sauer-stoff   Benzosäure

4. auf Chlorbenzoesäuren (s. Betrachtung):

Auf direktem Wege durch Fällen mit Silbernitrat ist das organisch gebundene Chlor nicht nachweisbar, denn nur Chlorionen geben die Halogenreaktion. Die Chlorbenzoesäure hält aber wie die meisten organischen Verbindungen Halogen fest gebunden und spaltet keine Chlorionen ab. Man muß daher zuvor das Molekül zerstören (mineralisieren).

Zu dem Zwecke reibt man in einem trockenen Probierrohre 0,1 g Benzoesäure und 0,5 g gelbes Quecksilberoxyd mit Hilfe eines Glasstabes gleichmäßig zusammen und erhitzt das Gemisch unter ständigem Drehen des Probierrohres über einer kleinen Flamme. Sobald die hierbei eintretende Gasentwicklung und die Glimmererscheinung vorüber ist, läßt man abkühlen, setzt 10 ccm verdünnte Salpetersäure hinzu, erwärmt bis nahe zum Sieden und filtriert. Das Filtrat darf durch Silbernitratlösung höchstens opalisierend getrübt werden:

$$HgCl_2 + 2\,AgNO_3 \longrightarrow 2\,AgCl + Hg(NO_3)_2$$

Quecksilber-   Silber-   Silber-   Quecksilber-
chlorid   nitrat   chlorid   nitrat

Ganz geringe Kernchlorierung, da fast unvermeidlich, darf die Toluolbenzoesäure mithin aufweisen.

Bequem und schnell lassen sich die Halogene in organischen Verbindungen allgemein mittels eines Kupferoxydstäbchens nachweisen. Einen Kupferdraht oder einen ca. $^1/_2$ cm breiten, an der Spitze spiralig eingerollten Kupferdrahtnetzstreifen glüht man in der Bunsenflamme, bis letztere farblos erscheint, bringt nach dem Erkalten etwas Substanz heran und führt wieder in den äußeren Teil der Flamme zurück. Die organische Substanz verbrennt zunächst mit helleuchtender Flamme, sobald diese verschwunden ist, tritt bei Gegenwart von Halogen eine grüne bis blaugrüne Flamme auf, die durch verdampfendes Halogenkupfer hervorgerufen wird.

5. auf nicht flüchtige Beimengungen:

0,2 g Benzoesäure dürfen keinen wägbaren Glührückstand hinterlassen.

47. Bismutum subsalicylicum — Basisches Wismutsalizylat.

Darstellung. Man löst 10 g neutrales Wismutnitrat $Bi(NO_3)_3$. $5\,H_2O$ (Herstellung siehe Bismut. subnitr.) in 24 g verdünnter Essigsäure, verdünnt mit Wasser auf ca. 100 g, filtriert und trägt die Lösung in ein in einem Becherglase befindliches Gemisch von 34 g Ammoniakflüssigkeit und 130 g Wasser unter Umrühren ein. Es entsteht ein weißer Niederschlag (Wismuthydroxyd), die Flüssigkeit muß nach der Fällung alkalisch reagieren, andernfalls ist noch etwas Ammoniakflüssigkeit zuzusetzen. Der Niederschlag wird durch Dekantieren so lange mit Wasser gewaschen, bis er salpetersäurefrei ist.

Man prüft hierauf, indem man in einem Probierrohre 2—3 ccm der Waschflüssigkeit mit dem gleichen Volumen konzentrierter Schwefelsäure mischt und mit Ferrosulfatlösung überschichtet.

Bei Gegenwart von Salpetersäure entsteht an der Berührungsstelle beider Flüssigkeiten eine dunkelbraune Zone. (Erklärung
des Reaktionsmechanismus s. Liquor ferri sesquichlorati Prüf. 10.)

Der Niederschlag wird in einer Porzellanschale mit warmem
Wasser zu einem dünnen Brei angerührt, mit 2,9 g Salizylsäure
versetzt und so lange auf dem Wasserbade unter Umrühren erwärmt, bis eine abfiltrierte Probe beim Erkalten keine Salizylsäure mehr ausscheidet. Das Salz wird auf einem angefeuchteten
leinenen Tuche mit warmem Wasser gewaschen, bis das Abtropfende blaues Lackmuspapier nicht sofort rötet, und nach völligem
Abtropfen bei ca. 70^0 getrocknet.

Betrachtung. Bei Bismut. subnitr. haben wir gesehen, daß
Wismutsalze durch Wasser hydrolytische Spaltung erfahren. Um
die Hydrolyse des Wassers möglichst zurückzudrängen und die
Bildung basischen Salzes zu verhindern, lösten wir das neutrale
Wismutnitrat in Essigsäure. Statt der Essigsäure kann man auch
Salpetersäure verwenden.

Kalium-, Natriumhydroxyd und Ammoniak fällen aus Wis-
mutsalzlösungen weißes, im Überschuß des Fällungsmittels unlösliches Wismuthydroxyd:

$$Bi(NO_3)_3 + 3NH_3 + 3H_2O \longrightarrow Bi(OH)_3 + 3NH_4NO_3$$

Wismut-   Ammoniak Wasser   Wismut-   Ammonium-
nitrat   hydroxyd   nitrat

Das Wismuthydroxyd verliert besonders beim Erwärmen bald
1 Mol. Wasser und geht in $BiO(OH) = Bi(OH)_3 - H_2O$ über.
Von $Bi(OH)_3$ leiten sich die neutralen, von $BiO(OH)$ die basischen
Wismutsalze ab.

Die weiterhin zur Anwendung gelangende Salizylsäure ist eine
Orthooxybenzoesäure, d. h. eine Benzoesäure (s. d.), die in Orthostellung (s. Nitrobenzol) zur Karboxylgruppe eine Hydroxylgruppe
trägt. Gemäß ihrer Darstellung aus Phenolnatrium C_6H_5ONa und
Kohlendioxyd CO_2 unter Druck bei 130^0 (Kolbe, Schmitt) ist
sie natürlich auch als Phenolabkömmling zu betrachten.

Behandeln wir Wismuthydroxyd mit Salizylsäure, so entsteht
unter Wasseraustritt das basische Wismutsalizylat:

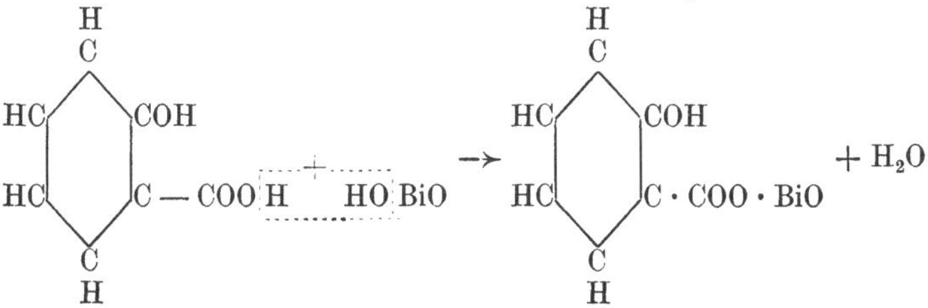

Salizylsäure   Wismuthydroxyd Basisches Wismutsalizylat   Wasser

Diese Reaktion ist analog der zwischen Antimonoxyd und Kaliumbitartrat bei der Herstellung von Tartarus stibiatus (s. d.). Der SbO- — Antimonyl — Gruppe bei letzterem entspricht die BiO-Gruppe bei diesem Präparate. Es zeigt sich hierin wieder die Zusammengehörigkeit der Gruppenelemente (s. Periodisches System).

Eigenschaften. Basisches Wismutsalizylat ist ein weißes, beim Reiben elektrisch werdendes, geruch- und geschmackloses, in Wasser und Weingeist unlösliches Pulver. Beim Erhitzen tritt, ohne daß das Präparat schmilzt, Verkohlung ein als Merkmal einer organischen Substanz, als Glührückstand hinterbleibt gelbes Wismutoxyd (Bi_2O_3).

Prüfung.

1. Identitätsreaktion auf salizylsaures Salz:

Beim Eintragen von etwas basischem Wismutsalizylat in eine verdünnte Eisenchloridlösung (1 + 19) entsteht Violettfärbung.

Die Hydroxylgruppe charakterisiert die aromatischen Verbindungen als Phenole. Letztere stehen ihrem chemischen Charakter nach zwischen Alkoholen und Säuren. Man kann sie auch als aromatische tertiäre Alkohole auffassen, die aber einen stärker negativen Charakter haben als die aliphatischen Alkohole. Dem Phenolcharakter sind auch die Farbenerscheinungen mit Eisenchlorid zuzuschreiben[1].

Phenol im engeren Sinne (Karbolsäure) gibt mit Eisenchloridlösung nur in wässeriger Lösung Violettfärbung, Salizylsäure dagegen in wässeriger und alkoholischer Lösung (Unterschied zwischen Phenol und Salizylsäure).

2. Identitätsreaktion auf Wismutsalz:

Beim Übergießen des Präparates mit Schwefelwasserstoffwasser entsteht schwarzes Wismuttrisulfid. In gleicher Weise färbt sich eine Anschüttelung von 0,5 g basischem Wismutsalizylat mit 5 ccm Wasser durch einige Tropfen Natriumsulfidlösung braunschwarz (s. Prüf. 8):

$$2C_6H_4OHCOOBiO + 3H_2S \rightarrow 2C_6H_4OHCOOH + Bi_2S_3 + 2H_2O$$

| Basisches Wismut-salizylat | Schwefel-wasserstoff | Salizylsäure | Wismut-trisulfid | Wasser |

3. auf freie Salizylsäure:

Dieselbe geht beim Schütteln von 0,5 g des Präparates mit 5 ccm Wasser in Lösung und erteilt dem Filtrat saure Reaktion.

Zu den weiteren Prüfungen (4—9) löst man den aus 1,5 g basischem Wismutsalizylat erhaltenen Glührückstand (Bi_2O_3) in 10 ccm Salpetersäure und verdünnt mit Wasser auf 30 ccm.

---

[1] Die Ursache der Phenol-Eisenchloridfärbungen ist wahrscheinlich in der Bildung komplexer Säuren zu suchen.

4. auf schwefelsaures Salz:

Dasselbe gibt sich beim Versetzen mit 1 Tropfen Bariumnitratlösung durch einen weißen Niederschlag oder Trübung von Bariumsulfat zu erkennen:

$$Bi_2(SO_4)_3 + 3\,Ba(NO_3)_2 \longrightarrow 3\,BaSO_4 + 2\,Bi(NO_3)_3$$

Wismutsulfat Bariumnitrat Bariumsulfat Wismutnitrat

5. auf salzsaures Salz:

Beim Versetzen mit 1 Tropfen Silbernitratlösung darf höchstens Opaleszenz eintreten. Chlorid gibt in Säuren unlösliches Silberchlorid:

$$BiCl_3 + 3\,AgNO_3 \longrightarrow 3\,AgCl + Bi(NO_3)_3$$

Wismut- Silbernitrat Silber- Wismutnitrat
chlorid chlorid

6. auf Blei- und Bariumsalze:

Dieselben fallen beim Versetzen mit 10 ccm verdünnter Schwefelsäure als weißes Bleisulfat bzw. Bariumsulfat aus:

$$Pb(NO_3)_2 + H_2SO_4 \longrightarrow PbSO_4 + 2\,HNO_3$$

Bleinitrat Schwefel- Bleisulfat Salpetersäure säure

7. auf Kupfersalze:

Fällt man mit überschüssiger Ammoniakflüssigkeit das Wismut im obigen Sinne als Wismuthydroxyd aus, so muß das Filtrat farblos sein. Kupfersalze färben das Filtrat tiefblau unter Bildung einer komplexen Kupfer-Ammoniakverbindung $Cu(NH_3)_4(NO_3)_2$ (s. Cuprum sulfuricum).

8. auf Kalziumsalze:

2 ccm der Lösung werden mit 5 ccm Wasser verdünnt und zur Ausfällung des Wismuts als Bi_2S_3 mit 1 ccm Natriumsulfidlösung (H_2S-Wirkung s. S. 59, Fußnote) kräftig geschüttelt:

$$2\,Bi(NO_3)_3 + 3\,H_2S \longrightarrow Bi_2S_3 + 6\,HNO_3$$

Wismutnitrat Schwefel- Wismut- Salpeter-
wasserstoff trisulfid säure

Das Filtrat darf nach dem Übersättigen mit 2 ccm Ammoniakflüssigkeit durch Ammoniumoxalatlösung höchstens schwach getrübt werden. Kalziumsalze fallen als weißes Kalziumoxalat aus:

$$Ca(NO_3)_2 + \begin{array}{c} COONH_4 \\ | \\ COONH_4 \end{array} \longrightarrow \begin{array}{c} COO \\ | \quad\rangle Ca \\ COO \end{array} + 2\,NH_4NO_3$$

Kalziumnitrat Ammonium- Kalzium- Ammoniumnitrat
oxalat oxalat

9. auf Magnesium- und Alkalisalze:

6 ccm der Lösung werden mit 20 ccm Wasser verdünnt und nach dem Versetzen mit einer Lösung von 2 g Ammoniumkarbonat

in 20 ccm Wasser kurze Zeit gekocht. Wismut wird hierbei als basisches Wismutkarbonat ausgefällt:

$$Bi(NO_3)_3 + (NH_4)_2CO_3 + NH_3 + H_2O \longrightarrow BiCO_3(OH) + 3NH_4NO_3$$

Wismut-   Ammonium-   Ammo-   Wasser   Bas. Wismut-   Ammoniumnitrat   karbonat   niak   karbonat   nitrat

Das vom Niederschlage noch heiß befreite Filtrat darf nach dem Verdampfen und Durchfeuchten mit 1 Tropfen Schwefelsäure höchstens 0,003 g Glührückstand hinterlassen.

10. auf Arsenverbindungen:

Wird der Glührückstand aus der Gehaltsbestimmung nach 13 in 5 ccm Salzsäure unter Erwärmen gelöst und die Lösung mit 5 ccm Natriumhypophosphitlösung in dem mit einem Uhrglas bedeckten Tiegel eine Viertelstunde lang auf dem Wasserbade erwärmt, so darf das Gemisch keine dunklere Färbung annehmen. Arsenverbindungen werden zu elementarem Arsen reduziert (s. S. 63).

11. auf Ammoniumsalze:

Beim Erhitzen von 0,5 g basischem Wismutsalizylat mit 5 ccm Natronlauge darf sich kein Ammoniak entwickeln. Angefeuchtetes rotes Lackmuspapier darf durch die Dämpfe nicht gebläut werden:

$$NH_4NO_3 + NaOH \longrightarrow NH_3 + H_2O + NaNO_3$$

Ammonium-   Natrium-   Ammo-   Wasser   Natriumnitrat   hydroxyd   niak   nitrat

12. auf Nitrat:

Zink reduziert in alkalischer Lösung vor allem bei Gegenwart von Eisenfeile Nitrate zu Ammoniak. Es ist das die reduzierende Wirkung des Wasserstoffs in statu nascendi (s. d.), der durch die Einwirkung des Alkalis auf das Zink entsteht:

$$Zn + 2NaOH \longrightarrow Zn(ONa)_2 + 2H$$

Zink   Natrium-   Natrium-   Wasser-
        hydroxyd   zinkat   stoff

Erhitzt man ein Gemisch von 0,5 g des Präparates mit je 0,5 g Zinkfeile und Eisenpulver in einem Reagenzglase mit 5 ccm Natronlauge, so macht sich die Gegenwart von Nitraten durch Ammoniakgeruch oder Bläuung roten Lackmuspapiers bemerkbar:

$$NaNO_3 + 4Zn + 7NaOH \longrightarrow 4Zn(ONa)_2 + NH_3 + 2H_2O$$

Natrium-   Zink   Natrium-   Natriumzinkat   Ammo-   Wasser
nitrat   hydroxyd   niak

13. Gehaltsbestimmung:

0,5 g basisches Wismutsalizylat werden in einem gewogenen Porzellantiegel verascht, dann in wenig Salpetersäure gelöst und nach dem Eindampfen zur Trockne geglüht. Es müssen mindestens 0,315—0,326 g Wismutoxyd hinterbleiben = 56,5—58,5 % Wismut.

Diese Gewichtsverhältnisse berechnen sich aus folgenden Gleichungen:

1. $2C_6H_4OHCOOBiO : Bi_2O_3 = 0,5 : x; \quad x = 0,322$
       2 Mol. Gew.: 724   Mol. Gew.: 466

2. $Bi_2O_3 : 2Bi = 0,322 : x;$
    Mol. $2\times$ Mol.
    Gew.:   Gew.:
    466   418

$$\text{Prozentgehalt an } Bi = \frac{418 \cdot 0,322 \cdot 100}{466 \cdot 0,5} = 57,7.$$

48. Aether bromatus — Äthylbromid.

Darstellung. In einem Rundkolben von ca. 1 Liter Inhalt läßt man ohne Kühlung zu 90 g Alkohol (95 %) 200 g konzentrierte

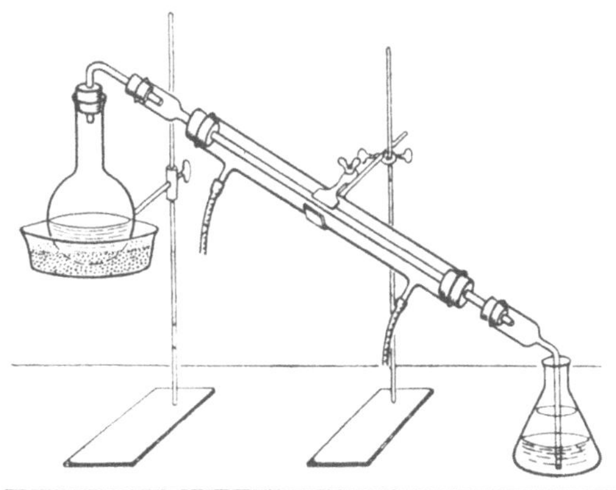

Abb. 46. Apparat zur Darstellung von Äthylbromid.
Destillation im Sandbade.

Schwefelsäure zufließen, läßt auf Zimmertemperatur abkühlen, fügt unter Kühlung vorsichtig 75 g Eiswasser zu und versetzt schließlich mit 100 g pulverisiertem Kaliumbromid. Man unterwirft das Gemisch im Sandbade bei vorgelegtem, nicht zu kurzem Kühler einer ziemlich raschen Destillation. Die Vorlage füllt man mit so viel Wasser, dem einige Eisstückchen beigefügt sind, daß der Vorstoß in dasselbe eintaucht (Abb. 46).
Wenn das Destillat während der Destillation zurücksteigen sollte, so stellt man die Vorlage etwas tiefer, so daß der Vorstoß nur noch wenig eintaucht. Die Beendigung der Destillation erkennt man daran, daß keine in Wasser untersinkenden Öltropfen mehr übergehen. Das am Boden der Vorlage als ölartige Schicht angesammelte Äthylbromid wird vom überstehenden Wasser ge-

trennt, einige Male mit kaltem Wasser im Scheidetrichter geschüttelt, vom Wasser getrennt und zur Befreiung von anhängendem Äthyläther zweimal unter guter Kühlung mit einem halben Raumteil Schwefelsäure versetzt und je sechs Stunden lang unter häufigem Umschütteln stehengelassen. Beide Schichten (obere Schicht ist jetzt Äthylbromid) werden wieder getrennt, und das Äthylbromid wird mit einem halben Raumteil Kaliumkarbonatlösung (1 + 19) zur Befreiung von Bromwasserstoffsäure geschüttelt. Dann wird die untere Schicht (Äthylbromid) wieder abgelassen, mit gekörntem Kalziumchlorid getrocknet und im Fraktionskolben der Destillation auf dem Wasserbade bei 38° unterworfen. Das reine Äthylbromid geht über. Man hat hinsichtlich des niedrigen Siedepunktes für gute Kühlung im Kühler zu sorgen. Ausbeute 70—80 g. Das fertige Äthylbromid ist mit absolutem Alkohol auf das spezifische Gewicht 1,450—1,454 $\frac{15^0}{15^0}$, bzw. Dichte 1,440—1,444 $\frac{20^0}{4^0}$ zu bringen.

Äthylbromid ist in dickwandigen, braunen, ganz gefüllten und gut verschlossenen Flaschen von ca. 100 ccm Inhalt vor Licht geschützt aufzubewahren.

Betrachtung. Diese Reaktion ist eine allgemein anwendbare, um in aliphatischen und aromatischen Alkoholen, nicht aber in Phenolen die Hydroxylgruppe durch Halogen mittels Halogenwasserstoffs zu ersetzen.

Mit Jodwasserstoff erfolgt die Reaktion am leichtesten, mit Bromwasserstoff schon schwieriger, indem hierbei schon öfters Erwärmen notwendig wird, während bei Chlorwasserstoffeinwirkung meist sogar ein wasserentziehendes Mittel, z. B. Zinkchlorid, erforderlich ist.

Statt vom Halogenwasserstoff kann man in vielen Fällen wie bei unserem Präparate vom Alkalisalz desselben ausgehen und aus diesem bei der Reaktion selbst mittels Schwefelsäure, die ihrerseits direkt als wasserentziehendes Mittel wirkt, die Halogenwasserstoffsäure gewinnen.

Die Umsetzung, wie sie bei unserem Präparate erfolgt, ist somit folgende:

a)
$$KBr + H_2SO_4 \rightarrow HBr + KHSO_4$$

Kalium- Schwefel- Brom- Kaliumbromid   säure   wasserstoff   bisulfat

b)
$$C_2H_5OH + HBr \rightarrow C_2H_5Br + H_2O$$

Äthylalkohol   Brom-   Äthyl-   Wasser
             wasserstoff   bromid

Auch durch direkte Einwirkung von Brom und Chlor (Jod wirkt nicht ein) auf die Paraffine (s. Nitrobenzol) lassen sich Halogenalkyle gewinnen:

$$C_2H_6 + 2\,Br \longrightarrow C_2H_5Br + HBr$$

Äthan Brom Äthyl- Brom-
bromid wasserstoff

Diese Methode wird aber wenig angewandt, es werden hierbei Gemenge verschiedener Substitutionsprodukte erhalten. Beim Zusammenbringen von je einem Mol. z. B. Äthan und Brom werden neben Mono- auch Di- und Tribromäthan erhalten, wobei natürlich ein Teil des Kohlenwasserstoffs unangegriffen bleibt.

Eine weit heftigere und zugleich wichtige Reaktion zum Ersatz von Hydroxylgruppen durch Halogen ist die mittels Phosphorhalogens ($PHlg_3$, $PHlg_5$).

Man braucht bei dieser Methode nicht vom fertigen Halogenphosphor auszugehen, sondern kann ihn während der Reaktion selbst erzeugen, so daß man in unserem Falle der Herstellung von Äthylbromid zu einem Gemisch von Alkohol und rotem Phosphor aus einem Scheidetrichter Brom langsam zuträufeln läßt. Die Umsetzung würde folgendermaßen erfolgen:

$$\begin{matrix} C_2H_5\,OH \\ C_2H_5\,OH \\ C_2H_5\,OH \end{matrix} + P\,Br_3 \longrightarrow 3\,C_2H_5Br + H_3PO_3$$

Äthylalkohol Phosphor- Äthylbromid Phosphorige
tribromid Säure

Zu dem therapeutisch zu verwendenden Bromäthyl soll diese letzte Reaktion keine Anwendung finden, weil dann das Präparat häufig durch Phosphor-, Arsen- und Schwefelverbindungen verunreinigt ist.

Als Nebenprodukt sahen wir bei unserer Darstellung Äther sich bilden. Dies rührt daher, daß auf die aus Alkohol und Schwefelsäure gebildete Äthylschwefelsäure (s. Mixtura sulfurica acida) ein weiterer Teil Alkohol beim Erwärmen säureabspaltend unter Ätherbildung einwirkt:

$$C_2H_5\,OSO_3H + H\,OC_2H_5 \longrightarrow C_2H_5 \cdot O \cdot C_2H_5 + H_2SO_4$$

Äthylschwefel- Äthylalkohol Äthyläther Schwefelsäure säure

Eigenschaften. Äthylbromid bildet eine klare, farblose, flüchtige, stark lichtbrechende Flüssigkeit, die ätherisch riecht, in Wasser unlöslich, in Weingeist und Äther löslich ist und Lackmuspapier nicht verändert.

Prüfung.

1. **auf fremde organische Verbindungen (Schwefel-, Äthylen-, Amylverbindungen):**

Schüttelt man gleiche Volumina (10 ccm) Äthylbromid und Schwefelsäure in einem 3 cm weiten, mit Schwefelsäure gespülten Glase, so darf sich die Säure innerhalb einer Stunde nicht gelb färben.

2. auf Phosphorverbindungen (s. o.):

Dieselben machen sich bei langsamem Verdunsten von 5 ccm Äthylbromid in einem Schälchen durch knoblauchartigen Geruch bemerkbar.

3. auf Bromwasserstoffsäure (s. Darstell.):

Schüttelt man 5 ccm Äthylbromid mit 5 ccm Wasser einige Sekunden lang und hebt von dem Wasser sofort 2,5 ccm ab, so darf dieses durch 1 Tropfen Silbernitratlösung innerhalb 5 Minuten höchstens opalisierend getrübt werden. Bromwasserstoffsäure würde hierbei in Wasser übergehen, diesem saure Reaktion erteilen und mit Silbernitrat weißgelbliches Silberbromid abscheiden:

$$HBr + AgNO_3 \longrightarrow AgBr + HNO_3$$

Brom-   Silbernitrat   Silber-   Salpeter-
wasserstoff   bromid   säure

Wie bei Benzoesäure Prüf. 4 (s. d.) ausgeführt, geben nur Halogenionen mit Silbernitrat die Halogenreaktion. Äthylbromid ist aber wie die meisten organischen Verbindungen kein Elektrolyt und weist demnach keine Bromionen auf.

4. auf freies Brom:

Schüttelt man 5 ccm Äthylbromid mit 5 ccm Zinkjodidstärkelösung, so darf sich weder das Äthylbromid, noch die Stärkelösung färben. Brom macht aus Jodiden Jod frei, das Stärke bläut:

$$ZnJ_2 + 2\,Br \longrightarrow ZnBr_2 + 2\,J$$

Zink-   Brom   Zink-   Jod
jodid   bromid

49. Camphora monobromata — Bromkampfer.

Darstellung. Einen Kolben von ca. 2 Liter Inhalt versieht man mit einem doppelt durchbohrten Kork. Durch die eine Bohrung führt man einen Tropftrichter, durch die andere ein Steigrohr, das oben zweimal rechtwinklig gebogen und auf der anderen Seite durch einen mit seitlichem Einschnitt versehenen Kork mit einem Kolben verbunden ist, der ca. $^1/_4$ Liter Wasser enthält. Das Rohr darf nicht in das Wasser eintauchen (Abb. 47).

In den leeren Kolben *a* gibt man 150 g gepulverten Kampfer und läßt aus dem Tropftrichter *b* 160 g Brom langsam in kleinen

Portionen zufließen. Es entwickeln sich heftige Bromwasserstoffdämpfe, die durch das Rohr entweichen und vom Wasser absorbiert werden. Man schüttelt öfters um und wartet vor jeder neuen Zugabe von Brom das Aufhören der Bromwasserstoffentwicklung ab. Wenn alles Brom zugesetzt ist, erwärmt man noch einige Stunden auf dem Wasserbade, gießt darauf in viel kaltes Wasser, nutscht ab und wäscht mit kaltem Wasser gut nach. Das Rohprodukt kristallisiert man nach dem Abtrocknen auf Tontellern aus verdünntem Methylalkohol um, d. h. man setzt der konzentrierten Lösung in reinem Methylalkohol so viel Wasser langsam zu, daß sie in der Siedehitze eben getrübt ist, klärt sie durch vorsichtigen Zusatz von Methylalkohol wieder auf und läßt dann erkalten.

Betrachtung. Kampfer ist in pharmazeutischer Hinsicht der Hauptrepräsentant der hydroaromatischen Reihe. Wie schon der Name andeutet, umfaßt dieselbe aromatische Verbindungen, die in ihren Kern Wasserstoff aufgenommen haben. Der einfachste Vertreter ist das Hexamethylen oder Hexahydrobenzol:

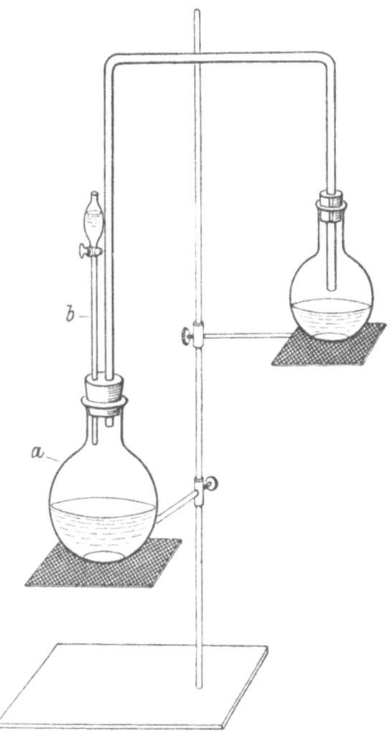

Abb. 47. Apparat zur Darstellung von Bromkampfer.

$$\underset{\text{Hexamethylen}}{\begin{array}{c} H_2 \\ C \\ H_2C \diagup \diagdown CH_2 \\ H_2C \diagdown \diagup CH_2 \\ C \\ H_2 \end{array}}$$

Dasselbe findet sich unter dem Namen Naphten im kaukasischen Petroleum.

Die Darstellung der hydroaromatischen Verbindungen kann nach einem Verfahren von Sabatier und Senderens erfolgen, indem man Dämpfe von Benzol und seinen Homologen mit Wasserstoff über fein verteiltes Nickel als Katalysator oder andere Katalysatoren streichen läßt.

Durch die Wasserstoffaufnahme haben die hydroaromatischen Verbindungen viel von dem aromatischen Charakter verloren und gleichen in vielen Eigenschaften den aliphatischen Verbindungen. Wie die letzteren sind die Naphtene z. B. gegen Schwefel- und Salpetersäure indifferent.

Die hierher gehörenden Terpene und Kampfer lassen sich vom Cymol = Methylisopropylbenzol:

$$CH_3$$
$$|$$
$$C$$

$$HC \quad CH$$

$$HC \quad CH$$

$$C$$
$$|$$
$$CH$$

$$CH_3 \quad CH_3$$

Cymol

ableiten, da sie in Cymol zurückzuverwandeln sind.

Dem hydrierten Cymol kommt die Formel $C_{10}H_{20}$ zu, man nennt es Menthan:

$$CH_3$$
$$|$$
$$CH$$

$$H_2C \quad CH_2$$

$$H_2C \quad CH_2$$

$$CH$$
$$|$$
$$CH$$

$$CH_3 \quad CH_3$$

Menthan

Der Kampfer ist das Keton eines Kohlenwasserstoffes von der Formel $C_{10}H_{18}$. Da nun der Kampfer und mithin der ihm zugrunde liegende Kohlenwasserstoff gesättigte Verbindungen sind (keine Doppelbindungen enthalten) und letzterer vom Menthan nur um zwei Wasserstoffatome differiert, muß notwendig eine zweite Ringbildung angenommen werden. Dies kann in der Weise geschehen, daß die Isopropylgruppe in den Kern zu liegen kommt und Bindung mit dem paraständigen Kohlenstoffatom eingeht:

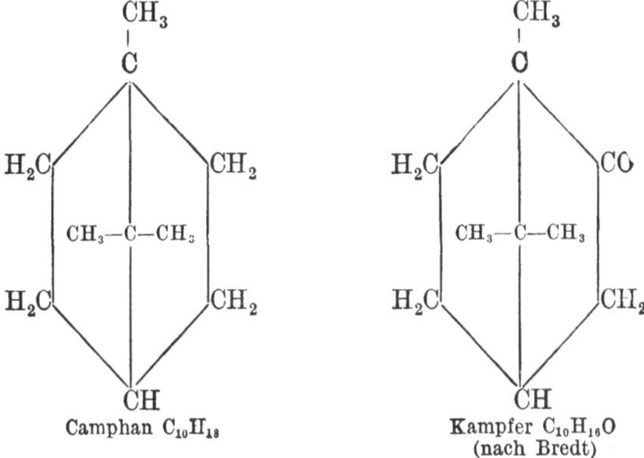

Bei unserem Präparate haben wir es mit der Bromierung gleichsam eines hydroaromatischen Kohlenwasserstoffes zu tun. Sowohl in den aliphatischen wie in den aromatischen Kohlenwasserstoffen lassen sich Wasserstoffatome durch Chlor und Brom bei direkter Einwirkung dieser Halogene (Jod wirkt nicht ein) ersetzen. Diese Eigenschaft teilt, wie wir an diesem Präparate sehen, der Kampfer als hydroaromatische Verbindung mit den aliphatischen und aromatischen Kohlenwasserstoffen.

Lassen wir nun gemäß unserer Darstellung auf 1 Mol. Kampfer 1 Mol. Brom einwirken, so erfolgt Bromierung unter Ersatz eines Wasserstoffatoms in der der Karbonylgruppe benachbarten, gewöhnlich als α bezeichneten Methylengruppe, so daß dem α-Bromkampfer und seiner Bildung folgende Formel bzw. Gleichung zukommt:

Eigenschaften. Bromkampfer bildet farblose Kristalle von mildem, kampferartigem Geruch und Geschmack. Er ist in Wasser fast unlöslich, leicht löslich in Weingeist, Äther, Chloroform usw.

Prüfung.

1. Schmelzpunkt: 76⁰.

2. auf Bromwasserstoffsäure:

Dieselbe ist bei ungenügendem Auswaschen vorhanden.

Schüttelt man etwa 0,5 g Bromkampfer mit 10 ccm Wasser, so sei das Filtrat neutral und gebe mit Silbernitratlösung keine Halogenreaktion. Bromwasserstoffsäure gibt gelblichweißen, in Säuren unlöslichen, in Ammoniak ziemlich schwer löslichen Silberbromidniederschlag:

$$HBr + AgNO_3 \longrightarrow AgBr + HNO_3$$
Bromwasser-   Silber-   Silber-   Salpeter-
stoff   nitrat   bromid   säure

Anmerk.: Die bei der Bromierung des Kampfers als Nebenprodukt erhaltene wässerige Bromwasserstoffsäure unterwirft man bei vorgelegtem Kühler der fraktionierten Destillation. Zunächst destilliert Wasser über, schließlich bei 126⁰ eine 48proz. Säure. Dieselbe kann bei der Herstellung von **Kaliumbromid** (s. d.) Verwendung finden oder direkt auf Kaliumbromid verarbeitet werden, indem man sie mit Kaliumkarbonat neutralisiert und zur Kristallisation einengt.

50. Acidum camphoricum — Kampfersäure.

Darstellung. In einem Rundkolben von 2 Liter Inhalt übergießt man 75 g Kampfer mit 1 Liter Salpetersäure (spez. Gewicht.: 1,27). Den Kolbenhals verbindet man dicht schließend, eventuell unter Vergipsen, mit einem nicht zu kurzen Ableitungsrohr für die Gase. Das Rohr dient gleichzeitig als Rückflußkühler für die verdampfende Salpetersäure (Abb. 48).

Den Kolbeninhalt bringt man auf dem Wasserbade in lebhaftes Sieden. Der Kampfer schmilzt, die Salpetersäure wirkt unter starker Entwicklung roter Stickstoffdioxyddämpfe ein, die ins Freie oder in einen Abzug geleitet werden, während die verdampfende Salpetersäure sich in dem Steigrohr verdichtet und in den Kolben zurückfließt. Nach etwa dreitägigem Erhitzen ist die Reaktion beendet, man erkennt es am besten daran, daß die Dämpfe im Steigrohr nur noch wenig gefärbt sind.

Man läßt erkalten, sammelt die in der Salpetersäure ausgeschiedenen Kampfersäurekristalle in einem mit Glaswolle lose verstopften Trichter, engt zur weiteren Kristallisation die Mutterlauge durch Destillation auf etwa $^1/_5$ ihres Volumens ein und fügt
die eventuell sich bildende Kristallisation zur ersteren.

Nach völligem Abtropfen übergießt man in einem Kolben die
Kristalle mit der fünffachen Menge Wasser und fügt unter Erhitzen in kleinen Anteilen so viel Natriumkarbonat hinzu, daß Auflösung erfolgt
und die Flüssigkeit schwach alkalisch
reagiert. Man filtriert noch heiß und läßt
kristallisieren.

Um aus dem so erhaltenen kampfersauren Natrium die Kampfersäure in
Freiheit zu setzen, löst man die Kristalle
in der zehnfachen Menge Wasser auf, versetzt mit überschüssiger Salzsäure und
läßt kristallisieren. Die so gewonnene
Kampfersäure kristallisiert man zur Erhaltung eines rein weißen Präparates
mehrmals, eventuell unter Zusatz von
etwas Tierkohle aus ca. 20—30 Teilen
siedenden Wassers um.

Betrachtung. Bei den Präparaten
Nitrobenzol und Bromkampfer
wurde dargelegt, daß die Paraffine
gegen Schwefel- und Salpetersäure indifferent sind, die aromatischen Kohlenwasserstoffe dagegen von diesen Säuren
leicht angegriffen werden unter Bildung
von Sulfosäuren oder Nitroverbindungen, und daß schließlich die ge-
sättigten hydroaromatischen Kohlenwasserstoffe sich wie die
Paraffine verhalten.

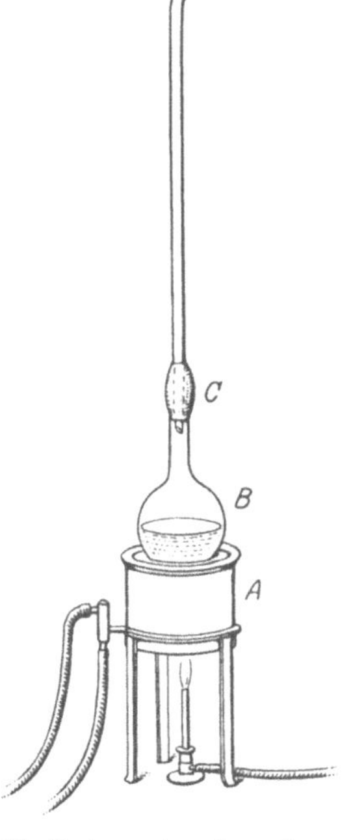

Abb. 48. Apparat zur Darstellung
von Kampfersäure.

Kampfer ist das Keton eines hydroaromatischen Kohlenwasserstoffes, des Camphans (s. Bromkampfer). Durch die die
Ketone charakterisierende Karbonylgruppe CO, also durch den
Eintritt eines Sauerstoffatoms, ist die Oxydation des Kohlenwasserstoffes Camphan eingeleitet, so daß die Einwirkung von
Salpetersäure gleichsam als eine Fortsetzung der einmal einge-
tretenen Oxydation anzusehen ist, indem dieselbe unter obigen
Darstellungsbedingungen den Kampfer nicht etwa wie die aromatischen Verbindungen in Nitroverbindungen, sondern unter

Sprengung des Ringes in die zweibasische Kampfersäure über-
führt. (Charakteristisch für zyklische Ketone überhaupt:)

$$CH_3$$

$$C_*$$

$$H_2C \qquad CO$$

$$CH_3-C-CH_3 \qquad + 2HNO_3 \rightarrow \qquad CH_3-C-CH_3$$

$$H_2C \qquad CH_2$$

$$\begin{matrix} C_* \\ H \end{matrix}$$

Kampfer   Salpetersäure   Kampfersäure

$$+ H_2O + 2NO$$

Wasser Stickstoff-
oxyd

Die Kampfersäure weist in ihrer Strukturformel wie der
Kampfer zwei ungleichwertige, asymmetrische, mit * bezeichnete
Kohlenstoffatome auf (s. Tartar. stib.). Man kennt vier optisch
aktive Kampfersäuren: die rechts- und linksdrehende Kampfersäure und die rechts- und linksdrehende Isokampfersäure. Wir
haben die rechtsdrehende Kampfersäure vor uns.

Als Größenausdruck für die optische Drehung wählt man
meist die spezifische Drehung = (α).

Bezeichnet man mit

α den am Polarisationsapparat abgelesenen Drehungswinkel,
l die Länge in Dezimeter des die Lösung enthaltenden Rohres,
c die prozentuale Konzentration der Lösung, so ist

$$[\alpha] = \frac{\alpha \cdot 100}{l \cdot c}.$$

Da die Drehung von der Farbe des Lichtes, der Temperatur
und auch öfters von dem Lösungsmittel abhängig ist, so hat man
diese Daten mit in die Gleichung zu setzen. Das häufig angewandte Natriumlicht bezeichnet man mit D, demselben Ausdrucke,
den man der gelben Linie des Natriumlichtes im Spektroskop
beilegt.

Für eine 15proz. Kampfersäurelösung in absolutem Alkohol
beträgt bei 20°, bei einer Rohrlänge von 2 dm und Anwendung
von Natriumlicht der Ablesungswinkel + (rechts) 14,205°.

Mithin ist

$$[\alpha]_{\substack{D\ 20^0 \\ \text{absol. Alkohol}}} = \frac{14{,}205 \cdot 100}{2 \cdot 15} = 47{,}35^0.$$

Eigenschaften. Kampfersäure bildet weiße, geruchlose Kristallblättchen. Sie löst sich in 150 Teilen Wasser von 15^0 und in 20 Teilen siedendem Wasser. In Weingeist und Äther ist sie leicht, in Chloroform schwer löslich. Die wässerige und weingeistige Lösung reagieren sauer.

Silber-, Eisenoxyd- und Kupfersalzlösungen rufen in wässeriger Kampfersäurelösung Niederschläge der entsprechenden kampfersauren Salze hervor.

Prüfung.

1. Schmelzpunkt: 186^0.

2. auf Schwefelsäure:

Die kaltgesättigte wässerige Lösung der Kampfersäure darf durch Bariumnitratlösung nicht verändert werden. Schwefelsäure gibt sich durch Bildung von Bariumsulfat zu erkennen:

$$\underset{\substack{\text{Schwefel-}\\\text{säure}}}{H_2SO_4} + \underset{\substack{\text{Barium-}\\\text{nitrat}}}{Ba(NO_3)_2} \longrightarrow \underset{\substack{\text{Barium-}\\\text{sulfat}}}{BaSO_4} + \underset{\substack{\text{Salpeter-}\\\text{säure}}}{2\,HNO_3}$$

3. auf Salzsäure:

(Von der Zersetzung des kampfersauren Natriums bei ungenügendem Umkristallisieren vorhanden.)

Die Lösung nach 2 darf durch Silbernitratlösung nicht verändert werden. Salzsäure gibt weiße Fällung von Silberchlorid:

$$\underset{\substack{\text{Chlor-}\\\text{wasserstoff}}}{HCl} + \underset{\substack{\text{Silber-}\\\text{nitrat}}}{AgNO_3} \longrightarrow \underset{\substack{\text{Silber-}\\\text{chlorid}}}{AgCl} + \underset{\substack{\text{Salpeter-}\\\text{säure}}}{HNO_3}$$

4. auf Salpetersäure:

(Ebenfalls bei ungenügender Reinigung des Präparates von der Darstellung her.)

Mischt man 2 ccm der gesättigten wässerigen Lösung des Präparates mit 2 ccm Schwefelsäure und überschichtet die Mischung nach dem Erkalten mit 1 ccm Ferrosulfatlösung, so darf an der Berührungsstelle beider Flüssigkeiten keine braune Zone entstehen. Die Salpetersäure wird durch Ferrosulfat zu Stickstoffoxyd reduziert. Letzteres bildet mit dem überschüssigen Ferrosulfat ein braunes komplexes Eisenstickoxydion:

$$\underset{\text{Ferrosulfat}}{6\,FeSO_4} + \underset{\substack{\text{Salpeter-}\\\text{säure}}}{2\,HNO_3} + \underset{\substack{\text{Schwefel-}\\\text{säure}}}{3\,H_2SO_4} \longrightarrow \underset{\text{Ferrisulfat}}{3\,Fe_2(SO_4)_3} + \underset{\substack{\text{Stick-}\\\text{stoffoxyd}}}{2\,NO} + \underset{\text{Wasser}}{4\,H_2O}$$

5. auf fremde Beimengungen:

Kampfersäure muß sich beim Erhitzen unter Entwicklung weißer, stechend riechender Dämpfe (Zerfallsprodukte, Isobutter-

säure usw.) verflüchtigen. Der Rückstand darf höchstens 0,1 %
betragen.

6. Gehaltsbestimmung:

Man löst in einem Erlenmeyer-Kolben 0,5 g bei 80⁰ getrocknete
Kampfersäure in 20 ccm Weingeist und titriert nach Zusatz einiger
Tropfen Phenolphthaleinlösung als Indikator mit $N/_{10}$-Kalilauge
bis zur bleibenden Rotfärbung. Es sollen 50 ccm verbraucht
werden.

1 ccm $N/_{10}$-Kalilauge entspricht gemäß der Gleichung:

$$C_8H_{14}(COOH)_2 + 2KOH \rightarrow C_8H_{14}(COOK)_2 + 2H_2O$$

Kampfersäure   Kalium-   Kampfersaures   Wasser
Mol.-Gew.: 200,13   hydroxyd   Kalium

$$= \frac{200{,}13}{2 \cdot 10000} = 0{,}01 \text{ g Kampfersäure.}$$

Der Prozentgehalt des Präparates an Kampfersäure soll mithin $50 \cdot 0{,}01 \cdot 200 = 100$ betragen, d. h. es muß reine Kampfersäure vorliegen.

51. Amylum solubile — Lösliche Stärke.

Darstellung. In einer Schale oder weithalsigen Flasche wird
eine beliebige Menge Kartoffelstärke mit so viel verdünnter reiner
Salzsäure (7,5 %) übergossen, daß die Flüssigkeit nach völliger
Durchtränkung der Stärke noch einige Zentimeter über dieser
steht. Man läßt unter öfterem Durcharbeiten mit einem Stock oder
dicken Glasstab 7 Tage bei gewöhnlicher Temperatur oder 3 Tage
bei 40⁰ stehen, seiht dann die Salzsäure durch ein Tuch ab und
wäscht die Stärke zunächst durch Dekantieren, später auf dem
Seihtuche mit Wasser so lange aus, bis das ablaufende Wasser
vollkommen neutral ist und Lackmuspapier nicht mehr rötet.
Man trocknet an der Luft und bewahrt die lösliche Stärke vor
Feuchtigkeit geschützt in gut zu verschließenden Glasgefäßen auf.

Betrachtung. Die Stärke ist ein Kohlenhydrat, und zwar ein
Polysaccharid (s. Ferrum oxydatum cum Saccharo). Ihr Molekül besteht aus der Inhaltsubstanz, der Amylose, und der
Hüllsubstanz, dem Amylopektin. Die bekannte Eigenschaft
der Stärke, beim Erhitzen ihrer wässerigen Ausschüttelung zu
verkleistern, beruht scheinbar auf einer Quellung besonders des
Amylopektins, während die Amylose mehr oder weniger in Lösung
geht.

Jod färbt Stärke, offenbar durch Einlagerung, blau. Beim
Erhitzen einer durch Jod blau gefärbten Stärkelösung verschwindet die Blaufärbung und kehrt beim Erkalten wieder zurück.

Die Stärke läßt sich aufschließen, abbauen oder verzuckern (hydrolysieren), d. h. das Stärkemolekül ist zerlegbar in kleine und immer kleinere Moleküle hinab bis zum Monosaccharid, der Glukose, dem Trauben- oder Stärkezucker, dessen Moleküle als die Bausteine des Stärkemoleküls aufzufassen sind. Die Verzuckerung kann auf biochemischem oder auf rein chemischem Wege erfolgen.

Die biochemische Verzuckerung ist eine amylolytische Fermentwirkung der Amylase oder Diastase, eines Fermentes, das sich beim Keimen der Getreidekörner, vor allem der Gerste reichlich bildet und daher in dieser Form als Malz zur Bier- und Spiritusbereitung reichliche Verwendung findet (Maischprozeß). Die fermentativ-amylolytische Spaltung führt aber im Gegensatz zu der chemischen Verzuckerung nur bis zu dem Disaccharid, der Maltose, wobei sich zugleich ein Unterschied zwischen der Hüll- und Inhaltsubstanz bemerkbar macht. Während die Inhaltsubstanz (Amylose) zu 100 % in Maltose übergeführt wird, verläuft die Verzuckerung der Hüllsubstanz (Amylopektin) oft unvollständig unter Hinterlassung sogenannter Grenzdextrine, deren weitere Spaltung zu Maltose erst unter besonderen Bedingungen verläuft.

Die rein chemische Verzuckerung geschieht meist mittels Mineralsäuren. Sie kann im günstigsten Falle bis zur Glukose durchgeführt werden. Sie ist aber je nach Umständen, wie Stärke und Konzentration der Säure, Dauer der Säureeinwirkung, Temperatur usw. graduell verschieden. Man ist demnach nach Wahl dieser Umstände in der Lage, höhere oder niedere Abbauprodukte der Stärke zu gewinnen.

Bei den Herstellungsbedingungen, wie sie für die lösliche Stärke gegeben sind, ist die Hydrolyse der Stärke im allgemeinen noch keine weitgehende. Das Quellungsvermögen der Hüllsubstanz und damit die Kleisterbildung sind aufgehoben. Die Stärke gibt nunmehr mit heißem Wasser eine klare oder fast klare kolloide (s. Kolloide) Lösung. Die Eigenschaft der Stärke, sich mit Jod blau zu färben, ist aber erhalten geblieben.

Bei der löslichen Stärke haben wir es demnach mit Abbauprodukten zu tun, die sich bezüglich Dispersitätsgrad und Konstitution zwischen Stärke und Dextrin bewegen. Dextrin gibt mit Jod keine Bläuung mehr, sondern nur noch Weinrotfärbung. Der Abbaugrad der löslichen Stärke kann nach der Herstellungsart verschieden sein und damit auch ihr Verhalten hinsichtlich Lösbarkeit in Wasser, reduzierender Eigenschaften usw.

Zur Herstellung der löslichen Stärke, wie sie vor allem zur Appretur und Schlichte in der Textilindustrie dient, werden nach Patenten u. a. auch Persalze, Perborate und Chloramin (s. S. 50) verwandt.

In der Analytik findet die lösliche Stärke als Indikator bei jodometrischen und ähnlichen maßanalytischen Bestimmungen Verwendung. Sie eignet sich hierzu in ihrer heiß zu bereitenden und kalt zu verwendenden 1 proz. wässerigen Lösung weit besser als die gewöhnliche Stärke.

Eigenschaften. Die lösliche Stärke bildet ein weißes, geruch- und geschmackloses Pulver. Die Struktur der zur Verwendung gekommenen Stärke, z. B. der Kartoffelstärke mit ihrer deutlichen exzentrischen Schichtung, ist im mikroskopischen Bilde noch deutlich erkennbar. Die lösliche Stärke gibt mit heißem Wasser eine klare oder fast klare Lösung.

Prüfung

1. auf freie Säure und freies Alkali:

Die wässerige Lösung der löslichen Stärke darf angefeuchtetes rotes und blaues Lackmuspapier nicht verändern.

2. auf zu weite Hydrolyse (Dextrinierung oder Verzukkerung):

a) Ein Gemisch von 5 ccm der 1 proz. wässerigen Lösung des Präparates mit 100 ccm Wasser muß durch 1 Tropfen $N/_{10}$-Jodlösung deutlich blau gefärbt werden (s. o.).

b) Werden 3 ccm Fehlingsche Lösung mit 3 ccm der 1 proz. wässerigen Stärkelösung in der Siedehitze gemischt, so darf die Fehlingsche Lösung nicht oder nur ganz schwach reduziert werden (Kupferoxydulausscheidung).

Die Fehlingsche Lösung besteht aus gleichen Teilen einer Kupfersulfatlösung und einer Natriumhydroxyd enthaltenden Seignettesalzlösung (Kalium-Natriumtartrat). Sie ist wegen ihrer geringen Haltbarkeit stets erst kurz vor Gebrauch zu mischen. In dieser tiefblauen Lösung haben wir das innere Kupfer(II)salz des Seigenettesalzes, welches das durch das Natriumhydroxyd aus dem Kupfersulfat ausgeschiedene Kupferhydroxyd an seine beiden Hydroxylgruppen (s. Tartarus stibiatus) zu einer tiefblauen Verbindung bindet. Wirken reduzierende Stoffe wie Maltose in der Hitze auf die Fehlingsche Lösung ein, so wird das Kupfer in einwertiger Form als rotes Kupferoxydul abgeschieden.

3. auf mineralische Beimengungen:

1 g lösliche Stärke darf höchstens 0,01 g Glührückstand hinterlassen.

52. Benzaldehydzyanhydrin — Mandelsäurenitril.

Darstellung. A. In einem Kolben werden 13 g fein gepulvertes 100 proz. Kaliumzyanid oder eine äquivalente Menge eines möglichst reinen Kaliumzyanids von bekanntem Gehalt — der Gehalt ist titrimetrisch mit volumetrischer Silbernitratlösung (s. u. Gehaltsbest.) festzustellen — mit 20 g frisch destilliertem Benzaldehyd versetzt. Zu diesem Gemisch werden unter Außenkühlung mit Eis aus einem Tropftrichter 20 g konzentrierte Salzsäure (37—38 %) tropfenweise zugegeben (Abb. 49). Man läßt 1 Stunde lang unter häufigem Umschütteln stehen, gießt die fünffache Menge Wasser hinzu, wäscht einige Male mit kaltem Wasser im Scheidetrichter das ölige Reaktionsprodukt und trennt dieses schließlich in dem Scheidetrichter vom Wasser. Die Zersetzlichkeit des Nitrils gestattet keine weitere Reinigung.

B. Nach einem früheren patentierten Verfahren läßt sich das Präparat zweckmäßiger wie folgt darstellen:

In einem Becherglase versetzt man 15 g Benzaldehyd mit 50 ccm einer konzentrierten wässerigen Natriumbisulfitlösung und rührt die Mischung so lange mit einem Glasstabe, bis sie zu einem Brei — Additionsprodukt von Benzaldehyd und Natriumbisulfit — erstarrt ist. Der Brei wird an der Saugpumpe von der Flüssigkeit getrennt und nach mehrmaligem Waschen mit Wasser in einem Becherglase mit einer kalten Lösung von 12 g Kaliumzyanid in 25 g Wasser versetzt. Beim Umrühren erfolgt in kurzer Zeit Lösung, wobei sich das Mandelsäurenitril als Öl abscheidet, das man nach

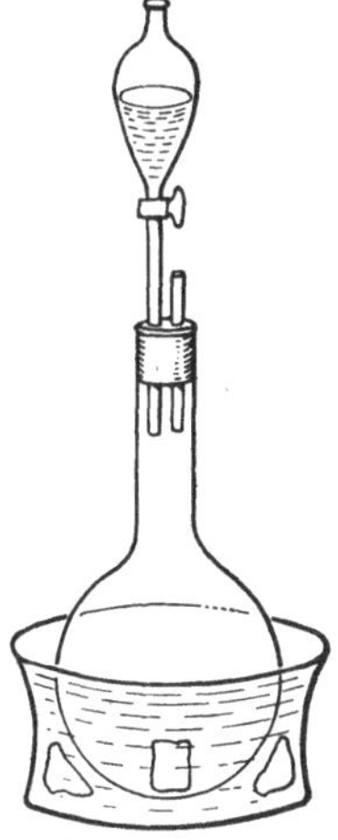

Abb. 49. Apparat zur Herstellung von Benzaldehydzyanhydrin.

mehrmaligem Waschen mit Wasser wie oben im Scheidetrichter vom Wasser trennt.

Betrachtung. Aldehyde und Ketone haben u. a. die gemeinsame Eigenschaft, mit Zyanwasserstoff wie auch mit Natriumbisulfit Additionsprodukte zu geben (s. Acid. benzoic.).

Die Reaktion nach A verläuft wie folgt:

Die Salzsäure als starke Säure setzt die außerordentlich schwache Zyanwasserstoffsäure (s. S. 61) aus ihrem Kaliumsalz in Freiheit:

$$KCN + HCl \rightarrow HCN + KCl$$

Kalium-zyanid	Chlor-wasser-stoff	Zyan-wasser-stoff	Kalium-chlorid

14*

Der Zyanwasserstoff lagert sich an den Benzaldehyd an unter
Bildung von **Benzaldehydzyanhydrin** oder **Mandelsäurenitril:**

$$C_6H_5 \cdot C\!\!\begin{array}{l}\diagup O \\ \diagdown H\end{array} + HCN \longrightarrow C_6H_5 \cdot C\!\!\begin{array}{l}\diagup OH \\ \diagdown CN \\ H\end{array}$$

Benzaldehyd   Zyanwasserstoff   Mandelsäurenitril

Die **Nitrile** sind Zyanide und werden in der Nomenklatur
als Nitrile der Säuren benannt, die bei der Verseifung der Nitrile
entstehen. Bei dieser Verseifung wird die „CN“-Gruppe durch
zwei Moleküle Wasser in die Karboxylgruppe — COOH — und
Ammoniak — NH_3 — zerlegt.

In der Anlagerung der CN-Gruppe liegt eine wichtige Synthese
organischer Säuren, und zwar im besonderen der **Oxysäuren**[1]
aus den Anlagerungen an Aldehyde und Ketone, den „**Oxynitrilen**“.

Unser Anlagerungsprodukt, das **Benzaldehydzyanhydrin**,
gibt bei der Verseifung **Phenyloxyessigsäure = Mandelsäure** und heißt demnach auch **Mandelsäurenitril:**

$$C_6H_5 \cdot CH(OH) \cdot CN + 2 H_2O \longrightarrow C_6H_5 \cdot CH(OH) \cdot COOH + NH_3$$

Mandelsäurenitril   Wasser   Mandelsäure   Ammoniak

Bei der **Darstellung unter B** erhalten wir zunächst das
Additionsprodukt von Benzaldehyd und Natriumbisulfit:

$$C_6H_5 \cdot C\!\!\begin{array}{l}\diagup O \\ \diagdown H\end{array} + NaHSO_3 \longrightarrow C_6H_5 \cdot C\!\!\begin{array}{l}\diagup OH \\ \diagdown H \\ \diagdown OSO_2Na\end{array},$$

Benzaldehyd   Natriumbisulfit   Benzaldehyd-Natriumbisulfit

das sich mit Kaliumzyanid zu Mandelsäurenitril und Kalium-
Natriumsulfit umsetzt:

$$C_6H_5 \cdot C\!\!\begin{array}{l}\diagup OH \\ \diagdown H \\ OSO_2Na + K\,CN\end{array} \longrightarrow C_6H_5 \cdot C\!\!\begin{array}{l}\diagup OH \\ \diagdown H \\ \diagdown CN\end{array} + KNaSO_3$$

Benzaldehyd-Natriumbisulfit   Kaliumzyanid   Mandelsäurenitril   Kalium-Natriumsulfit

Eigenschaften. Das Mandelsäurenitril bildet eine gelbe, ölige,
nach Benzaldehyd riechende Flüssigkeit, die in Wasser fast unlöslich, in Weingeist, Äther oder Chloroform leicht löslich ist.
Dichte $\dfrac{20^0}{4^0} = 1{,}115{-}1{,}120$.

---

[1] Die Kohlenstoffatome aliphatischer Säuren werden zur Kennzeichnung
der Stellung von Substituenten oft mit den Buchstaben des griechischen
Alphabets bezeichnet, und zwar das der Karboxylgruppe benachbarte
Kohlenstoffatom mit α: $CH_3 \cdot CH_2 \cdot CH_2 \cdot CH_2 \cdot COOH$.
γ   β   α

Prüfung.

1. Identitätsreaktion:

Fügt man 1 Tropfen Mandelsäurenitril zu Schwefelsäure, so tritt eine stark karmesinrote Färbung auf. Man nimmt diese Reaktion am besten in einem Porzellanschälchen vor.

2. Identitätsreaktion auf die Zyangruppe:

10 ccm der Lösung von 0,5 g Mandelsäurenitril in 25 ccm Weingeist und 74,5 ccm Wasser werden nach Zusatz von wenig Ferrosulfat, 1 Tropfen Eisenchloridlösung und 1 ccm Natronlauge 1 Minute lang gekocht. Nach dem Ansäuern mit Salzsäure tritt Blaufärbung unter Abscheidung eines blauen Niederschlages ein. Es ist das die Berlinerblaureaktion. Durch die Natronlauge wird die Zyangruppe in Natriumzyanid übergeführt und aus dem Ferrosulfat Ferrohydroxyd gefällt:

a) $\quad C_6H_5 \cdot CH(OH)CN + NaOH \rightarrow C_6H_5 \cdot C\!\!\stackrel{\displaystyle O}{\diagdown_H} + NaCN + H_2O$

Mandelsäurenitril   Natrium-   Benzaldehyd   Natrium-   Wasser
hydroxyd   zyanid

b) $\quad FeSO_4 + 2\,NaOH \rightarrow Fe(OH)_2 + Na_2SO_4$

Ferrosulfat   Natrium-   Ferro-   Natrium-
hydroxyd   hydroxyd   sulfat

Natriumzyanid und Ferrohydroxyd setzen sich um zu Ferrozyanid und Natriumhydroxyd:

$$Fe(OH)_2 + 2\,NaCN \rightarrow Fe(CN)_2 + 2\,NaOH$$

Ferrohydroxyd   Natrium-   Ferro-   Natrium-
zyanid   zyanid   hydroxyd

Ferrozyanid gibt mit dem überschüssigen Natriumzyanid Natriumferrozyanid:

$$Fe(CN)_2 + 4\,NaCN \rightarrow Na_4Fe(CN)_6,$$

Ferrozyanid   Natrium-   Natriumferro-
zyanid   zyanid

das mit Ferrichlorid die bekannte Berlinerblaureaktion gibt:

$$3\,Na_4FeCy_6 + 4\,FeCl_3 \rightarrow 12\,NaCl + Fe_4(FeCy_6)_3$$

Natriumferro-   Ferri-   Natrium-   Ferriferro-
zyanid   chlorid   chlorid   zyanid

3. auf freie Säure:

Die Lösung nach 2 darf Lackmuspapier kaum röten.

4. auf unzulässige Menge freien Zyanwasserstoffs:

Werden 10 ccm der Lösung nach 2 mit 0,8 ccm $N/_{10}$-Silbernitratlösung und einigen Tropfen Salpetersäure vermischt, so muß das Filtrat noch den eigenartigen Geruch des Bittermandelwassers zeigen und darf nach weiterem Zusatz von $N/_{10}$-Silbernitratlösung nicht mehr getrübt werden.

Die hier zur Verwendung kommende Lösung ist das Bittermandelwasser des Arzneibuches. Diese Prüfung entspricht daher ganz der Prüfung 1 bei Aqua Amygdalarum amararum. In der vorliegenden Verdünnung soll daher der Gehalt an freiem Zyanwasserstoff 0,02% nicht übersteigen.

5. Gehaltsbestimmung:

0,5 g Mandelsäurenitril werden in einem Meßkölbchen von 100 ccm Inhalt in 25 ccm Weingeist gelöst. Hierauf wird mit Wasser auf 100 ccm aufgefüllt. 25 ccm dieser Lösung = 0,125 g Mandelsäurenitril werden in einen Erlenmeyer-Kolben pipettiert, mit 100 ccm Wasser, 2 ccm Kaliumjodidlösung und 1 ccm Ammoniakflüssigkeit versetzt und mit $N/_{10}$-Silbernitratlösung bis zum Eintritt einer gelblichen Opaleszenz titriert. Es sollen mindestens 4,2 ccm der $N/_{10}$-Silbernitratlösung verbraucht werden.

Der Reaktionsvorgang entspricht genau dem bei der Gehaltsbestimmung des Bittermandelwassers (s. d.). Aus den Reaktionsgleichungen daselbst geht hervor, daß 1 Mol. $AgNO_3$ = 2 Mol. Mandelsäurenitril (M. G. 133,06) entspricht.

1 ccm $N/_{10}$-$AgNO_3$-Lösung zeigt mithin $\dfrac{2 \cdot 133,06}{10000} = 0,026612$ g Mandelsäurenitril an.

Der Mindest-Prozentgehalt an Mandelsäurenitril soll mithin betragen:

$$\frac{4,2 \cdot 0,026612 \cdot 100}{0,125} = 89,4.$$

53. Aqua Amygdalarum amararum — Bittermandelwasser.

Darstellung. 1,1 g Mandelsäurenitril werden in 50 g Weingeist gelöst, und die Lösung wird mit 148,9 g Wasser gemischt.

Betrachtung. Das auf diese Weise nach Vorschrift des Deutschen Arzneibuches 6 hergestellte Bittermandelwasser mit einem Blausäure-Gehalt von etwa 0,1% zeigt gegenüber dem aus bitteren Mandeln gewonnenen Produkt, wie ein solches D. A. 5 noch vorschrieb, gewisse Mängel. Es ist oft gelblich gefärbt und trübe, bedingt durch die Eigenschaften und die Veränderlichkeit des Mandelsäurenitrils.

Ein von solchen Mängeln freies Präparat erhält man nach Holdermann (Archiv der Pharmazie 1919, S. 69ff.), wenn man frisch entwickelte Zyanwasserstoffsäure in verdünnten Weingeist destilliert und dem Destillat die seinem durch Gehaltsbestimmung zu ermittelnden Gehalt an Zyanwasserstoffsäure äquivalente Menge Benzaldehyd zusetzt. Das Gemisch überläßt man unter zeitweiligem Umschütteln einige Tage sich selbst zwecks Lösung des Benzaldehyds und der Anlagerung der Zyanwasserstoffsäure, was vor allem in einer 5proz. Zyanwasserstofflösung rasch erfolgt. Das Produkt ist schließlich auf den vorgeschriebenen Zyanwasserstoffgehalt von $0,1\%$ und den erforderlichen Weingeistgehalt zu bringen.

Im Bittermandelwasser haben wir als Bestandteile: Benzaldehyd, Zyanwasserstoffsäure und deren Additionsprodukt, das Mandelsäurenitril. (S. Benzaldehydzyanhydrin.) Von der gesamten Zyanwasserstoffsäure darf nur $^1/_5$ als freie Zyanwasserstoffsäure zugegen sein.

Bittermandelwasser ist vor Licht geschützt aufzubewahren.

Eigenschaften. Bittermandelwasser ist klar oder nur sehr schwach weißlich getrübt. Das spezifische Gewicht betrage $0,970 - 0,980 \frac{15^0}{15^0}$ bzw. Dichte $0,967 - 0,977 \frac{20^0}{4^0}$.

Prüfung

1. auf unzulässige Menge freien Zyanwasserstoffs, bzw. auf ein durch Mischen von Blausäure, Wasser und Alkohol hergestelltes Bittermandelwasser:

Die Zyangruppe $(CN)_2$ teilt, wie bei Hydrargyrum cyanatum (s. d.) ausgeführt, viele Eigenschaften mit den Halogenen. Uns interessiert hier das Silbersalz, welches wie das der Halogene Chlor, Brom und Jod in Wasser und Säuren unlöslich, in Ammoniak (Jodsilber unlöslich) und Natriumthiosulfat löslich ist. Dasselbe entsteht beim Versetzen von Lösungen der freien Zyanwasserstoffsäure oder deren Salze mit Silbernitratlösung. Aus dem Additionsprodukt von Blausäure mit einem Aldehyd aber, hier dem sog. Zyanhydrierungsprodukt des Benzaldehyds, wird die Zyanwasserstoffsäure durch Silbernitrat nicht gefällt.

Werden 10 ccm Bittermandelwasser mit 0,8 ccm $N/_{10}$-Silbernitratlösung und einigen Tropfen Salpetersäure gemischt, so wird nur die ungebundene Blausäure als Silberzyanid gefällt, das Filtrat muß den Bittermandelwassergeruch behalten haben und darf durch weiteren Zusatz von Silbernitratlösung nicht getrübt werden.

Da gemäß der Umsetzungsgleichung

$$HCN + AgNO_3 \longrightarrow AgCN + HNO_3$$

Blausäure   Silber-   Silber-   Salpeter-
Mol.-Gew.: 27 nitrat   zyanid   säure

1 ccm $N/_{10}$-Silbernitratlösung $= 0,0027$ g Blausäure entspricht, so ist ein Höchstgehalt von $0,0027 \cdot 0,8 \cdot 10 = 0,02\%$ ungebundene Zyanwasserstoffsäure zulässig. Ein im obigen Sinne durch Mischen hergestelltes Bittermandelwasser würde demnach im Filtrat mit weiterer Silbernitratlösung Fällung geben.

2. Gehaltsbestimmung:

Man gibt 25 g Bittermandelwasser in einen Erlenmeyer-Kolben, vermischt mit 100 ccm Wasser, setzt 2 ccm Kaliumjodidlösung und 1 ccm Ammoniakflüssigkeit hinzu und titriert mit $N/_{10}$-Silbernitratlösung (1 ccm = 0,005404 g Zyanwasserstoff), bis eine gelbliche Opaleszenz entsteht.

Hierzu sollen 4,58—4,95 ccm $N/_{10}$-Silbernitratlösung erforderlich sein.

Der Chemismus bei diesem Titrationsverfahren ist folgender:

Die Verbindung Benzaldehyd-Zyanwasserstoff wird durch Ammoniak gelöst:

$$C_6H_5 \cdot C{\overset{\diagup OH}{\underset{\diagdown H}{-CN}}} + NH_3 \rightarrow C_6H_5 \cdot C{\overset{\diagup O^1)}{\diagdown H}} + NH_4CN$$

Benzaldehyd-   Ammoniak   Benzaldehyd   Ammonium-
Zyanwasserstoff   zyanid

Die Zyangruppe bildet wie die Halogene Chlor, Brom und Jod ein in Wasser und verdünnten Säuren unlösliches Silbersalz, das u. a. in Kaliumzyanid- oder Ammoniumzyanidlösung löslich ist. Bei der Titration mit Silbernitratlösung erfolgt nun zunächst Ausfällung von Silberzyanid, das sich aber beim Umrühren in der überschüssigen Ammoniumzyanidlösung sogleich wieder zu dem komplexen Salz Ammoniumsilberzyanid löst:

$$2NH_4CN + AgNO_3 \rightarrow NH_4Ag(CN)_2 + NH_4NO_3$$

Ammonium-   Silbernitrat   Ammoniumsilber-   Ammonium-
zyanid   zyanid   nitrat

Erst wenn alles Zyanid als Ammoniumsilberzyanid vorliegt, ruft ein weiterer Tropfen Silbernitratlösung Fällung von Silberjodid (unlöslich in Ammoniak) hervor. Aus der Formel ersehen wir, daß ein Mol. Silbernitrat zwei Mol. Blausäure entspricht, daher 1 ccm $N/_{10}$-Silbernitratlösung = 0,005404 g (der doppelten Menge wie bei Prüfung 1) Blausäure.

Der Prozentgehalt an HCN soll daher betragen:

$$4,58 \text{ bis } 4,95 \cdot 0,005404 \cdot 4 = 0,099 \text{ bis } 0,107.$$

Bei einem etwaigen zu hohen Gehalt an Zyanwasserstoff ist das Bittermandelwasser durch Zusatz eines Gemisches von 1 Teil Weingeist und 3 Teilen Wasser auf den vorgeschriebenen Gehalt zu verdünnen.

---

[1]) Benzaldehyd bildet mit Ammoniak Hydrobenzamid:

$$3C_6H_5 \cdot C{\overset{\diagup O}{\diagdown H}} + 2NH_3 \rightarrow (C_6H_5 \cdot CH)_3N_2 + 3H_2O$$

Atomgewichte der Elemente.

Zeichen	Element	Gewicht	Zeichen	Element	Gewicht
Ag	Silber	$107,88_0$	Mn	Mangan . . .	54,93
Al	Aluminium . .	26,97	Mo	Molybdän . .	96,0
Ar	Argon	39,94	N	Stickstoff . .	14,008
As	Arsen	74,96	Na	Natrium . . .	$22,99_7$
Au	Gold . . .	197,2	Nb	Niobium . . .	93,5
B	Bor	10,82	Nd	Neodym . . .	$144,2_7$
Ba	Barium . . .	$137,3_7$	Ne	Neon	20,2
Be	Beryllium . .	9,02	Ni	Nickel	58,68
Bi	Wismut . . .	$209,0_0$	**O**	**Sauerstoff** . .	**16,000**
Br	Brom	$79,91_6$	Os	Osmium . . .	190,9
C	Kohlenstoff .	12,00	P	Phosphor . .	31,04
Ca	Kalzium . . .	40,07	Pb	Blei	$207,2_0$
Cd	Kadmium . .	$112,4_0$	Pd	Palladium . .	106,7
Ce	Zerium . . .	140,2	Pr	Praseodym . .	$140,9_2$
Cl	Chlor	$35,45_7$	Pt	Platin	195,2
Co	Kobalt . . .	58,97	Ra	Radium . . .	$225,9_7$
Cp	Cassiopeium .	175,0	Rb	Rubidium . .	$85,4_5$
Cr	Chrom	52,01	Rh	Rhodium . .	102,9
Cs	Zäsium . . .	$132,8_1$	Ru	Ruthenium . .	101,7
Cu	Kupfer . . .	63,57	S	Schwefel . . .	32,07
Dy	Dysprosium .	162,5	Sb	Antimon . . .	$121,7_6$
Em	Emanation . .	222	Sc	Scandium . .	45,10
Er	Erbium . . .	167,7	Se	Selen	79,2
Eu	Europium . .	152,0	Si	Silizium . . .	28,06
F	Fluor	19,00	Sm	Samarium . .	150,4
Fe	Eisen	55,84	Sn	Zinn	$118,7_0$
Ga	Gallium . . .	69,72	Sr	Strontium . .	$87,6_3$
Gd	Gadolinium. .	157,3	Ta	Tantal	181,5
Ge	Germanium .	72,60	Tb	Terbium . . .	159,2
H	Wasserstoff .	1,008	Te	Tellur	127,5
He	Helium . . .	4,00	Th	Thorium . . .	$232,1_2$
Hf	Hafnium . . .	178,6	Ti	Titan	47,90
Hg	Quecksilber .	$200,6_1$	Tl	Thallium . . .	$204,3_9$
Ho	Holmium. . .	163,5	Tu	Thulium . . .	169,4
In	Indium . . .	114,8	U	Uran	$238,1_8$
Ir	Iridium . . .	193,1	V	Vanadium . .	51,0
J	Jod	126,92	W	Wolfram . . .	184,0
K	Kalium . . .	$39,10_4$	X	Xenon	130,2
Kr	Krypton . . .	82,9	Y	Yttrium . . .	$88,9_3$
La	Lanthan . . .	$138,9_0$	Yb	Ytterbium . .	173,5
Li	Lithium . . .	6,94	Zn	Zink	65,38
Mg	Magnesium . .	24,32	Zr	Zirkonium . .	$91,2_5$

Sachverzeichnis.

Abraumsalze 101.
Acetanilidum 180.
Acidum benzoicum 188.
— camphoricum 204.
— chromicum 145.
— picrinicum 186.
— trichloraceticum 161.
Aether aceticus 148.
— bromatus 197.
Affinität 46.
Akrolein 175.
Aktivin 50.
Aktuelle Azidität 37.
Alaun 59.
— gebrannter 62.
Alaunstein 60.
Aldehyde 137, 154, 159, 162.
Algarotpulver 166.
Aliphatische Verbindungen 176.
Alkalimetrie 35.
Alkoholgel 119.
Alkoholmeter 26.
Alkoholsol 119.
Alkyle 155.
Allotrope Zustände 88, 128.
Alumen 59.
— ustum 62.
Aluminiumazetatlösung 82.
Amine 155.
Ammonium chloratum 79.
Ammoniumchlorid 79.
Ammoniumrhodanid 139.
Ammoniumsalze 80.
Amphoter 62.
Amylase 209.
Amylopektin 208.
Amylose 208.
Amylum solubile 208.
Anilide 181.
Anilin 178.
— schwarz 180.

Anionen 54.
Anode 54.
Antifebrin 180.
Antiformin 50.
Antimonpentasulfid 93.
Antimontrioxyd 166, 167.
Antimonyl 169.
Antiweinsäure 167, 168.
Apatit 71.
Äpfelsäure 167.
Aqua Amygdalarum amararum 214.
— chlorata 44.
Äquivalentgewicht 33.
Aräometer 25.
Archimedes Gesetz 24.
Argentum nitricum 136.
Aromatische Verbindungen 176.
Arrhenius Theorie der Ionen 54ff.
Arsenige Säure 64.
Arsenitlösung, volumetr. 42.
Aryle 156.
Aseptol 183, 184.
Asymmetrisches Kohlenstoffatom
    167.
Äther 199.
Äthersäure 152.
Äthylbromid 197.
Äthylschwefelsäure 152.
Aussalzen 18.
Ausschütteln 17.
Auswaschen 4.
Atomtheorie 57.
Aufteilungsgrad 118.
Avogadros Hypothese 14, 134.
Azetale 163.
Azetanilid 180.
Azetylgruppe 181.
Azidimetrie 35.

Basisches Magnesiumkarbonat 75.
— Wismutnitrat 140.

Basisches Wismutsalizylat 192.
Baumé Grade 29.
Benzaldehyd 177, 216.
Benzaldehydzyanhydrin 211.
Benzoesäure 188.
Benzotrichlorid 189.
Benzylalkohol 188.
Benzylchlorid 190.
Berlinerblau 114, *126*.
Berlinerblaureaktion 213.
Bernsteinsäure 167.
Bismutum subnitricum 140.
— subsalicylicum 192.
Bittermandelwasser 214.
Blausäure 126.
Bleiessig 86.
Bleipflaster 174.
Brechweinstein 165.
Bromkampfer 200.
Bromwasserstoffsäure 204.
Bruttoformel 107.
Büchnersche Trichter 2.
Büretten 31.

Calcium phosphoricum 70.
Camphora monobromata 200.
Chinon 180.
Chloral 162, 163.
Chloralhydrat 163.
Chloramin 50.
Chlorkalk 49.
Chlorwasser 44.
Chromsäure 145.
Cuprum sulfuricum 66.
Cymol 202.

Deakonverfahren 46.
Dekantieren 4.
Densimeter 26.
Destillation 8.
— mit Wasserdampf 14.
Dextrin 209.
Dialyse 118.
Dialysierte Eisenoxychloridlösung 117.
Diastase 209.
Diazoverbindungen 179.
Dichromsäure 147.
Dichte 23.
Disaccharide 107.
Dispersitätsgrad 118.
Dissoziation, elektrolytische 53 ff.
Dolomit 60, 75.

Doppelsalze 59, 60.
Dynamisches Gleichgewicht 150.

Eau de Javelle 49.
Eisenchloridlösung 112.
Eisenzucker 106.
Elektrode 54.
Elektrolyse 54.
Elektrolyten 54.
Elektron 57.
Empirische Formel 107.
Emplastrum Lithargyri 174.
Endotherme Reaktion 5, *52*.
Entfärben 18.
Enzyme 172.
Erdalkalien 72.
Erhitzen von Substanzen miteinander 5.
Erlenmeyersche Regel 175.
Erstarrungspunkt 22.
Essigäther 148.
Essigester 148.
Essigsaure Tonerdelösung 82.
Ester *149*, 152.
Exotherme Reaktion 52.

Faktor 38.
Fällen 3.
Fällungsanalysen 42.
Faltenfilter 1.
Fehlingsche Lösung 210.
Feinbürette 31.
Fermente 172.
Ferrum carbonicum cum Saccharo 110.
— oxydatum cum Saccharo 106.
Filter 1.
Filtrieren 1.
Formaldehyd 154.
Fowlersche Lösung 63.
Fraktionierte Destillation 9.
— Kristallisation 8.
Fraktionieraufsätze 10.
Fraktionierkolben 9.
Fruktose 107.
Fruchtzucker 107.

Gel 119.
Gewichtsanalyse 30.
Glasfilter 2.
Glashahnbürette 31.
Glukonsäure 137.
Glukose 107, 137, 209.
Glyzeride 172.

Glyzerin 171.
Goldschwefel 93.
Gramm-Atom 33.
Gramm-Mol 33.
Gravimetrische Bestimmung 30.
Grenzdextrine 209.

Hallersches Sauer 151.
Halogene 46.
Halogennachweis durch Kupfer 192.
Hartes Wasser 173.
Heißwassertrichter 7.
Hexahydrobenzol 201.
Hexamethylen 201.
Hexamethylentetramin 154.
Hippursäure 189.
Höllenstein 136.
Homologe Verbindungen 172.
Hydrargyrum bijodatum 128.
— chloratum 134.
— — vapore paratum 134.
— — via humida paratum 133.
— cyanatum 126.
— nitricum oxydulatum 130.
— oxydatum via humida paratum
    121.
— praecipitatum album 124.
Hydroaromatische Verbindungen
    201.
Hydrogel 119.
Hydrolyse 61.
Hydrolytische Spaltung 61.
Hydrosol 119.
Hydroxylgruppe 108.
Hypochlorite 48.

Indikatoren 36.
Ionentheorie 53 ff.
Isomerie 177.
Isonitrilreaktion 180.

Javellsches Wasser 49.
Jenaer Glasfilter 2.
Jodal 159.
Jodbromzahlbestimmung 42.
Jodeisensirup 51.
Jodlösung, volumetr. 40.
Jodoform 158.
Jodometrie 38.

Kalilauge, volumetr. 33, 37.
Kaliumazetatlösung 53.
Kaliumbromatlösung, volumetr. 42.
Kalium bromatum 100.

Kaliumbromid 100.
Kaliumdichromatlösung, volumetr.
    33, 34, 39.
Kaliummetarsenit 64.
Kaliumpermanganatlösung, volu-
    metr. 33, 40.
Kalium sulfuratum 91.
Kaliumzyanid 61.
Kalomel 133.
Kalorischer Effekt 52.
Kalziumphosphat 70.
Kampfer 205.
Kampfersäure 204.
Kapillare 12.
Karbonylgruppe 108, 159.
Karboxylgruppe 137.
Karbylamin 180.
Karnallit 59.
Katalysatoren 46.
Kathode 54.
Kationen 54.
Kernseifen 172.
Ketone 159.
Kohlenhydrate 107.
Kolieren 3.
Kolloide 118.
Komplexe Verbindungen 60.
Konstitutionsformel 107.
Kristallisation 5.
Kristalloide 118.
Kupfersulfat 66.

Lackmus 37.
Laktophenin 181.
Lavoisier, Trennung der Luftbe-
    standteile Stickstoff und Sauer-
    stoff 122.
Legierung 137.
Leiter erster Klasse 54.
— zweiter Klasse 54.
Liebensche Jodoformreaktion 160.
Liebigscher Kühler 12.
Linksweinsäure 167, 168.
Linolsäure 171.
Liquor Aluminii acetici 82.
— Ferri oxychlorati dialysati 117.
— — sesquichlorati 112.
— Kalii acetici 53.
— — arsenicosi 63.
— Natrii hypochlorosi 48.
— Plumbi subacetici 86.
Lösen von Substanzen 5.
Lösliche Stärke 208.
Löslichkeitsprodukt 69.

Lösungsdruck 97.
Lösungstension 97.

Magnesia, gebrannte 76.
— usta 76.
Magnesit 75.
Magnesium carbonicum 75.
Magnesiumkarbonat 75.
Magnesiumpyrophosphat 77.
Maltose 209.
Malz 209.
Mandelsäure 212.
Mandelsäurenitril 211.
Maßanalyse 30.
Massenwirkungsgesetz 150.
Medizinische Seife 171.
Meniskus 32.
Menthan 202.
Merkuri-Ammoniumchlorid 124.
Merkuri-Verbindungen 122.
Merkuro-Verbindungen 122.
Meßkolben 32.
Meßpipetten 32.
Meßzylinder 32.
Metall-Ammoniak-Verbindungen 68.
Metalle 46.
Metalloide 46.
Metaphosphorsäure 74.
Metarsenige Säure 64.
Metastellung 177.
Methylengruppe 156.
Methylorange 36.
Methylrot 36.
Mianin 50.
Mirbanöl 177.
Mixtura sulfurica acida 151.
Mohrsche Waage 25.
Monosaccharide 107.
Mutterlauge 6, 7, 8.

Naphthene 201.
Naszierender Wasserstoff 178.
Natriumhypochloritlösung 48.
Natriumhypophosphit 63.
Natriumsulfid 59.
Natriumthiosulfatlösung, volumetr.
  34, 38.
Natronlauge, volumetr. 37.
Nebenvalenzen 80.
Neßlers Reagens 129.
Nitrile 212.
Nitrierung 176.
Nitrobenzol 175.
Nitrogruppe 176.

Normallösungen 33.
Nutsche 2.

Oleum Mirbani 177.
Optische Aktivität und Inaktivität
  167ff.
— Drehung, Berechnung derselben
  206.
Ordnungszahl 141, 142.
Orthophosphorsäure 71, 74.
Orthostellung 177.
Oxalsäurelösung, volumetr. 40.
Oxydation 57.
Oxydationsanalysen 37.
Oxysäuren 212.

Palmitinsäure 171.
Paraffine 176.
Paraformaldehyd 157.
Parastellung 177.
Parazyan 127.
Periodisches System 141.
Pflaster 174.
Phenazetin 181.
Phenole 186, *194*.
Phenolphthalein 36.
Phosphorit 71.
Phosphorsäure 71.
Pikrinsäure 186.
Pinksalz 60.
Pipetten 32.
Platznummer 141.
Polarisiertes Licht 167.
Polychromsäuren 146.
Polysaccharide 107.
Polysulfide 89.
Potentielle Azidität 37.
Präzipitieren 3.
Primäre Alkohole 159.
— Salze 70.
Primäres Kohlenstoffatom 159.
Pyknometer 26.
Pyrophosphorsäure 74.

Quecksilberchlorür 133.
Quecksilber(I)chlorid 133.
Quecksilberjodid 128.
Quecksilber(I)nitrat 130.
Quecksilberoxyd, gelbes 121.
— rotes 122.
Quecksilberoxydulnitrat 130.
Quecksilberpräzipitat 124.
Quecksilberzyanid 126.
Quetschhahnbürette 31.

Razemische Verbindung 168.
Rechtsweinsäure 167, 168.
Reduktion 57.
Reduktionsanalysen 37.
Reversible Kolloide 119.
— Reaktion 122, 150.
Rhodanwasserstoffsäure 139.
Rizin 172.
Rohrzucker, Rübenzucker 107.
Rückflußkühler 5.

Saccharate 108.
Salizylsäure 193.
Salmiak 79.
Salmiakgeist 79.
Salzsäure, volumetr. 33.
Sammelfilter 1.
Sapo medicatus 171.
Sättigungsanalyse 35.
Saugflasche 2.
Saure Ester 152.
Säuregehalt 37.
Säuregrad 37.
Scheidetrichter 17.
Schlangenkühler 12.
Schlippsches Salz 93, 95.
Schmelzbares Präzipitat 124.
Schmelzpunkt 19.
Schmierseifen 172.
Schwefel 88.
— gefällter 88.
— kolloider 88.
Schwefelleber 91.
Schwefelmilch 88.
Schwefelsäure, volumetr. 33.
Schwefelwasserstoff 59.
Seifen 171.
Seignettesalz 210.
Sekundäre Alkohole 159.
— Salze 70.
Sekundäres Kohlenstoffatom 159.
Siedepunkt 23.
Siedeverzug 11.
Silbernitrat 136.
Sirupus Ferri jodati 51.
Sol 119.
Spezifische Drehung 206.
Spezifisches Gewicht 23.
Spiritus Aetheris nitrosi 152.
Stärke, lösliche 208.
Stärkezucker 209.
Staßfurter Abraumsalze 101.
Statisches Gleichgewicht 150.
Status nascens 178.

Stearinsäure 171.
Stereoisomerie 168.
Stibium sulfuratum aurantiacum 93.
Strukturformel 107.
Sublimation 19.
Sublimatpastillen, Bestimmung des
    Quecksilbergehaltes 42.
Sulfantimonsäure 94.
Sulfarsensäure 94.
Sulfosäuren 152, 183.
Sulfurierung 183.
Sulfur praecipitatum 88.
Suspension 119.

Tartarus stibiatus 165.
Teilungskoeffizient 17.
Terpene 202.
Tertiäre Alkohole 159.
— Salze 70.
Tertiäres Kohlenstoffatom 159.
Thiozyansäure 139.
Titer 33.
Titrierazidität 37.
Toluol 189.
Toluolbenzoesäure 189.
Traubensäure 167, 168.
Traubenzucker 107, 137, 209.
Trennung von Flüssigkeiten 17.
Trichloressigsäure 161.
Trinitrophenol 187.
Trisaccharide 107.
Trocknen von Flüssigkeiten 16.
Tüpfelmethode 43.
Turnbulls Blau 114.
Tyndalleffekt 119.

Umkehrbare Reaktion 122, 150.
Unschmelzbares Präzipitat 124.
Urotropin 154.

Vakuumdestillation 12.
Valenz 55.
Verbindungsgewicht 33.
Verbindung zweiter Ordnung 80.
Verseifung 172.
Versüßter Salpetergeist 152.
Vivianit 71.
Vizinal-Stellung 177.
Vollpipetten 32.
Volumetrische Lösungen 33.

Wasserstoffexponent 37.
Wasserstoff, naszierender 178.
Wasserstoffzahl 37.

Weinsäure 167.
Weißes Quecksilberpräzipitat 124.
Westphalsche Waage 25.
Wismutnitrat 140.

Zersetzungsspannung 102.
Zimtsäure 191.
Zincum sulfocarbolicum 183.

Zincum sulfuricum 96.
Zinksulfat 96.
Zinksulfophenylat 183.
Zuckerarten 107.
Zuckerhaltiges Ferrokarbonat 110.
Zyangruppe 126.
Zyanwasserstoffsäure (Blausäure) 126.

Namenverzeichnis.

Archimedes 24.
Arrhenius 54.
Avogadro 14, 134.

Baumé 29.
Berthelot 17, 150.

Chattaway 50.

Duden 155.

Erlenmeyer 175.

Gay-Lussac 31.
Graham 118.
Grieß 179.
Grützner 156.
Guldberg 150.

Holdermann 214.

Kolbe 193.

Lavoisier 122.
Lieben 160.

Mendelejeff 141.
Meyer, Lothar 141.
Mohr 25, 31, 105.

Nernst 97.

Ostwald 77.

Pasteur 168.

Reischauer 26.

Sabatier 201.
Scharff 155.
Schmitt 193.
Senderens 201.
St. Gilles 150.

Vanino 141.
van't Hoff 150, *167*.
Volhard 139.

Waage 150.
Weinland 58.
Werner 68.
Westphal 25.

Hagers Handbuch der pharmazeutischen Praxis. Für

Apotheker, Ärzte, Drogisten und Medizinalbeamte. Unter Mitwirkung von zahlreichen Fachleuten vollständig neu bearbeitet und herausgegeben von Dr. **G. Frerichs,** o. Professor der Pharmazeutischen Chemie und Direktor des Pharmazeutischen Instituts der Universität Bonn, **G. Arends,** Medizinalrat, Apotheker in Chemnitz i. Sa., Dr. **H. Zörnig,** o. Professor der Pharmakognosie und Direktor der Pharmazeutischen Anstalt der Universität Basel.

Erster Band. Mit 282 Abbildungen. XI, 1573 Seiten. 1925.
Gebunden RM 63.—

Zweiter Band. Mit 426 Abbildungen. IV, 1579 Seiten. 1927.
Gebunden RM 63.—

Kommentar zum Deutschen Arzneibuch 6. Ausgabe

1926. Auf Grundlage der Hager-Fischer-Hartwichschen Kommentare der früheren Arzneibücher unter Mitwirkung von Fachgelehrten herausgegeben von Prof. Dr. **O. Anselmino,** Oberregierungsrat, Mitglied des Reichsgesundheitsamts Berlin, und Dr. **Ernst Gilg,** b. a. o. Professor der Botanik und Pharmakognosie an der Universität, Kustos und Professor am Botanischen Museum Berlin - Dahlem. In zwei Bänden.

Erster Band: A—K. Mit zahlreichen in den Text gedruckten Abbildungen. III, 857 Seiten. 1928. Gebunden RM 58.—

Zweiter Band: L—Z. Mit zahlreichen in den Text gedruckten Abbildungen. II, 917 Seiten. 1928. Gebunden RM 60.—

Die Untersuchung der Arzneimittel des Deutschen

Arzneibuches 6. Ihre wissenschaftlichen Grundlagen und ihre praktische Ausführung, Anleitung für Studierende, Apotheker und Ärzte. Unter Mitwirkung von Privatdozent Dr. phil. R. Dietzel, Ministerialrat Geheimer Rat Prof. Dr. med. Ad. Dieudonné, Prof. Dr. med. et phil. F. Fischler, Apothekendirektor Dr. phil. R. Rapp, Geheimer Regierungsrat Prof. Dr. med. E. Rost, Konservator Dr. phil. J. Sedlmeyer, Prof. Dr. phil. H. Sierp, Geheimer Hofrat Prof. Dr. med. W. Straub, Privatdozent Dr. phil. K. Täufel, Privatdozent Dr. phil. C. Wagner, herausgegeben von Prof. Dr. phil. et med. **Theodor Paul,** Geheimer Regierungsrat, Direktor des Pharmazeutischen Institutes der Universität München. Mit 5 Textabbildungen sowie 2 Anhängen über die chemische Untersuchung von Harn und Magensaft und die medizinalpolizeiliche Bedeutung des Deutschen Arzneibuches 6. IX, 324 Seiten. 1927. Gebunden RM 18.50

Pharmazeutisch-chemisches Rechenbuch. Von Prof. Dr.

O. Anselmino, Oberregierungsrat und Mitglied des Reichsgesundheitsamts, und Dr. **R. Brieger,** wissenschaftlicher Redakteur an der Pharmazeutischen Zeitung. IV, 73 Seiten. 1928. RM 3.75

Spezialitäten und Geheimmittel aus den Gebieten der Medizin,

Technik, Kosmetik und Nahrungsmittelindustrie. Ihre Herkunft und Zusammensetzung. Eine Sammlung von Analysen und Gutachten von **G. Arends.** Achte, vermehrte und verbesserte Auflage des von **E. Hahn** und Dr. **J. Holfert** begründeten gleichnamigen Buches. IV, 564 Seiten. 1924. Gebunden RM 12.—

Neue Arzneimittel und pharmazeutische Spezialitäten

einschließlich der neuen Drogen, Organ- und Serumpräparate, mit zahlreichen Vorschriften zu Ersatzmitteln und einer Erklärung der gebräuchlichsten medizinischen Kunstausdrücke. Von Apotheker **G. Arends.** Siebente, vermehrte und verbesserte Auflage. Neu bearbeitet von Prof. Dr. **O. Keller.** X, 648 Seiten. 1926. Gebunden RM 15.—

Die Arzneimittel-Synthese auf Grundlage der Beziehungen zwischen chemischem Aufbau und Wirkung.

Für Ärzte, Chemiker und Pharmazeuten. Von Dr. **Sigmund Fränkel,** a. o. Professor für Medizinische Chemie an der Wiener Universität. Sechste, umgearbeitete Auflage. VIII, 935 Seiten. 1927. RM 87.—; gebunden RM 93.—

Grundzüge der pharmazeutischen und medizinischen Chemie. Von Prof. Dr. **Hermann Thoms,** Geh. Regierungsrat und

Direktor des Pharmazeutischen Instituts der Universität Berlin. Achte, vermehrte und verbesserte Auflage der „Schule der Pharmazie, Chemischer Teil". Mit 113 Textabbildungen. VIII, 639 Seiten. 1927. Gebunden RM 26.—

Die Maßanalyse. Von Dr. **J. M. Kolthoff,** o. Professor für analyti-

sche Chemie an der Universität von Minnesota in Minneapolis. U.S.A. Unter Mitwirkung von Privatdozent Dr.-Ing. H. Menzel, Dresden. Erster Teil: **Die theoretischen Grundlagen der Maßanalyse.** Mit 20 Abbildungen. XII, 254 Seiten. 1927. RM 10.50; gebunden RM 11.70 Zweiter Teil: **Die Praxis der Maßanalyse.** Mit 18 Abbildungen. IX, 512 Seiten. 1928. RM 20.40; gebunden RM 21.60

Praktikum der qualitativen Analyse. Für Chemiker, Phar-

mazeuten und Mediziner von Dr. phil. **Rudolf Ochs,** Assistent am Chemischen Institut der Universität Berlin. Mit 3 Abbildungen im Text und 4 Tafeln. VIII, 126 Seiten. 1926. RM 4.80

Ernst Schmidt, Anleitung zur qualitativen Analyse.

Herausgegeben und bearbeitet von Dr. **J. Gadamer,** o. Professor der pharmazeutischen Chemie und Direktor des Pharmazeutisch-Chemischen Instituts der Universität Marburg. Zehnte, verbesserte Auflage. VI, 114 Seiten. 1928. RM 5.60

Praktikum der quantitativen anorganischen Analyse.

Von **Alfred Stock** und **Arthur Stähler.** Dritte, durchgesehene Auflage. Mit 36 Textfiguren. VIII, 142 Seiten. 1920. Unveränderter Neudruck. 1926. RM 4.20

Qualitative Analyse auf präparativer Grundlage.

Von Dr. **W. Strecker,** o. Professor an der Universität Marburg. Zweite, ergänzte und erweiterte Auflage. Mit 17 Textfiguren. VI, 199 Seiten. 1924. RM 6.60

Der Gang der qualitativen Analyse. Für Chemiker und

Pharmazeuten bearbeitet von Dr. **Ferdinand Henrich,** o. ö. Professor an der Universität Erlangen. Zweite, erweiterte Auflage. Mit 4 Textfiguren. 44 Seiten. 1925. RM 2.40